临床护理指南丛书

名誉总主编　成翼娟　李继平
总　主　编　胡秀英　宁　宁

心血管内科护理手册

第 2 版

主　编　游桂英　方进博

科学出版社

北 京

内 容 简 介

　　本书为《临床护理指南丛书》之一，共14章，涉及心血管内科常见疾病的诊疗和护理。各章节除包含诊断要点、治疗及护理等内容外，还增加了集知识性和趣味性于一体的前沿进展和知识拓展板块。在编写中，较初版相比，新版增加了主动脉夹层患者的护理和心脏介入诊疗的护理等章节，仍以服务于临床护理为宗旨，重点介绍各种心血管内科疾病的护理重点及前沿诊疗技术的护理配合。同时，以国内外心血管疾病医疗和护理领域的最新进展为基础，结合临床护理工作的实际经验，将各种心血管护理专业诊疗技术、监护技术、常用专科护理操作流程有效地融入到各类心血管疾病的护理中。

　　本书通俗易懂、层次清晰、重点突出，可供各层次心血管内科护理人员阅读参考。

图书在版编目（CIP）数据

心血管内科护理手册/游桂英，方进博主编. —2版. —北京：科学出版社，2015.6

（临床护理指南丛书/胡秀英，宁宁主编）

ISBN 978-7-03-044869-9

Ⅰ. 心… Ⅱ. ①游… ②方… Ⅲ. 心脏血管疾病－护理－手册 Ⅳ. R473.5-62

中国版本图书馆CIP数据核字（2015）第126858号

责任编辑：戚东桂／责任校对：刘亚琦

责任印制：李　彤／封面设计：黄华斌

科 学 出 版 社 出版

北京东黄城根北街 16 号

邮政编码：100717

http://www.sciencep.com

北京凌奇印刷有限责任公司 印刷

科学出版社发行　各地新华书店经销

*

2011年1月第　一　版　　开本：787×960 1/32

2015年6月第　二　版　　印张：12

2022年2月第十一次印刷　字数：253 000

定价：48.00元

（如有印装质量问题，我社负责调换）

《临床护理指南丛书》编委会

何其英（四川大学华西医院）

胡秀英（四川大学华西医院）

黄　浩（四川大学华西医院）

黄　燕（四川大学华西第二医院）

黄雪花（四川大学华西医院）

黄桂玲（武汉大学中南医院）

贾晓君（北京大学人民医院）

蒋　艳（四川大学华西医院）

蒋玉梅（西安交通大学第一附属医院）

姜文彬（青岛大学附属医院）

江　露（第三军医大学西南医院）

冷亚美（四川大学华西医院）

雷春梅（西安交通大学第一附属医院）

李　卡（四川大学华西医院）

李　芸（四川大学华西医院）

李　敏（中国医科大学附属第一医院）

李　燕（泸州医学院附属医院）

李春蕊（中日友好医院）

李俊英（四川大学华西医院）

李秀娥（北京大学口腔医院）

李小麟（四川大学华西医院）

李尊柱（北京协和医院）

廖　燕（四川大学华西医院）

廖天芬（四川省人民医院）

黎贵湘（四川大学华西医院）

梁　燕（四川大学华西医院）

林　英（上海交通大学附属第一人民医院）

刘　玲（四川大学华西医院）

刘　俐（四川大学华西医院）

刘　霆（四川大学华西医院）

刘晓艳（四川大学华西医院）

刘智平（重庆医科大学附属第一医院）

罗春梅（第三军医大学新桥医院）

卢　敏（中国人民解放军成都军区总医院）

卢嘉渝（中国人民解放军成都军区总医院）

吕嘉乐（香港东区尤德夫人那打素医院）

马　婕（第四军医大学口腔医院）

马　莉（四川大学华西医院）

马青华（四川省人民医院）

宁　宁（四川大学华西医院）

倪　钊（美国杜克大学护理学院）

彭莉萍（深圳市南山区人民医院）

钱卫红（广州军区武汉总医院）

秦　年（四川大学华西医院）

任建华（四川大学华西第二医院）

申文武（四川大学华西医院）

孙丽华（贵阳医学院附属医院）

宋　敏（中国人民解放军成都军区总医院）

宋晓楠（北京协和医院）

史晓娟（第四军医大学西京医院）

唐承薇（四川大学华西医院）

田永明（四川大学华西医院）

童莺歌（杭州师范大学护理学院）

万群芳（四川大学华西医院）

王　英（四川大学华西医院）

王丽香（中国人民解放军成都军区总医院）

王春丽（北京大学口腔医院）

王黎梅（浙江省嘉兴市第一医院）

王海玲（首都医科大学宣武医院）

王晓云（山西省人民医院）

王颖莉（四川大学华西医院）

文　秀（澳门镜湖护理学院）

文艳秋（四川大学华西医院）

吴小玲（四川大学华西医院）

向明芳（四川省肿瘤医院）

鲜均明（四川大学华西医院）

谢徐萍（四川大学华西医院）

谢双怡（北京大学第一医院）

徐玉斓（浙江大学医学院附属邵逸夫医院）

许瑞华（四川大学华西医院）

武仁华（四川大学华西医院）

严　红（北京大学口腔医院）

杨　旭（北京协和医院）

杨　蓉（四川大学华西医院）

杨玲凤（中南大学湘雅医院）

杨小莉（四川大学华西医院）

袁　丽（四川大学华西医院）

游　潮（四川大学华西医院）

游桂英（四川大学华西医院）

余　蓉（四川大学华西医院）

余春华（四川大学华西医院）

张　琳（北京大学口腔医院）

张铭光（四川大学华西医院）

张明霞（北京大学人民医院）

赵佛容（四川大学华西口腔医院）

曾继红（四川大学华西医院）

曾子健（香港微创泌尿中心）

甄立雄（澳门仁伯爵综合医院）

周昔红（中南大学湘雅二医院）

周莹霞（上海交通大学医学院附属瑞金医院）

邹树芳（泸州医学院附属医院）

朱　红（四川大学华西医院）

总编写秘书　陈佳丽　吕　娟

《心血管内科护理手册》(第2版)
编写人员

主　编　　游桂英　方进博

副主编　　任玉英　王雅莉

编　者　(按姓氏汉语拼音排序)

陈　建	陈长春	陈德芳
方进博	冯明华	古丽丹
辜　桃	何　娟	贺　莉
贺泽霞	江　利	金　艳
李　丽	李晓燕	梁　婧
刘雪慧	马宋红	秦　容
屈模英	任玉英	沈　玉
唐　丽	唐　红	王　倩
王　琴	王雅莉	温　雅
徐　英	杨　彦	杨　洋
杨雪梅	游桂英	曾　娟
曾　义	郑明霞	

《临床护理指南丛书》前言

　　《临床护理指南丛书》（第1版）作为口袋书，小巧、实用，便于护理人员随身携带并查阅。本套丛书是在查阅大量国内外文献的基础上，结合作者丰富的临床护理经验编撰而成，贴近临床并适用于临床。自出版以来，本套丛书受到国内各大医院的临床护理工作者及护理院校师生的欢迎与追捧，获得了广大读者的肯定。为适应医学科学技术与临床护理工作的不断发展与变化，提升丛书质量，使丛书能够更好地为专科护理人员服务，满足不断增长的临床护理工作者的需求，我们对《临床护理指南丛书》中业界评价较高、读者反响较好的分册进行了再版。

　　《临床护理指南丛书》（第2版）共包含24个分册，内容涵盖了临床护理的各个专科，包括内科、外科、妇科、口腔等各临床护理领域。随着疼痛作为第五大生命体征的确立，全国各层次医院疼痛关爱病房的建立，疼痛护理已成为临床护理工作中不可分割的一部分，基于此，第2版新增《疼痛科护理手册》，以指导临床护理，促使疼痛护理更加规范、加速疼痛专科护理人才向专业化转型及学科发展。各分册在遵从丛书编写基本要求的基础上，遵循"专病专护"原则，结合各专科特色并融入快速康复理念，不断关注学科前沿进展，站在护理的角度辅以图文并茂的方式全面系统地展开了全书的编撰工作。

　　在编写形式上，本套丛书结构层次清晰，文字简洁、精练，紧密结合临床护理工作实际，以病人为中心，以具体疾病护理为纲，要点式地重点介绍护理措施，特别注意描述护理关键环节、难点及其对策和护理细节。在结构体系上彻底改变了护理学专业多数教辅资料按照护理程序编写的共同模式，根据医护人员的临床思维，在综合以往各专科护理常规与理论的基础上，发展符合现代临床需要的科学模式。本丛书的一大亮点还在于，遵循"科学、实用，通俗、易懂"的基本原则，兼顾不同地区、不同层次临床医护人员对各专科常见疾病、多发疾病临床护理的认识，同时结合案例、图片等多种编撰和展现形式，进一步提高本套丛书的可读性与临床实用性。整套丛书内容简要而不失详尽，浅显易懂又全面丰富，既包含临床知识技能，又纳入许多相关知识或科普故事，让全书不致过于严肃死板，读者在丰富临床理论之余，还能了解更多其他知识，使得临床各专科护理的学习变得更为生动有趣，提高读者学习阅读的积极性。

本丛书作为临床专科护理指南，对从事临床一线护理工作的护理同仁具有较大的参考价值，同时还可作为各级医院各专科新手岗前培训、规范化培训、继续教育及临床实习辅导丛书，从而从各个层次的专科人才培养着手，提高各专科临床护理水平，促进护理质量的进一步提高。

参加编写《临床护理指南丛书》（第2版）的作者除四川大学华西医院护理专家外，还有来自全国多家医学院校及医疗机构的临床护理专家，她们多在临床一线工作，在繁忙的临床和管理工作之余完成了本套丛书的编写工作，在此向她们表示衷心的感谢。

全体编者均以高度认真负责的态度参加了本丛书编撰工作，但由于编写时间仓促且涉及众多专科领域，各专科编写人员思维方式、知识层次、经验积累存在差异，因此书中难免存在不足之处，敬请广大读者给予批评指正！

编　者

2015 年 6 月

前　言

　　心血管疾病已成为威胁人类健康的"头号杀手"。21世纪初，全球心血管疾病死亡率已占到发达国家总死亡率的近50%、发展中国家的25%。因此，广泛普及心血管疾病方面的知识已刻不容缓。作为心血管专科护士，必须全面掌握心血管疾病护理知识，为患者提供以循证医学为基础的与时俱进的高质量护理。为了满足专科护士的需求，适应心血管疾病临床最新的治疗护理进展，四川大学华西医院心血管内科组织编写了《心血管内科护理手册》（第2版）。

　　《心血管内科护理手册》（第2版）承袭第1版手册编写的特有理念，力求实用、新颖，使之成为心血管专科护士随身携带的一本好手册，为日常工作带来方便。本手册保留第1版"前沿进展"、"特别关注"、"知识拓展"等特色版块，并对内容进行了更新。同时，与第1版相比，本手册所囊括的疾病更加全面，并增加了心血管疾病介入治疗相关领域的前沿知识，体现了与时俱进的新面貌。

　　虽然本手册较第1版有了进一步的补充和完善，但书中仍可能存在缺点或不足，敬请广大读者批评指正。

游桂英

2015年4月

目　录

第一章 总 论

循环系统是由心脏和血管两部分组成，其功能是为身体运输血液，通过血液将氧气、营养物质及激素等供给组织，并将组织里的代谢废物带走。近些年来，由于传染病得到较为满意的治疗与预防，心血管疾病的发病率和病死率呈上升趋势，是当今世界对人类健康造成威胁的重大疾病之一。在医院住院患者中，心血管系统疾病的患者占一定比例，医院收治的它科患者中也有不少合并心血管系统的疾病，因此学习循环系统疾病的知识对于提高疾病的诊疗和护理水平、保障人民健康均具有重要的意义。

第一节 概 述

（一）循环系统的结构功能与疾病

1. 心脏 位于胸腔的前下部，中纵隔内，心脏近似圆锥形，前面略扁。大小约与成人的拳头相当，外面有心包覆盖。位于中纵隔前 2/3 和膈肌的上方，其前方被肺和胸膜覆盖，后方有气管、支气管、食管、胸主动脉和迷走神经等，两侧为左、右肺。

（1）心脏的结构：主要由右、左心房，右、左心室构成。心房主要功能是分别接受、储存和转运来自体静脉和肺静脉的回心血液；心室功能是充分接收由心房来的血液后，使血液排入肺动脉和主动脉及其分支，分别将血液输入肺进行气体交换（摄氧和排出二氧化碳）和输送至组织以供代谢需要。在房室口与动脉口，心内膜折叠成瓣膜，在左心房和左心室之间有二尖瓣、在右心房与右心室之间有三尖瓣、在左心室与主动脉口有主动脉瓣（又称为半月瓣）、在右心室和肺动脉之间有肺动脉瓣，这些瓣膜开放使血液沿血流方向流动，当它们关闭时，防止血液逆流。炎症、退行性改变等可引起瓣膜的僵硬、钙化、粘连等，导致瓣膜狭窄或关闭不全。心脏壁可分为三层：内层为心内膜；中层为肌层，心室肌远较心房肌厚，而左心室的心肌又比右心室厚；外层为心外膜，即浆膜心包的脏层，紧贴于心脏表面，与心包壁层之间形成一个潜在腔隙称为心包腔，腔内含少量浆液，在心脏收缩和舒张时起润滑作用。当感染累及心脏时，可发生心内膜炎、心包炎、心肌炎等。

（2）心脏的传导系统：由具有较高兴奋性及传导性的心肌纤维所组成，其主要功能是产生并传导激动，维持正常的心脏搏动节律。传导系统包括窦房结、结间束、房室交界区、房室束、左右束支及浦肯野纤维。当窦房结发出冲动后，冲动沿着传导系统迅速地传到心房肌及心室肌使之兴奋而产生收缩。当心脏的传导系统的自律性和传导性发生异常改变或存在异常的传导组织时，可以发生各类心律失常。

（3）心脏的血液供应——冠状动脉循环：心脏的血液供应来自左、右冠状动脉，分别开口于主动脉窦的左前及右前窦内，是主动脉的第一个分支动脉，为心脏的营养血管。冠状动脉的大分支分布于心肌表面，小分支则由外向内进入心肌，经毛细血管网汇成心脏静脉，最后汇入冠状窦，进入右心房。冠状动脉分布于心外膜下，均以直角发出无数小分支，从心肌外层垂直穿入心肌内层，易受心肌收缩、冠状动脉内压力、心室内压等的影响，故心内膜下的心肌更易缺血。毛细血管在心内膜下形成毛细血管丛，其数量几乎与心肌纤维达到1：1，当心肌由于长期负荷过重、受损而发生代偿性肥大时，其毛细血管数量却并不相应增多，因而肥厚的心肌在活动增强时易引起缺氧。此外，同一冠状动脉之间、左右冠状动脉之间、动静脉之间、小动脉与心腔之间等均有吻合，但左右冠状动脉之间的吻合是最重要的。当冠状动脉某一血管痉挛、狭窄时，通过侧支循环保证心肌的供血。但侧支循环的能力受自身和外界多种因素的影响，且个体差异大。当冠状动脉的一支或多支发生狭窄甚至阻塞而侧支循环尚未建立时，可以造成相应供血区域的心脏发生缺血性改变或坏死，导致心绞痛或心肌梗死等疾病。

2. 血管 循环系统的血管分动脉、毛细血管和静脉三类。动脉的主要功能为输送血液到组织器官，其管壁有肌纤维和弹力纤维，能保持一定的张力和弹性，并能在各种血管活性物质的作用下收缩和舒张，改变外周血管阻力，故又称"阻力血管"。毛细血管是血液及组织液交换营养物质和代谢产物的场所，故又称"功能血管"。静脉的主要功能是汇集从毛细血管来的血液，故又称"容量血管"。阻力血管（后负荷）与容量血管（前负荷）对维持和调节心功能有重要作用。

3. 血液循环的神经体液调节

（1）神经调节：调节循环系统的神经为交感神经和副交感神经。当交感神经兴奋时，通过肾上腺素 α 和 β 受体，使心率加快，心脏收缩力加强，外周血管收缩，血管阻力增加，血压升高；当副交感神经兴奋时，通过乙酰胆碱 M 受体，使心率减慢，心脏收缩力减弱，心排血量减少，血压下降。

（2）体液调节：循环系统受肾素 - 血管紧张素 - 醛固酮系统（RAAS）、血管内皮因子、电解质、某些激素和代谢产物等调节，其中 RAAS 是调节钠钾平衡、血容量和血压的重要系统。血管内皮细胞生成的缩血管物质，如内皮素、血管收缩因子等，具有收缩血管作用；内皮细胞生成的血管舒张物质，如前列腺素、内皮依赖舒张因子等，具有扩张血管作用。这两类物质的平衡对维持正常的循环功能起重要作用。

（二）循环系统疾病的分类

1. 心力衰竭　包括慢性心力衰竭和急性心力衰竭。

2. 心律失常　①快速心律失常：如窦性心动过速、期前收缩、阵发性室上性心动过速、房性心动过速、室性心动过速、心房扑动与心房颤动、心室扑动与心室颤动和预激综合征等；②慢速心律失常：如窦性心动过缓、窦性停搏、窦房阻滞、病态窦房结综合征、房室传导阻滞、心室内传导阻滞（束支传导阻滞）。

3. 高血压　包括原发性高血压和继发性高血压。

4. 动脉粥样硬化和冠状动脉粥样硬化性心脏病　包括动脉粥样硬化、冠状动脉粥样硬化性心脏病。

5. 心脏瓣膜病　包括各种风湿性心脏瓣膜病、二尖瓣疾病和主动脉瓣疾病等。

6. 感染性心内膜炎　包括急性感染性心内膜炎和亚急性感染性心内膜炎。

7. 心肌疾病　指心肌炎和心肌病（扩张型、肥厚型、限制性及酒精性心肌病等）。

8. 心包疾病　包括急性心包炎和缩窄性心包炎。

9. 先天性心血管病　如房间隔缺损、室间隔缺损、动脉导管未闭和肺动脉瓣狭窄等。

10. 主动脉与周围血管病　主动脉夹层、多发性大动脉炎、周围动脉疾病和静脉疾病。

11. 心搏骤停与心脏性猝死 心搏骤停指心脏射血功能突然中止；心脏性猝死指急性症状发作后 1h 内发生的以意识突然丧失为特征的，由心脏原因引起的死亡。

12. 心脏神经官能症 是心脏神经的一种功能性疾病，一般无器质性改变。

（三）循环系统疾病的诊断

心血管疾病的病情估计及治疗正确与否，基于诊断的正确性与完整性，一个完整的诊断应包括以下几个方面。

1. 病因诊断 常见的病因有：①先天性心血管病，如房间隔缺损；②感染性心脏血管病，如亚急性细菌性心内膜炎；③结缔组织病性心脏血管疾病，如风湿性心瓣膜病、系统性红斑狼疮；④动脉粥样硬化，如冠状动脉粥样硬化性心脏病；⑤原发性高血压及继发性高血压，如肾动脉狭窄；⑥内分泌性心血管病，如甲状腺功能亢进；⑦贫血性心脏病；⑧肺源性心脏病等。

2. 解剖部位诊断 应写明病变部位：①先天性心血管疾病的畸形所在部位，如动脉导管未闭、肺动脉瓣狭窄；②心内膜病变，如心内膜炎（亚急性或急性）和瓣膜病（瓣膜狭窄或关闭不全）；③心包病变，如急性心包炎或慢性缩窄性心包炎；④冠状动脉病变，如冠状动脉硬化、栓塞或血栓形成；⑤心肌病变，如心肌炎、心肌病、心肌梗死等；⑥心脏肿瘤，如心房黏液瘤；⑦血管病变，如主动脉窦瘤等。

3. 病理生理诊断 ①心力衰竭（急性或慢性）；②周围循环衰竭（休克）；③心绞痛；④阿-斯综合征；⑤高动力性循环；⑥心律失常，如窦性心动过速、过缓或不齐，期前收缩，阵发性心动过速，房室传导阻滞，心房（心室）扑动或颤动，预激综合征等。

4. 心功能诊断　　根据患者在不同程度的活动量下所产生的主观症状，而将心功能划分为 4 级。Ⅰ级：有心脏血管疾病，但一切活动不受限制且无症状。Ⅱ级：能胜任一般轻体力活动，但较重的体力活动可引起心悸、气短等心功能不全症状。Ⅲ级：休息时无任何不适，但做一般轻体力活动时即有心功能不全表现。Ⅳ级：任何活动均有症状，即使在卧床休息时，亦有心功能不全症状，如心悸、呼吸困难及不能平卧等。

为了全面了解病情，心血管疾病的诊断除包括上述 4 个方面以外，还应列入并发症如脑栓塞等。例如，风湿性心脏病，二尖瓣狭窄及关闭不全，风湿活动，心力衰竭Ⅱ度，心功能三级，并发心房颤动，脑栓塞及左侧偏瘫。这是一个完整的诊断，对判断病情、估计预后、指导治疗是很有价值的。

第二节　循环系统疾病患者常见的症状与检查

（一）循环系统疾病患者常见的症状

1. 心悸　　是心脏病开始时常见的症状，为一种心跳不适的感觉。当心率加快时感到心脏跳动不适，心率缓慢时则感到搏动有力。心悸时心率可快可慢，也可有心律不齐、心搏增强等，部分患者心率和心律亦可正常，多见于心律失常或心力衰竭，也可见于高动力性循环。

2. 呼吸困难　　左心功能不全所致肺淤血，往往诱发呼吸困难。初起常为劳力性呼吸困难，休息后好转。随着病情发展，可出现夜间阵发性呼吸困难，迫坐呼吸，不能平卧，且常伴有咳嗽、甚至咯血。严重者可发生肺水肿。

3. 胸痛　　由心绞痛引起者多位于胸骨后，呈压迫性紧缩感或闷痛，并向左上肢或颈部等处放射，多因体力活动、情绪激动或饱餐所诱发，每次持续 3～5min，很少超过 15min。急性心肌梗死引起的胸痛持续时间较长，约半小时到数小时，发作可与活动无关。其他如急性心包炎，肺栓塞亦可引起胸痛，结合发病情况、体征及其他检查可以鉴别。

4. 水肿 是右心功能不全的常见表现，心源性水肿的发生部位与体位有密切关系。例如，右心衰竭早期水肿先见于下肢，常在白天活动后傍晚下肢水肿明显，休息一夜后消失。

5. 咯血 二尖瓣狭窄、肺梗死或左心衰竭肺淤血患者常有咯血，左至右分流的先天性心脏病，当肺循环血流量过多和（或）肺动脉高压时，亦可咯血。

6. 晕厥 高度的房室传导阻滞、窦性停搏、阵发性室性心动过速、心室扑动、心室颤动等严重心律失常所致暂时脑缺血，临床表现短暂的意识丧失及抽搐，亦称阿 - 斯（Adams-Stokes）综合征。

7. 发绀 是一种缺氧的表现，当毛细血管内还原血红蛋白超过 50g/L 时，使皮肤、黏膜呈青紫色的表现。可见于先天性心脏病、心力衰竭、心源性休克等。例如，右向左分流的先天性心脏病或因肺淤血换气不良的心力衰竭患者均可有中枢性发绀，休克，右心衰竭患者因周围血流缓慢，组织从血液摄取氧过多而引起周围性发绀。

（二）循环系统疾病患者常见的检查

1. 体格检查 系统的体格检查是诊断心血管疾病的最基本而又重要的手段，有的单凭体征就可作出诊断。在对心血管系统疾病患者进行体格检查时，常用视、触、叩、听等方法。

（1）听诊时应注意心音性质，有无杂音、附加音和心律失常等。注意心音强度，心音有无分裂，有无第三、第四心音。如房间隔缺损时可有固定的第二心音分裂。第三心音的出现可以是一种正常的生理现象，但亦可发生于严重的心肌损害或心力衰竭，此称室性奔马律，是病理现象，有临床意义。第四心音的出现常表示心室肌功能失常，心室舒张末压增高或其顺应性减退，心房收缩有力，心室充盈受阻而产生第四心音。此外，注意有无附加音。收缩期喷射音常因主、肺动脉瓣有轻度到中度狭窄和主、肺动脉扩张而引起。在收缩中期或晚期听到喀喇音，常表示有二尖瓣脱垂，心包叩击音的出现，提示缩窄性心包炎的存在。最后，注意有无心脏杂音。心脏杂音对诊断心脏病有重要意义，如在心尖部听到一个典型的隆样舒张期杂音，则二尖瓣狭窄的诊断即可成立。舒张期杂音常表示有器质性心脏病。但出现收缩期杂音，不一定说明有心脏病，应根据杂音的响度、性质、占时长短和有无传导而定。

（2）注意心脏是否扩大和扩大的性质。采用视、触、叩诊的方法，可以确定心脏是否扩大。例如，左心室扩大时，心界向左下扩大，心腰部由正常的钝角变为近似直角。右心室肥厚或扩大时，心界向左而不向下扩大。通过触诊可进一步验证视诊所发现的心尖冲动及其他搏动，并确定位置和范围，另外通过触诊可发现震颤感、心包摩擦感、震荡感，进一步协助疾病诊断。

（3）注意血管检查对心血管疾病的诊断价值。例如，肝颈静脉回流试验阳性是早期右心衰竭的表现。四肢脉搏强弱不相等，血压显著不对称提示大动脉炎或栓塞性脉管炎。奇脉表示有心包积液或缩窄性心包炎。交替脉是左心衰竭的早期体征。

（4）其他部位的表现有时也可提供诊断心脏病的线索。例如，感染性心内膜炎患者，可有皮肤或黏膜出血点，并可有发热、心脏杂音和脾大等；风湿热时，可发现皮肤有环形红斑或皮下结节；脂质代谢异常时，皮肤可有黄色瘤。

2. 实验室检查 主要包括常规血、尿及多种生化检查。动脉血氧和二氧化碳含量或分压测定，血 pH 和碱剩余测定；有关风湿的检查如抗链球菌溶血素 O、C 反应蛋白、黏蛋白等；有关血清心肌酶的测定，如乳酶脱氢酶及其同工酶，谷草转氨酶、磷酸肌酸激酶及其 MB 同工酶和其亚型等；脂质代谢紊乱的血脂测定，如胆固醇、三酰甘油、高密度脂蛋白等；血清钠、钾、氯、钙、镁等电解质测定；近年来有应用放射免疫等新技术测血清肌红蛋白、心肌肌凝蛋白轻链等以协助诊断急性心肌梗死和指导治疗。

3. 辅助检查

（1）血压测定：包括家庭自测血压，诊所血压和动态血压监测。

（2）心电图检查：心电图是记录人体心脏电活动的一种检查方法。心脏在激动过程中能产生电势变化，这种电的变化可通过人体这个容积导体传到体表，如通过导联线把电势变化用心电图机将其放大并记录出波形，就是心电图。它可记录心脏节律和频率及电压的高低，用于诊断各种心律失常、心肌病变、心肌梗死及心肌缺血等，是心血管病最常用的检查手段。心电图检查虽是一项很重要的诊断方法。但有其局限性，如不能判定心脏病病因和病变部位；此外，心电图正常不能排除心脏病；反之，心电图不正常也不能说明必定有心脏病。因此，心电图检查必须与临床结合，才能作出正确诊断。

（3）超声心动图检查：超声心动图是用超声波显示心脏结构并评价心功能状态的检查方法。通过利用超声扫描技术，在荧光屏上显示超声波通过心脏各层结构如心包、心肌、心内膜、室间隔、瓣膜和主动脉时发生的反射，借以观察心脏与大血管的搏动情况、房室的舒张和瓣膜开关的活动规律。此外，利用超声心动图测量房、室腔的大小，计算心排血量、射血分数等以了解左心室功能。目前，超声心动图对冠心病所涉及的冠状动脉的重要血管、心肌、心脏结构及血管心腔血流动力学的状态均可提供定性、半定量或定量的评价。20世纪80年代末及90年代初介入超声的进展更提高了超声诊断冠心病的可靠性和敏感性。目前较常用的超声心动图检查方法有：M型超声、二维超声心动图、多普勒超声心动图、经食管超声、心脏声学造影及实时三维超声。

（4）胸部X线检查：可协助判断心脏大血管的大小、形态、位置和轮廓；了解心脏与毗邻器官的关系等。

（5）心脏CT：用于观察心脏结构，心肌、心包和大血管改变。目前也作为筛查冠心病的手段。

（6）心脏MRI：除观察心脏结构，心肌、心包病变外，也可识别急性心肌梗死后冠状动脉再灌注后的微血管阻塞。

（7）放射性核素检查：是利用放射性核素这一对人体无害的原子示踪剂诊断疾病的方法。放射性核素检查在心血管疾病应用的基本原理是示踪技术，也就是采用放射性核素如 ^{201} 铊（TI）作心肌血流灌注示踪剂，观察该示踪剂在心肌的分布情况。由于它发射 γ 射线，体外使用 γ 照相机或断层照相机就可以显示该示踪剂在心肌的摄取、分布、代谢与清除的全过程。检查时仅需将微小剂量的放射性核素注入静脉，通过 γ 照相技术和计算机图像分析，就可以显示心肌缺血情况及心脏功能。本方法灵敏度高、安全、无创伤，且重复性好，目前多用于诊断早期冠心病、心肌梗死和评价心功能。心血管放射性核素检查，大致可分为心脏功能检查和心脏显像检查两大类。心脏功能检查包括心放射图法，心脏核听诊器检查法，门电路γ照相检查法等。心脏显像包括心肌显像，心脏大血管血池显像（静态）及核素心血管动态显像。

（8）心导管检查：是用X线不能透过的尼龙导管，在患者的四肢静脉或动脉插入，到达心腔和大血管进行检查。心导管表面极其光滑，柔韧可屈，插入血管后对血管损伤小，并可沿着血管腔及心腔内不同部位而屈曲进入。心导管检查一般分右心与左心两种。在X线透视下，将导管从上臂肘部的静脉插入，经上腔静脉入右心房；或从腹股沟部静脉插入，经下腔静脉入右心房，再入右心室到达肺支脉，称为右心导管术。若将导管自股动脉插入到主动脉，然后达左心室，称为左心导管术。

（9）心脏电生理检查：以整体心脏或心脏的一部分为对象，记录心内心电图，标测心电图和应用各种特定的电脉冲刺激，借以诊断和研究心律失常的一种方法。

（10）其他检查方法：如腔内成像技术、心内膜心肌活检、心包穿刺技术等。

第三节 循环系统疾病患者常见的护理问题与护理措施

心血管系统疾病患者常见的护理问题如下。

（一）体液过多

与右心衰竭致体循环淤血、水钠潴留、低蛋白血症有关。

护理措施如下。

1. 休息与体位　休息有助于增加肾血流量，提高肾小球滤过率，促进水钠排除，减轻水肿。

2. 饮食护理　给予低盐易消化饮食，少量多餐。

3. 用药护理　特别注意利尿剂使用的护理。

4. 病情监测　每日在同一时间，着同一服装，用同一体重计测量体重，时间安排在患者晨起排尿后，早餐前最适宜。

（二）气体交换受损

与左心衰竭致肺淤血有关。

护理措施如下。

1. 休息　患者有明显呼吸困难时应卧床休息，以减轻心脏负担。

2. 体位　根据患者呼吸困难的程度采取适当的体位。

3. 氧疗　对于有低氧血症者，需要纠正缺氧。根据氧疗指针掌握氧疗的注意事项。

4. 心理护理　护理困难者常因影响日常生活及睡眠而心情烦躁、痛苦、焦虑，应与家属一起安慰鼓励患者。

5. 输液护理　控制输液量及速度，防止加重心脏负荷，诱发急性肺水肿。

6. 病情监测　密切观察呼吸困难有无改善，发绀是否减轻等。

（三）活动无耐力

与心排血量下降有关。

护理措施如下。

1. 评估活动受限程度

2. 制订活动计划 注意休息与活动的关系。

3. 处理与观察活动中的不良反应

（四）疼痛

胸痛与心肌缺血、缺氧有关；头痛与血压升高有关。护理措施如下。

1. 疼痛观察 评估患者疼痛情况，如部位、性质、程度、持续时间等。严密监测心电情况，生命体征变化。

2. 活动与休息 如心绞痛发作时应立即停止正在进行的活动，不稳定型心绞痛者，应卧床休息，并密切观察。

3. 心理护理 安慰患者，解除紧张不安情绪，以减少心肌耗氧量。

4. 用药护理 密切观察用药情况及疼痛是否缓解，注意用药的不良反应。

5. 减少和避免诱因。

（五）与心血管系统疾病有关的其他护理问题

（1）营养失调。

（2）焦虑。

（3）知识缺乏。

（4）潜在并发症。

（5）自理缺陷。

（方进博）

第二章 心力衰竭患者的护理

心力衰竭（简称心衰）是由于任何心脏结构或功能异常导致心室充盈和射血能力受损的一组复杂临床综合征，其主要临床表现为呼吸困难和乏力（活动耐量受限），以及液体潴留（肺淤血和外周水肿）。心力衰竭为各种心脏疾病的严重和终末阶段，发病率高，是当今最重要的心血管病之一。

心力衰竭按发生的部位可分为左心衰竭、右心衰竭、全心衰竭；依据左心室射血分数（LVEF），心力衰竭可分为 LVEF 降低的心力衰竭（HF-REF）和 LVEF 保留的心力衰竭（HF-PEF），HF-REF 指传统概念上的收缩性心力衰竭，而 HF-PEF 指舒张性心力衰竭；根据心力衰竭发生的时间、速度、严重程度可分为慢性心力衰竭和急性心力衰竭。

第一节 慢性心力衰竭患者的护理

慢性心力衰竭（CHF）指在原有慢性心脏疾病基础上逐渐出现心力衰竭的症状、体征，是心血管疾病的终末期表现和最主要的死因。慢性心力衰竭症状、体征稳定 1 个月以上称为稳定性心力衰竭；慢性稳定性心力衰竭恶化称为失代偿性心力衰竭。

CHF 的病因以冠心病居首，其次为高血压，而风湿性心脏瓣膜病比例则下降，但仍不可忽视。各年龄段心力衰竭病死率均高于同期其他心血管病，其主要死亡原因依次为左心衰竭、心律失常和猝死。

【病因】

（一）基本病因

1. 原发性心肌损害 包括缺血性心肌损害如冠心病心肌缺血、心肌梗死；心肌炎、心肌病；心肌代谢障碍性疾病，如糖尿病心肌病、继发于甲状腺功能减退的心肌病、心肌淀粉样变性等。

2. 心脏负荷增加

（1）压力负荷（后负荷）增加：常见于高血压、主动脉瓣狭窄，肺动脉高压、肺动脉瓣狭窄、肺栓塞等。

（2）容量负荷（前负荷）增加：见于心脏瓣膜关闭不全引起的血液反流，左右心或动静脉分流型先天性心脏病。此外，慢性贫血、甲状腺功能亢进症、围生期心肌病等，由于全身循环血量增多，回心血量增加，导致心脏容量负荷增加。

（二）诱因

1. 感染 呼吸道感染是最常见的诱因，其次是感染性心内膜炎，且常因发病隐匿而易漏诊。

2. 心律失常 心房颤动是诱发心力衰竭的最重要的因素，其他各种类型的快速性心律失常、严重的缓慢性心律失常均可诱发心力衰竭。

3. 情绪激动或过度体力消耗 精神紧张、暴怒、妊娠后期及分娩、过度劳累、剧烈运动等。

4. 血容量增加 静脉输液或输血过多、过快，钠盐摄入过多。

5. 原有心脏病变加重或并发其他疾病 如冠心病发生心肌梗死、风湿性心脏瓣膜病出现风湿活动、甲状腺功能亢进、贫血等。

6. 其他 治疗不当，如不恰当停用降血压药物或利尿剂等。

【发病机制】

慢性心力衰竭的发病机制十分复杂，其最重要的病理生理变化可归纳为以下 4 个方面。

（一）代偿机制

当心肌收缩力受损时，为了保证正常的心排血量，机体主要通过以下代偿机制使心功能维持在相对正常的水平。

1. Frank-Starling 机制 即代偿性增加心脏的前负荷，回心血量增多，心室舒张末期容积增加，从而增加心排血量及心脏做功量，同时也导致心室舒张末期压力增加，相应的心房压、静脉压也升高。当左心室舒张末压＞ 18mmHg 时，可出现肺充血的症状和体征，若心脏指数＜ 2.2L/（min·m²）时，出现低心排血量的症状和体征。

2. 神经体液机制

（1）交感神经兴奋性增强：心力衰竭患者血中去甲肾上腺素水平升高，作用于心肌 β_1 肾上腺素受体，增强心肌收缩力并提高心率，从而增加心排血量，但同时也使心肌耗氧量增加。去甲肾上腺素还对心肌细胞有直接毒性作用，使心肌细胞凋亡，参与心脏重构的病理过程。此外交感神经兴奋还有促心律失常的作用。

（2）肾素 - 血管紧张素 - 醛固酮系统（RAAS）激活：心排血量降低，致肾血流量降低，RAAS 激活，起到代偿作用，但同时也促进心脏和血管重构，加重心肌损伤和心功能恶化。

3. 心肌肥厚 当心脏后负荷增加时，常以心肌肥厚为主要的代偿机制，使心肌收缩力增加，克服后负荷的影响，使心排血量在相当长的时间内维持正常。心肌肥厚以

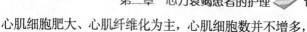

心肌细胞肥大、心肌纤维化为主，心肌细胞数并不增多，细胞核和线粒体的增大及增多均落后于心肌的纤维化，心肌从整体上显得供能不足，继续发展终至心肌细胞死亡。

（二）心肌重构

导致心力衰竭发生发展的基本机制是心肌病理性重构。心肌重构是由于一系列复杂的分子和细胞机制造成心肌结构、功能和表型的变化。在初始的心肌损伤以后，肾素－血管紧张素－醛固酮系统（RAAS）和交感神经系统兴奋性增高，多种内源性的神经内分泌和细胞因子激活，其长期、慢性激活促进心肌重构，加重心肌损伤和心功能恶化，又进一步激活神经内分泌和细胞因子等，形成恶性循环。因此，治疗心力衰竭的关键就是阻断神经内分泌的过度激活，阻断心肌重构。

（三）体液因子的改变

1. 精氨酸加压素 由垂体分泌，心力衰竭时心房牵张感受器敏感性下降，使精氨酸加压素的释放不能抑制而使血浆精氨酸加压素水平升高，致水潴留，增加心脏前、后负荷。

2. 心钠肽和脑钠肽 心力衰竭时心钠肽和脑钠肽分泌明显增加，且增加的程度与心力衰竭的严重程度是呈正相关的，可用来评估慢性心力衰竭的严重程度和预后。

3. 内皮素 是由血管内皮细胞释放的强效血管收缩肽，具有很强的血流动力学效应，还可导致细胞肥大增生，参与心肌的重构过程。

4. 细胞因子 包括心肌细胞和成纤维细胞等能表达肽类生长的因子，该类因子在调节心力衰竭的心肌结构和功能改变中可能起着重要的作用。

【诊断要点】

（一）临床表现

1. 左心衰竭 以心排血量降低和肺循环淤血为主要表现。

（1）症状

1）呼吸困难：劳力性呼吸困难是左心衰竭最早出现的症状，引起呼吸困难的运动量随着病情进展程度加重而减少，有的患者还可以出现夜间阵发性呼吸困难，此为左心衰竭的典型表现。当病情严重时可出现端坐呼吸、心源性哮喘及急性肺水肿。患者采取的坐位越高说明左心衰竭的程度越重，而急性肺水肿是左心衰竭呼吸困难最严重的形式。

2）咳嗽、咳痰、咯血：咳嗽、咳痰早期常发生于夜晚，坐起或立位时咳嗽可减轻或消失，常咳白色泡沫痰，偶见痰中带血丝，当肺淤血明显加重或肺水肿时，可出现粉红色泡沫痰。长期慢性肺淤血可导致肺循环和支气管血液循环之间在支气管黏膜下形成侧支，侧支一旦破裂可引起大咯血。

3）低心排血量症状：如乏力、疲倦、头晕、心悸、失眠或嗜睡、尿少、发绀等，其主要是因为心、脑、肾、骨骼肌等脏器、组织血液灌注不足所致的症状。

（2）体征：呼吸加快、心率增快、血压升高，可有交替脉，除基础心脏病的体征外，一般均有心脏扩大（单纯 LVEF 保留的心力衰竭除外）及相对性二尖瓣关闭不全的反流性杂音，肺动脉瓣区第二心音亢进及心尖部舒张期奔马律。两肺底可闻及细湿啰音，甚至可伴有哮鸣音。

2. 右心衰竭 以体循环淤血为主要表现。

（1）症状：右心衰竭也有呼吸困难，还可有因各脏器慢性持续性淤血所引起的腹胀、食欲缺乏、恶心、呕吐、腹泻、右上腹痛、尿少、夜尿等症状。

（2）体征

1）颈静脉征：颈静脉充盈、怒张，肝颈静脉反流征阳性。

2）肝大：肝淤血而肿大伴有压痛，上腹部饱胀不适。持续慢性右心衰竭可出现心源性肝硬化，晚期可出现肝功能受损、黄疸、腹水。

3）水肿：表现为对称性、下垂性、凹陷性的水肿，严重的出现全身水肿，也可有胸腔积液。

4）心脏体征：胸骨左缘第3～4肋间可闻及舒张期奔马律。右心室显著增大或全心增大时心浊音界向两侧扩大，并且出现三尖瓣关闭不全的反流性杂音。

3. 全心衰竭 临床上常先有左心衰竭，而后继发右心衰竭而形成全心衰竭，此时患者同时存在左、右心力衰竭的临床表现。但由于右心衰竭时，右心排血量的减少，肺淤血的症状反而能有所减轻。

4. 心功能的评估

（1）心功能分级：临床上应用最广的是美国纽约心脏病学会（NYHA）的心功能分级法，按患者的临床症状和活动的受限制程度将心功能分为4级，对于病情轻重的判断和患者活动量的指导有重要意义。

Ⅰ级：活动不受限。日常体力活动不引起明显的气促、疲乏或心悸等症状。

Ⅱ级：活动轻度受限。休息时无症状，日常活动可引起明显的气促、疲乏或心悸等症状。

Ⅲ级：活动明显受限。休息时可无症状，轻于日常活动即引起显著气促、疲乏或心悸等症状。

Ⅳ级：休息时也有症状，稍有体力活动症状即加重。任何体力活动均会引起不适。其中如无须静脉给药，可在室内或床边活动者为Ⅳa级，不能下床并需静脉给药支持者为Ⅳb级。

（2）心力衰竭分期：根据心力衰竭发生发展的过程，从心力衰竭的危险因素进展成结构性心脏病，出现心力衰竭症状，直至难治性终末期心力衰竭，可分成4个阶段（表2-1）。这4个阶段体现了心力衰竭重在预防的概念，其中预防患者从A阶段进展至B阶段，即防止发生结构性心脏病，以及预防从B阶段进展至C阶段，即防止出现心力衰竭的症状和体征，显得尤为重要。

表2-1 心力衰竭分期

阶段	定义	患病人群
A（前心力衰竭阶段）	患者为心力衰竭的高发危险人群，尚无心脏结构或功能异常，也无心力衰竭的症状和（或）体征	高血压、冠心病、糖尿病患者；肥胖、代谢综合征患者；有应用心脏毒性药物史、酗酒史、风湿热史，或心肌病家族史者等
B（前临床心力衰竭阶段）	患者从无心力衰竭的症状和（或）体征，但已发展成结构性心脏病	左心室肥厚、无症状性心脏瓣膜病、以往有心肌梗死史的患者等
C（临床心力衰竭阶段）	患者已有基础的结构性心脏病，以往或目前有心力衰竭的症状和（或）体征	有结构性心脏病伴气短、乏力、运动耐量下降者等
D（难治性终末心力衰竭期阶段）	患者有进行性结构性心脏病，虽经积极的内科治疗，休息时仍有症状，且需特殊干预	因心力衰竭需反复住院，且不能安全出院者；需长期静脉用药者；等待心脏移植者；应用心脏机械辅助装置者

（3）6min步行试验：通过评定患者的运动耐力来评价心力衰竭的严重程度和疗效。患者在平直走廊上尽可

能快行走，6min 步行的距离 < 150 m 为重度心力衰竭，150～450m 为中度心力衰竭，> 450m 为轻度心力衰竭。

（二）辅助检查

1. 心力衰竭的常规检查　是每位心力衰竭患者都应当做的检查，包括以下几方面。

（1）二维超声心动图及多普勒超声。

（2）心电图。

（3）实验室检查：全血细胞计数、尿液分析、血生化、空腹血糖和糖化血红蛋白、血脂及甲状腺功能等。

（4）生物学标志物：血浆利钠肽［B 型利钠肽（BNP）或 N 末端 B 型利钠肽原（NT-proBNP）］、心肌损伤标志物、其他生物学标志物如纤维化、炎症、氧化应激、神经激素紊乱及心肌和基质重构的标志物。

（5）X 线片检查。

2. 心力衰竭的特殊检查　用于部分需要进一步明确病因的患者，包括以下几种。

（1）心脏磁共振。

（2）冠状动脉造影。

（3）核素心室造影及核素心肌灌注和（或）代谢显像。

（4）负荷超声心动图。

（5）经食管超声心动图。

【治疗】

（一）一般治疗

1. 病因治疗

（1）基本病因治疗：对高血压、冠心病、心瓣膜病、糖尿病、贫血、甲状腺功能亢进等可能导致心功能受损的常见疾病应早期进行有效治疗。对原发性扩张型心肌病应早期积极进行干预治疗。

（2）去除诱因：积极控制各种感染，及时处理或纠正肺梗死、心律失常、电解质紊乱和酸碱失衡等。

2. 监测体重　每日测定体重以早期发现液体潴留，如在 3d 内体重突然增加 2kg 以上，应考虑患者已有水钠潴留，需要利尿或加大利尿剂量。

3. 调整生活方式

（1）适当控制钠盐和水的摄入，低脂饮食，戒烟。

（2）肥胖患者应减轻体重，心脏恶病质患者应给予营养支持。

（3）休息和适当的运动。

（4）心理和精神治疗，必要时酌情应用抗焦虑或抗抑郁药物。

（二）药物治疗

（1）利尿剂的应用。

（2）肾素 - 血管紧张素 - 醛固酮系统（RAAS）抑制剂的应用。

（3）β 受体拮抗药的应用。

（4）正性肌力药物的应用：如多巴胺、多巴酚丁胺、氨力农、米力农及洋地黄制剂。

（5）神经内分泌抑制剂的联合应用。

（6）新型药伊伐布雷定的应用。

（7）血管扩张剂：仅在心力衰竭患者伴有心绞痛或高血压时可考虑联合用药治疗。

（三）非药物治疗

（1）心脏再同步化治疗（CRT）。

（2）植入式心脏复律除颤器（implantable cardioverter defibrillator, ICD）。

（3）心脏移植。

【主要护理问题】

1. 气体交换受损 与左心衰竭致肺循环淤血有关。

2. 体液过多 与右心衰竭致体循环淤血，水钠潴留有关。

3. 活动无耐力 与心脏排血量下降有关。

4. 潜在并发症 洋地黄中毒。

【护理目标】

（1）患者呼吸困难、咳嗽等症状明显改善，发绀消失，血气分析指标恢复正常范围。

（2）能了解并执行限钠盐和水计划，水肿、胸腹水减轻或消失。

（3）患者知道限制最大活动量的指征，能按计划活动，主诉活动耐力的增强。

（4）患者知道洋地黄中毒的表现，能够及时发现及控制。

【护理措施】

护理措施见表 2-2。

表 2-2 慢性心力衰竭患者护理措施

休息与体位	急性期或病情不稳定患者要限制体力活动，卧床休息，使其认识到休息是心力衰竭的一种基本治疗，是有利于心功能恢复的。协助患者取高枕位或半卧位，端坐呼吸者使用床上小桌，鼓励多翻身、咳嗽，采取做缓慢的深呼吸。保持环境舒适、安静
活动	病情稳定的心力衰竭患者应鼓励主动运动，针对病情的轻重不一，在不诱发症状的前提下从床边小坐逐步增加有氧运动
氧疗	有低氧血症患者给予吸氧，根据缺氧的程度选择氧疗的方法
饮食	给予易消化饮食，少量多餐，丰富维生素，保持排便通畅等。限制钠含量高的食品，心力衰竭急性发作伴有容量负荷过重的患

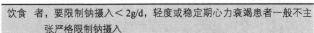

续表

饮食	者，要限制钠摄入＜2g/d，轻度或稳定期心力衰竭患者一般不主张严格限制钠摄入
药物	遵医嘱应用药物治疗，注意观察药物疗效和不良反应
病情观察	（1）观察患者呼吸困难有无改善，水肿、发绀的情况，血气分析是否正常，听诊肺部湿啰音的变化，每日测量体重，准确记录出入量，督促患者和家属配合执行 （2）密切观察有无洋地黄中毒表现：胃肠道反应如食欲缺乏、恶心、呕吐，神经系统反应如视物模糊、头痛、倦怠、黄视、绿视，以及各种心律失常如室性期前收缩、房性期前收缩、心房颤动、房室传导阻滞等，一旦发现中毒，应积极处理
健康教育	给予心理支持，对患者及家属进行疾病有关知识和自我管理的指导，使其认识到重要性，并督促执行，包括合理膳食，健康的生活方式，保持情绪稳定，诱因预防，规范用药，合理随访计划等

【特别关注】

（1）慢性心力衰竭的诱因预防。

（2）慢性心力衰竭患者的护理。

【前沿进展】

（一）心脏再同步化治疗

心脏再同步化治疗（CRT）是近年来心力衰竭治疗的重要进展之一，前提是在标准药物治疗的基础上，可进一步改善患者心力衰竭的预后。对于左右心室存在收缩显著不同步的心力衰竭患者，CRT治疗可恢复正常的左右心室及心室内的同步激动，减轻二尖瓣反流，增加心排血量，改善患者的心功能。中到重度心力衰竭（NYHA Ⅲ～Ⅳ级）患者应用CRT，或应用兼具CRT和植入式心脏复律除颤器（ICD）两者功能的心脏再同步化治疗除颤器（CRT-D）可降低全因病死率和因心力衰竭恶化住院的风险，改善症状、提高生活质量和心室功能。CRT 或 CRT-D 也可使此类轻度心力衰竭患者获益，可延缓心室重构和病情的进展。

适应证：适用于窦性心律，经标准和优化的药物治疗至少 3～6 个月仍持续有症状、LVEF 降低，QRS ≥ 120ms，根据临床状况评估预期生存超过 1 年，且状态良好的患者。LVEF 降低、NYHA Ⅰ～Ⅲ级的心力衰竭患者，如果有永久起搏器治疗指征，但无 CRT 指征，仍应首选 CRT 治疗。永久性心房颤动、NYHA Ⅲ 或 Ⅳ a 级、QRS ≥ 120 ms、LVEF ≤ 35%，能以良好的功能状态预期生存大于 1 年的患者，以下 3 种情况可以考虑置入 CRT 或 CRT-D：固有右心室率缓慢需要起搏治疗；房室结消融后起搏器依赖；静息心室率 ≤ 60 次 / 分、运动时心率 ≤ 90 次 / 分；但需尽可能保证双心室起搏，否则可考虑房室结消融。

（二）新型利尿剂托伐普坦

托伐普坦是血管加压素 V_2 受体拮抗药，通过结合 V_2 受体减少对水的重吸收，排水不利钠，适用于伴顽固性水肿或低钠血症的心力衰竭患者，且无明显短期和长期不良反应。

用法：中国心力衰竭诊断和治疗指南（2014）推荐使用托伐普坦成人起始剂量：7.5～15.0mg，每日 1 次；每日最大剂量 60mg；每日常用剂量 7.5～30mg。

【知识拓展】

伊伐布雷定

伊伐布雷定是慢性心力衰竭药物治疗的新型药物，是心脏窦房结起搏电流（I_f）的一种选择性特异性抑制剂，以剂量依赖性方式抑制 I_f 电流，降低窦房结节律，减慢心率。心力衰竭患者在应用利尿剂、地高辛、RAAS抑制剂、β受体拮抗药的基础上加用伊伐布雷定，可进一步改善心力衰竭患者的病死率或再住院率。此外，患者左心室功能和生活质量均显著改善。

适应证：适用于窦性心律的 LVEF 降低的心力衰竭患者。使用 RAAS 抑制剂、β受体拮抗药，已达到推荐剂量或最大耐受剂量，心率仍然 ≥ 70 次/分，并持续有症状（NYHA Ⅱ～Ⅳ级），可加用伊伐布雷定。不能耐受β受体拮抗药、心率 ≥ 70 次/分的有症状患者，也可使用伊伐布雷定。

应用方法：成人起始剂量 2.5mg，每日 2 次，根据心率调整用量，最大剂量 7.5mg，每日 2 次，患者静息心率宜控制在 60 次/分左右，不宜低于 55 次/分。

不良反应：心动过缓、光幻症、视物模糊、心悸、胃肠道反应等，均少见。

（马宋红）

第二节　急性心力衰竭患者的护理

急性心力衰竭（简称急性心衰），是指心力衰竭症状和体征迅速发生或恶化。临床上以急性左心衰竭最常见。急性左心衰竭是指急性发作或加重的左心功能异常所致的心肌收缩力明显降低、心脏负荷加重，造成急性心排血量骤降、肺循环压力突然升高、周围循环阻力增加，从而引起肺循环充血而出现急性肺淤血、肺水肿，以及伴组织器官灌注不足的心源性休克的一种临床综合征。

【病因】

（一）心源性急性心力衰竭

1. 急性弥漫性心肌损害　如急性冠状动脉综合征、

急性重症心肌炎、急性心肌梗死等。

2. 急性心脏后负荷过重 如高血压危象、原有瓣膜狭窄或左心室流出道梗阻者突然过度体力活动、急性心律失常并发急性心力衰竭（快速型心房颤动或心房扑动、室性心动过速）等。

3. 急性容量负荷过重 如新发心脏瓣膜反流（急性缺血性乳头肌功能不全、感染性心内膜炎瓣膜腱索损害）、慢性心力衰竭急性失代偿等。

4. 心源性休克

（二）非心源性急性心力衰竭

1. 高心排血量状态 如甲状腺危象、贫血、感染败血症。

2. 快速大量输液

3. 急性肺静脉压显著增高 如大手术后、急性肾功能减退、吸毒、酗酒、哮喘、急性肺栓塞等。

【病理生理】

突发严重的左心室排血不足或左心房排血受阻可引起肺静脉及肺毛细血管压力急剧升高。当肺毛细血管压升高超过血浆胶体渗透压时，液体即从毛细血管漏到肺间质、肺泡甚至气道内，引起肺换气功能障碍。由于 CO_2 的弥散能力远高于 O_2，故在急性心力衰竭的早期表现为 I 型呼吸衰竭。同时，原发病存在的心脏结构或功能异常，组织、循环中生物活性物质变化，如肾素 - 血管紧张素 - 醛固酮系统，使得心脏对前后负荷的耐受性发生变化。

【诊断要点】

急性左心衰竭患者病情发展常十分危重且极为迅速。表现为突发严重呼吸困难、端坐呼吸、频发咳嗽、咳大量白色或粉红色泡沫样痰。患者有窒息感而恐惧、极度烦躁不安，口唇发绀，面色青灰，皮肤湿冷，大汗淋漓，呼吸频率可达 30 ～ 40 次 / 分，吸气时肋间隙和锁骨上凹内陷，听诊两肺满布湿啰音和哮鸣音，心率增快，心尖部可闻及舒张期奔马律，早期动脉压可升高，随后下降，严重者可出现心源性休克。

【治疗】

急性心力衰竭发作是基础病因或诱因引发的血流动力学异常，治疗目的应当包括立即纠正血流动力学异常、去除诱发急性心力衰竭的诱因、尽早针对引发急性心力衰竭的病因治疗，最大限度地挽救生命，降低病死率。

图 2-1 为急性心力衰竭处理流程。

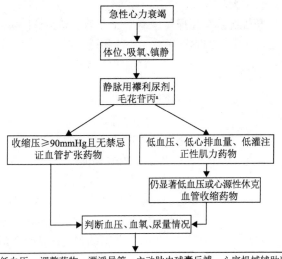

图 2-1　急性心力衰竭处理流程

注：a.适用于心房颤动患者伴快速心室率者、严重收缩功能不全者

（一）体位

取坐位，双脚下垂，减少静脉回心血量，减轻心脏前负荷。

（二）吸氧

开始氧流量为 2 ～ 3L/min，也可高流量给氧 6 ～ 8L/min，需要时予以面罩加压给氧或正压通气。吸氧后保持血氧饱和度（SaO$_2$）在 95% ～ 98%。

（三）镇静

遵医嘱使用吗啡静脉注射，必要时每隔 15min 重复 1 次，共 2 ～ 3 次，或 5 ～ 10mg 皮下注射。低血压或休克、慢性阻塞性肺疾病、支气管哮喘、神志障碍及伴有呼吸抑制危重患者禁用吗啡。

（四）快速利尿

呋塞米 20 ～ 40mg 或托拉塞米 10 ～ 20mg、布美他尼 0.5 ～ 1mg 静脉注射，根据反应调整剂量。

（五）扩张血管

硝普钠从 0.3μg/（kg·min）静脉滴注缓慢加量至 1μg/（kg·min）再到 5μg/（kg·min），静脉滴注过程中需要密切监测血压，长期应用可引起硫氰酸盐毒性，本药适宜短期使用。硝酸甘油静脉给予 20μg/min，密切监测血压，防止血压过度下降，如果收缩压降至 90 ～ 100mmHg 以下，硝酸盐应减量。

（六）正性肌力药物

1. 多巴酚丁胺 起始剂量 2 ～ 3μg/（kg·min），最大剂量 20μg/（kg·min）。

2. 多巴胺 小剂量 [＜ 3μg/（kg·min）] 可降低外周血管阻力，增加肾、冠状动脉和脑血流；中等剂量

[3 ~ 5μg/（kg·min）] 可直接或间接增加心肌收缩力及心排血量；大剂量 [> 5μg/（kg·min）] 可用于维持伴有低血压心力衰竭患者的收缩压，但有心动过速、心律失常的危险。

3. 磷酸二酯酶抑制剂 如米力农，首剂为 25μg/kg，稀释后 15 ~ 20min 静脉注射，继之 0.375 ~ 0.75μg/（kgmin）维持静脉滴注。

4. 毛花苷丙 首剂 0.4mg，用 5% 葡萄糖注射液稀释后缓慢注射，以后每 2 ~ 4h 可再给 0.2 ~ 0.4mg，总量 1 ~ 1.2mg。

（七）主动脉内球囊反搏治疗

该方法适用于心源性休克、血流动力学障碍的严重冠心病、顽固性肺水肿。

（八）机械通气治疗

该方法包括无创通气治疗和气管插管通气治疗。

（九）血液净化治疗

（十）心室机械辅助装置

【主要护理问题】

（一）气体交换受损

该问题与急性肺水肿有关。

（二）恐惧

该问题与突发病情加重而担心疾病预后有关。

（三）清理呼吸道无效

该问题与呼吸道分泌物增多、咳嗽无力有关。

（四）潜在并发症

潜在并发症包括心源性休克。

【护理目标】

（1）患者呼吸困难、咳嗽等症状减轻。

（2）患者焦虑/恐惧程度减轻，配合治疗及护理。

（3）患者呼吸道通畅，呼吸道分泌物减少并能咳出。

（4）患者得到及时治疗与处理，血流动力学稳定。

【护理措施】

护理措施见表2-3。

表2-3　急性心力衰竭患者护理措施

体位	立即协助患者取端坐位，双腿下垂，减少回心血量
氧疗	（1）立即给予高流量氧气吸入，6～8L/min，可予50%～70%的乙醇湿化，降低肺泡内泡沫的表面张力，使之破裂，以改善肺泡通气
	（2）PaO_2仍小于60mmHg（8kPa）时，应予机械通气，采用呼吸末正压通气（PEEP）
保持呼吸道通畅	协助患者咳嗽、排痰，必要时吸痰
用药护理	（1）遵医嘱正确及时应用药物
	（2）用硝普钠要注意现配现用，溶液避光，有条件最好用输液泵或微量泵输入
	（3）洋地黄制剂静脉应用时需稀释后缓慢注射
病情观察	（1）严密观察患者意识、呼吸频率及深度，精神状态
	（2）观察患者咳嗽、咳痰情况，观察痰液的性质
	（3）观察患者皮肤温度及颜色，心率、肺部啰音等的变化，血氧饱和度，监视血气分析结果
	（4）观察药物疗效及不良反应。如用吗啡时观察患者的意识状态、呼吸，注意有无呼吸抑制、心动过缓；用利尿剂要严格记录出入量；用血管扩张剂要注意药物速度和血压变化，以防低血压发生
	（5）对安置漂浮导管者应注意监测血流动力学变化，以判断疗效及病情进展

续表

心理护理	（1）向患者介绍环境及工作人员，简要介绍病情及治疗措施和使用监测设备的必要性
	（2）鼓励患者表达自身感受，分析产生恐惧的原因
	（3）教会患者自我放松的方法，如深呼吸、放松疗法。向患者说明恐惧对病情的不利影响，如加重支气管痉挛、增加心脏负荷等，使患者主动配合，保持情绪稳定
	（4）医护人员保持沉着冷静、操作熟练，使患者产生信任、安全感

【并发症的处理及护理】

并发症及处理见表 2-4。

表 2-4 急性左心衰患者并发症及处理

心律失常	（1）评估发生室性心律失常的危险因素。左心室扩大和左心室射血分数降低的患者常表现为快速性室性心律失常
	（2）检出并预防或消除心律失常发生的诱因，如应用胺碘酮等药物治疗
	（3）持续心电、血压监测，及时发现室性心律失常及猝死的早期征兆，遵医嘱采取急救措施和药物治疗
	（4）监测电解质和酸碱平衡状况
	（5）准备好急救车和除颤仪、简易呼吸气囊等急救设备
便秘	（1）评估排便情况：如排便的次数、性质及排便难易程度，平时有无习惯性便秘，是否服用通便药物
	（2）指导患者采取通便措施：合理饮食，及时增加富含维生素的食物；适当腹部环形按摩。一般在患者无腹泻情况下常规应用缓泻剂；一旦出现排便困难，应立即告知医护人员，积极采取措施

【预防】

预防措施见表 2-5。

表 2-5　急性心力衰竭的预防措施

有心脏病史者	注意自我保护，避免过度劳累、兴奋、激动。一旦发生突然烦躁的气急，如在家里，应从速送附近医院急救，分秒不能延误。如在医院发生，立即呼救，取坐位、双下肢下垂，尽量保持镇静，消除恐惧心。在大多数情况下，只要能及时就诊，用药得当，会度过危险期，挽救生命。
无心脏病史者	（1）积极防治各种器质性心脏病 （2）避免各种心力衰竭的诱发因素。防治呼吸道感染、风湿活动，避免过劳、控制心律失常、限制钠盐、避免应用抑制心肌收缩力的药物，对妊娠前或妊娠早期已有心功能不全者应节制生育 （3）积极防治影响心功能的并发症，如甲状腺功能亢进、贫血及肾功能不全等

【特别关注】

患者入院后至少第 1 个 24h 要连续监测心率、心律、血压和血氧饱和度，之后也要经常监测。至少每日评估心力衰竭相关症状（如呼吸困难），治疗的不良反应，以及评估容量超负荷相关症状。

【知识拓展】

远古时期人们认为，心脏是人体热量的来源，而血管运载着维系生命的元气。Claudius Galen（公元 129 ~ 200 年）详尽阐述了这样的定义并使该定义扎根于人们心中 1300 余年，直到 Andreas Vesalius 于 1543 年在解剖学上加以纠正。威廉·哈维于 1616 年提出心脏是血液循环的动力所在。哈维在伦敦对血液循环的发现标志着心脏病学的开始，同时也是实验性观察研究的开端。在不了解肺循环（1661 年才被发现）的情况下，哈维经过反复的实验指出，"心脏不断地搏动，产生的作用力使得血液被推动而进入一个永恒运动的循环模式"。这个理论于 1616 年在

伦敦皇家医学院被首次提出，1628年《心血管运动论》得
以出版。虽然这非常令人震惊，但是这种革命性理论还是
在哈维的时代被人们所接受，使人们对心脏作用的理解有
了基础。

（王　倩）

第三章　心律失常患者的护理

第一节　概　述

【心脏的传导系统】

心脏的传导系统由能产生和传导冲动的特殊分化的心肌细胞构成，从上到下包括窦房结、结间束、房室结、希斯束、左右束支及浦肯野纤维网（图 3-1）。

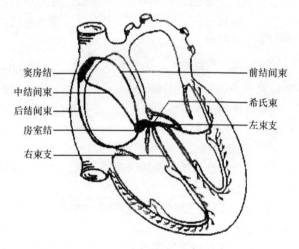

窦房结 ————————— 前结间束

中结间束

后结间束 ————————— 希氏束

房室结 ————————— 左束支

右束支

图 3-1　心脏传导系统示意图

窦房结是心脏正常窦性心律的起源点，位于上腔静脉入口与右心室后壁的交界处，具有最高的固有发放冲动频率和自律性的特征。正常情况下，心脏的激动由窦房结支配，冲动沿结间束、房室结、希斯束、左右束支及浦肯野纤维网传导，最终到达心室并使之激动而形成一次完整的心动周期。冲动不仅沿上述顺序传导，激动相应区域的心肌，且有一定时限。

凡是由窦房结冲动产生的心律称为窦性心律。窦性心律的个体差异性大，其影响因素较多，包括年龄、性别、自主神经调节等，窦房结的自律性除受自主神经调节外，还受温度、血氧饱和度和其他代谢过程的影响。

【心律失常的分类】

（一）心律失常的概念

心律失常（cardiac arrhythmia）是指心脏冲动的频率、节律、起源部位、传导速度、冲动的起源部位或激动次序发生了异常。

（二）按心律失常发生的部位分类

1. 窦性心律失常 ①窦性心动过速；②窦性心动过缓；③窦性停搏；④窦性心律不齐；⑤窦房传导阻滞。

2. 异位心律失常

（1）被动异位心律失常：①房性逸搏及房性逸搏心律；②房室交界区逸搏及交界区逸搏心律；③室性逸搏及室性逸搏心律。

（2）主动异位心律失常：①期前收缩（包括房性、房室交界区性和室性期前收缩）；②心动过速（包括房性、房室交界区性、房室折返性和室性心动过速）；③心房扑动、心房颤动；④心室扑动、心室颤动。

（三）按心律失常发生机制分类

1. 冲动形成异常 又分为窦性心律失常和异位心律，窦性心律失常包括窦性心动过速、窦性心动过缓、窦性心律不齐和窦性停搏。异位心律包括（房性、房室交界区性、室性）期前收缩、（房性、房室交界区性、室性）心动过速、（心房、心室）扑动、（心房、心室）颤动、逸搏及逸搏心律。

2. 冲动传导异常　可分为传导阻滞和预激综合征。其中传导阻滞根据阻滞发生的部位又可分为：窦房传导阻滞、房室传导阻滞、房内传导阻滞和室内传导阻滞。

（四）按心律失常发作时心率的快慢分类

1.快速性心律失常　包括窦性心动过速、期前收缩、阵发性心动过速、扑动和颤动。

2.缓慢性心律失常　包括窦性心动过缓、房室传导阻滞、逸搏及逸搏心律。

【心律失常发生病因】

（一）生理性

健康人亦可发生心律失常，如运动员容易出现窦性心动过缓，体力活动、食物消化、情绪激动、饮酒、吸烟、饮茶、咖啡等亦可引起心律失常。

（二）病理性

1. 器质性心脏病　如冠心病、风湿性心脏病、先天性心脏病、心肌炎、心肌病、心包炎及心包积液等。

2.其他系统疾病　如发热、贫血、甲状腺功能亢进、脑血管意外等。

3.电解质紊乱　如高钾血症、低钾血症、低镁血症。

4.药物作用　如拟交感药物过量、洋地黄类药物中毒，胺碘酮、β受体拮抗药等抗心律失常药物过量，三环类抗抑郁药物中毒，乌头碱中毒等。

5.自主神经即迷走神经及交感神经调节异常

【心律失常发生机制】

（一）心律失常发生机制及对机体的影响

1. 自律性异常 窦房结、结间束、冠状窦口附近、房室结的远端和浦肯野纤维等处的心肌细胞均具有自律性。自主神经系统兴奋性改变及其内在的病变，可导致自律性异常而引起不恰当的冲动发放，形成心律失常。自律性增高可引起快速性心律失常，自律性降低可引起缓慢性心律失常。另外，在正常情况下没有自律性的普通心肌细胞，在病理情况下也可以出现异常自律性而引起不恰当的冲动发放，从而形成心律失常。

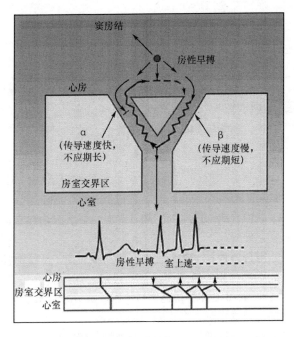

图 3-2　房室结双径路引起折返激动导致心动过速示意图

2. 触发活动（triggered activity）　心房、心室与希氏束 - 浦肯野纤维组织在动作电位后产生的除极活动，称为后除极（after depolarization）。若后除极的振幅增高并抵达阈值，便可引起反复激动，形成快速性心律失常。

3. 折返激动　是快速性心律失常最主要的发生机制。冲动在传导过程中在特殊的环内反复循环，产生持续而快速的心律失常。发生折返激动需要的条件为：①有两条或两条以上的传导通路，相互连接形成一个闭合环；②各通路的传导速度及不应期各不相同（图 3-2）。

（二）心律失常对机体的影响

心律失常对机体的影响可轻可重，部分心律失常对机体无明显影响。其症状主要取决于心律失常的频率、患者的基础疾病及心律失常类型。患者可以没有感觉，或仅有心悸、心跳、心慌不适，无明显血流动力学改变，如期前收缩，窦性心动过速、部分阵发性室上性心动过速、部分心房颤动等。部分心律失常可引起明显血流动力学改变，甚至可引起患者死亡，如室性心动过速、心室扑动、心室颤动、三度房室传导阻滞、窦性停搏等。

【诊断要点】

（一）病史

详尽的病史采集是诊断心律失常的第一步，对诊断提供有用的线索，包括了解：①心律失常的存在及其类型；②心律失常的诱因；③心律失常发作的频繁程度、起止方式；④心律失常对机体造成的影响，产生症状及预后；⑤心律失常对药物和非药物方法如体位、呼吸、活动等的反应。

（二）体格检查

心律失常发作时心率、心律可出现相应异常表现。

仔细的心血管体格检查有助于心律失常的诊断。例如，颈动脉窦按摩通过提高迷走神经张力，减慢窦房结冲动发放频率和延长窦房结传导时间与不应期，对某些心律失常的及时终止和诊断提供帮助。

（三）相关检查

1. 心电图检查 是诊断心律失常最重要的一项无创检查技术，应记录 12 导联心电图。

2. 长时间心电图记录 动态心电图（Holter ECG monitoring）检查是通过一种小型便携式记录仪将患者昼夜日常活动状态下的心脏电活动进行连续记录，患者日常活动及工作不受限制，主要适应于以下几点。

（1）评估可能与心律失常有关的症状，了解如心悸、晕厥的发生是否与心律失常有关。

（2）明确心律失常或心肌缺血发作与日常活动的关系及昼夜分布特征。

（3）协助评估抗心律失常治疗的药物疗效、起搏器或植入性心律转复除颤仪的疗效，以及是否出现功能障碍等。

3. 运动心电图记录 运动心电图试验的原理是通过改变机体交感神经的兴奋性和体内微环境，增加心律失常发作的概率，其诊断心律失常的敏感性不如动态心电图，正常人进行运动试验也可能发生室性期前收缩。对于在运动时出现心悸症状的患者，可行运动试验以助诊断。

4. 食管心电图 因解剖上左心房后壁毗邻食管，当插入食管电极导管并置于心房水平时，能清晰记录到心房电位，并能进行心房快速起搏或程序电刺激，可用于确定是否存在房室双径路、鉴别室上性心动过速伴有室内差异性传导与室性心动过速、有助于不典型预激综合征患者确诊、评价窦房结功能，或用于终止不愿/不能应用药物或药物治疗无效的某些室上性折返性心动过速。

5. 心腔电生理检查 是一项有创操作检查，是经静脉和（或）动脉插入电极导管放置在心腔内，对窦房结、心房、房室结、左右束支及浦肯野纤维网进行检查，确定正常与异常，辅以多导联电生理记录仪同步记录其电活动。现在很少进行单独的电生理检查，经常是检查与介入治疗合二为一。

6. 三维心脏电生理标测及导航系统 三维心脏电生理标测及导航系统是近几年出现的新型的标测技术，又称为电学空间标测，相对于传统的标测技术，不仅提高消融成功率，并加深了对心律失常机制的理解。同时弥补了传统心电生理标测对于复杂心律失常因空间定位不确切，致使手术时间和 X 线曝光时间长的不足。适于室上性心动过速、预激综合征、心房颤动、心房扑动、室性期前收缩、特发性室性心动过速等心律失常导管消融的临床应用。

【治疗】

（一）病因治疗

首先治疗原发疾病并积极去除诱因，如纠正电解质紊乱、贫血等。

（二）药物治疗

使用抗心律失常药物是心律失常治疗的基石，是临床中治疗心律失常不可缺少且最为方便的治疗手段，但抗心律失常药物有致心律失常及脏器毒性的不良反应，故在对心律失常患者进行药物治疗前应先注意患者基础心脏疾病的治疗及病因和诱因的纠正，掌握药物使用适应证，权衡利弊，评估获益与风险，根据患者实际情况采用个体化治疗（表 3-1）。

表 3-1　常用抗心律失常药物

药物名称	主要适应证	常见不良反应
奎尼丁	房性与室性期前收缩；心房扑动与颤动；预激综合征；室性心动过速；房室折返性心动过速等	胃肠道不适；听、视觉异常；皮疹、血小板减少；窦性停搏、房室传导阻滞等心律失常；低血压、晕厥等
普鲁卡因	同上	胃肠道反应较奎尼丁少；发热、粒细胞减少；低血压、传导阻滞
美西律	急、慢性室性心律失常	恶心、运动失调、震颤、皮疹；低血压、心动过缓等
腺苷	房室结折返性心动过速	潮红、呼吸困难、短暂的窦性停搏、室性期前收缩
利多卡因	心肌梗死或复发性室性心动过速；心室颤动复苏后防止复发	眩晕、感觉异常、谵妄、昏迷；少数引起窦房结抑制、房室传导阻滞
维拉帕米	各种折返性室上性心动过速，预激综合征；减慢心房扑动与颤动心室率	偶有肝毒性，增加地高辛血药浓度；低血压、心动过缓、房室传导阻滞
β受体拮抗药	甲状腺功能亢进、麻醉、运动与精神因素诱发的心律失常；减慢心房颤动与心房扑动心室率；房室折返性心动过速；心肌梗死后等	加重哮喘与慢阻肺疾病；间歇性跛行；糖尿病患者诱发低血糖；低血压、心动过缓、心律失常等
普罗帕酮	各种室上性心动过速；室性期前收缩，难治性、致命性室性心动过速	眩晕等感觉异常；胃肠道不适；加重哮喘；窦房结抑制、加重心力衰竭、致心律失常等
胺碘酮	各种室上性与室性快室率心律失常	肺纤维化；转氨酶增高，偶致肝硬化；胃肠道反应；甲状腺功能亢进或减退；心动过缓、致心律失常等

（三）电复律

心脏电复律是利用高能量的电流，在瞬间经胸壁或直接通过心脏，使心肌纤维瞬间同时除极，从而消除异位性快速心律失常，使心脏自律性最高的窦房结发放冲动，控制心律，转复为窦性心律。

1. 按放电时间　分为同步电转复律和非同步电除颤。

（1）同步电转复律：适用于有 QRS 波的情况下，如心房颤动、室上性心动过速、室性心动过速等。

（2）非同步电除颤：适用于无 QRS 波的情况下，如心室扑动、心室颤动。

2. 电转复律的适应证

（1）心房颤动。

（2）心房扑动。

（3）室上性心动过速。

（4）室性心动过速。

（5）心室扑动。

（6）心室颤动。

3. 心脏电复律的禁忌证

（1）病史已多年、心脏明显增大、伴高度或完全性房室传导阻滞的心房颤动。

（2）伴完全性房室传导阻滞的心房扑动。

（3）反复发作而药物不能维持疗效，或伴病态窦房结综合征的室上性心动过速（包括心房颤动）。

（4）洋地黄类药物中毒。

（5）低钾血症。

（6）多源性房性心动过速。

4. 心脏电复律操作步骤　详见本章第五节。

（四）介入治疗

1. 植入型装置 心脏起搏器通过发放脉冲刺激心脏，使之产生激动和收缩。最初的起搏器主要用于缓慢心律失常，目前植入式心脏复律除颤器（implantable cardioverter defibrillator, ICD）已应用于恶性心律失常的治疗；随着技艺的不断更新，具有除颤和改善心功能双重功能的植入型装置即 CRT-D 也应用于临床，使更多患者获益（详见本章第七节，心律失常的介入治疗及护理）。

2. 经导管消融 导管消融是通过置入到心腔内的电极导管，应用射频电流、冷冻、超声等高能使病灶局部心肌损坏或坏死，从而根治心律失常的一种治疗方法。目前导管消融应用最为广泛的能源为射频电流，即射频消融（radiofrequency catheter ablation, RFCA），已广泛应用于临床，其适应证包括阵发性室上性或室性心动过速、心房颤动、心房扑动等（详见本章第七节，心律失常的介入治疗及护理）。

（五）外科手术治疗

外科手术治疗快速心律失常是另一种重要的治疗策略，其目的在于切除、隔置、离断参与心动过速生成、维持与传播的组织，保存或改善心脏功能，与射频消融等治疗措施相互补充，对一些难治性心律失常如心房颤动、室性心动过速有一定疗效。

（屈模英）

第二节 窦性心律失常患者的护理

正常窦性心律的冲动起源于窦房结，频率为

60～100次/分。其心电图特点（图3-3）：P波规律出现，且P波形态表明激动来自窦房结（即P波在Ⅰ、Ⅱ、aVF、V_4～V_6导联直立，在avR导联倒置），PR间期0.12～0.20s，PP间期0.6～1.0s。

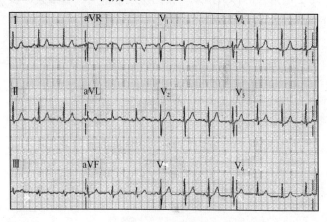

图3-3 正常心电图

窦性心律失常是由于窦房结冲动频率异常或窦性冲动向心房传导受阻所致的心律失常。根据心电图及临床表现分为窦性心动过速、窦性心动过缓、窦性停搏、窦房传导阻滞及病态窦房结综合征。

一、窦性心动过速

【概述】

当成人窦性心律频率超过100次/分时，称为窦性心动过速。窦性心动过速的频率范围大多为100～150次/分，偶有高达200次/分。

【病因】

（一）生理性

正常人的体力活动、情绪激动、饱餐、饮浓茶、饮咖啡、吸烟、饮酒等，使交感神经兴奋，心率加快。

（二）病理性

（1）窦房结自律性增高。

（2）自主神经功能紊乱。

（3）心力衰竭、急性心肌梗死、休克、心肌心包炎等器质性心脏病。

（4）手术或创伤后，可出现窦性心动过速。

（5）甲状腺功能亢进、贫血、发热、感染、缺氧等。

（6）药物作用：如使用肾上腺素、异丙肾上腺素、多巴胺、阿托品、氨茶碱等药物后可引起窦性心动过速。

【诊断要点】

（一）临床表现

（1）患者可无明显自觉症状或有心悸、心跳、胸闷、气紧、出汗、头昏、眼花、乏力等表现；或有原发病的临床表现。

（2）可诱发心绞痛及其他心律失常。

（3）心率和脉搏大于 100 次 / 分，大多心音有力，或有原发心脏疾病的体征。

（二）心电图特点

（1）呈窦性心律：Ⅰ、Ⅱ、aVF、$V_4 \sim V_6$ 导联，P波直立；aVR 导联，P 波倒置。

（2）PP 间期小于 0.6s 或 P 波频率大于 100 次 / 分（图 3-4）。

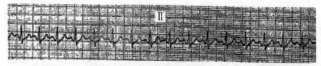

图 3-4 窦性心动过速

【治疗】

（一）治疗原则

（1）消除诱因，避免精神紧张，戒烟限酒，饮食适宜，劳逸结合，防止感冒。

（2）治疗原发病如治疗心力衰竭、纠正贫血、控制甲状腺功能亢进、抗感染等。

（二）用药原则

（1）生理性的窦性心动过速，大多不需要特殊治疗。

（2）必要时予β受体拮抗药（如美托洛尔）或非二氢吡啶类钙通道阻滞剂（如地尔硫䓬）等药物减慢心率，改善患者症状。

【主要护理问题】

1. 舒适的改变——心悸、心跳 与心率增快有关。

2. 焦虑 与患者心悸不适有关。

3. 知识缺乏 疾病相关知识缺乏。

二、窦性心动过缓

【概述】

窦性心动过缓是指成人窦性心律低于 60 次 / 分。

【病因】

（一）生理性

该病因常见于健康的青年人，尤其是运动员、老年人和与睡眠状态。

（二）病理性

（1）颅内疾病、严重缺氧、低温、甲状腺功能低下、阻塞性黄疸等。

（2）药物作用：如应用胺碘酮、β受体拮抗药、洋地黄、钙通道阻滞剂（硫氮唑酮、维拉帕米）等。

（3）心脏疾病：如窦房结病变、急性下壁心肌梗死等。

【诊断要点】

（一）临床表现

窦性心动过缓如心率不低于每分钟50次，一般无症状；如心率低于每分钟40次时常可引起头昏、乏力、黑矇或晕厥等症状。脉搏小于60次/分。

（二）心电图特点

（1）呈窦性心律：Ⅰ、Ⅱ、aVF、$V_4 \sim V_6$导联，P波直立；aVR导联，P波倒置。

（2）PP间期大于1s或P波频率频率小于60次/分（图3-5）。

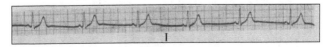

图3-5 窦性心动过缓

【治疗】

（一）无症状的窦性心动过缓

通常无需治疗。

（二）因心率过慢而出现心排血量不足症状

可应用阿托品或异丙肾上腺素等药物。

1. 阿托品　常见用法为 0.5 ~ 1mg 静脉注射。

2. 异丙肾上腺素　常见用法为 1mg+5% 葡萄糖 500ml 静脉缓慢滴注或异丙肾上腺素 1mg+ 生理盐水（或 5% 葡萄糖）50ml 用微量泵根据心率匀速泵入。

3. 沙丁胺醇　2.4mg 口服，每日 3 次。

（三）必要时考虑心脏起搏治疗

详见本章第七节。

【主要护理问题】

1. 舒适的改变——头昏、乏力　与心排血量不足有关。

2. 有受伤的危险　与潜在并发症晕厥有关。

3. 焦虑　与患者不适有关。

4. 知识缺乏　疾病相关知识缺乏。

三、窦性停搏

【概述】

窦性停搏是指窦房结因各种原因在一个或多个心动周期中不产生冲动，以致不能激动心房或整个心脏，使心房无除极和心室无搏动，又称为窦性静止。

【病因】

（1）窦房结和心房肌退行性纤维化。

（2）心脏疾患：如急性下壁心肌梗死、心肌缺血、急性心肌炎。

（3）迷走神经张力过高。

（4）电解质紊乱：如血钾过高。

（5）抗心律失常药物毒性作用，如使用洋地黄类药物、乙酰胆碱等药物。

（6）心脏手术损伤窦房结等。

【诊断要点】

（一）临床表现

患者症状与发生窦性停搏的持续时间及患者在出现窦性停搏时的体位有关。

常见的症状有心悸、头晕、黑矇、晕厥，长时间的窦性停搏（大于3s）而无逸搏（心脏高位起搏点延迟或停止发放冲动时，低位起搏点代之发放冲动而激动心脏的现象）发生，患者可有头昏、黑矇、短暂意识散失，甚至发生晕厥和抽搐，即阿-斯综合征（Adams-Stokes），甚至死亡。脉搏节律不规则有长间隙或脉搏慢而规则。

（二）心电图特点

详见图3-6。

（1）在正常的窦性节律中，出现较正常PP间期显著延长的间隙内无P波，或P波与QRS波群及T波均不出现。

（2）长间隙PP间期与基本的PP间期无倍数关系。

（3）在长间隙后可有交界区性或室性逸搏。

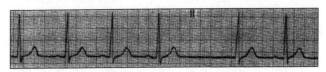

图3-6 窦性停搏伴交界性逸搏

【治疗】

（1）治疗原发心脏疾病。

（2）遵医嘱正确用药：异丙肾上腺素1mg加于5%葡萄糖500ml中缓慢静脉滴注或使用微量泵匀速泵入；使用时应注意根据患者心率及时调整输注速度。

（3）对有晕厥、阿-斯综合征病史的患者应及时植入人工心脏起搏器。

【主要护理问题】

1. 有受伤的危险　与发生阿-斯综合征有关。

2. 潜在并发症　有晕厥的危险。

3. 焦虑　担心晕厥、受伤。

4. 知识缺乏　疾病相关知识缺乏。

四、窦房传导阻滞

【概述】

窦房传导阻滞是指窦房结冲动传导至心房时发生延缓或阻滞，部分或全部不能到达心房，引起心房和心室停搏，简称窦房组织。理论上可分为一度、二度和三度，但一度和三度在心电图上无法表现，只有二度窦房阻滞才能在心电图上表现出来。

【病因】

（1）窦房阻滞是一种少见的心脏传导障碍，多为间歇性。

（2）多见于神经张力增高、颈动脉窦过敏、急性下壁心肌梗死、心肌病、洋地黄中毒和高钾血症等。

【诊断要点】

（一）临床表现

（1）患者常无症状，也可有轻度心悸、乏力或"漏跳"感。

（2）心脏听诊可发现心律不齐、心动过缓、"漏跳"（长间歇）。

（3）如果反复发作或长时间的阻滞，发生连续心搏漏跳，而无逸搏出现，则患者可出现头晕、晕厥、昏迷、阿-斯综合征等。

（4）其他原发病的相关临床表现。

（二）心电图特点

详见图3-7。

1. 二度窦房阻滞分为两型　莫氏Ⅰ型即文氏阻滞，表现为PP间期进行性缩短，直至出现一次长PP间期，该长PP间期短于基本PP间期的两倍（图3-7）。

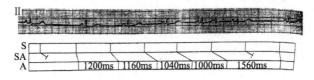

图3-7　莫氏Ⅰ型窦房阻滞

2. 莫氏Ⅱ型阻滞　其心电图表现为长PP间期为基本PP间期的整数倍（图3-8）。

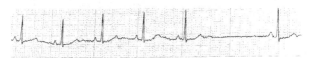

图3-8　莫氏Ⅱ型窦房阻滞

3. 窦房阻滞后可出现逸搏心律

【治疗】

（1）治疗原发病，如纠正高钾血症，治疗急性下壁心肌梗死、心肌病、洋地黄中毒等。

（2）对暂出现且无症状者，不需治疗患者多可恢复正常，需密切观察病情变化。

（3）对反复、频发、持续发作或症状明显者，可遵医嘱口服或静脉注射、皮下注射阿托品等。

（4）严重病例可遵医嘱应用异丙肾上腺素1mg加于5%葡萄糖500ml中缓慢静脉滴注或使用微量泵匀速泵入；使用时应注意根据患者心率及时调整输注速度。

（5）对发生晕厥、阿-斯综合征并且药物治疗无效者应及时植入人工心脏起搏器。

【主要护理问题】

1. 舒适的改变 与心悸、乏力有关。

2. 有受伤的危险 与发生阿-斯综合征有关。

3. 潜在并发症 有晕厥的危险。

4. 焦虑 担心晕厥、受伤及疾病预后等。

5. 知识缺乏 疾病相关知识缺乏。

五、病态窦房结综合征

【概述】

病态窦房结综合征（sick sinus syndrome, SSS）是由于窦房结或其周围组织的病变导致窦房结功能减退而产生多种心律失常的综合表现，其表现形式有窦性停搏、窦房阻滞、严重的心动过缓，简称为病窦综合征。临床上以缓慢心律失常为主，部分患者可合并快速心律失常。缓慢心律失常的基础上合并快速心律失常称为慢 - 快综合征，是病窦综合征的一种临床表现。

【病因】

（1）窦房结起搏功能障碍：心肌纤维化与脂肪浸润、退行性病变与硬化、淀粉样改变及甲状腺功能减退、伤寒感染等，均可损害窦房结。

（2）窦房结周围神经及心房肌病变，以及窦房结动脉供血减少。

【诊断要点】

（一）临床表现

（1）部分患者可无明显症状，检查发现有心动过缓。

（2）当患者出现严重心动过缓时，可出现心动过缓造成的心、脑等重要脏器供血不足的表现，如头昏、乏力、黑矇，严重可致晕厥，阿 - 斯综合征等。

（3）慢 - 快综合征患者出现心动过速时，可出现心悸、心慌等不适，有冠心病者可诱发心绞痛，可诱发或加重心力衰竭。

（二）心电图特点

详见图 3-9。

（1）排除药物影响因素的持续缓慢的窦性心律过缓（＜ 50 次 / 分）。

（2）窦性停博与窦房传导阻滞。

（3）窦房传导阻滞与房室传导阻滞（详见本章第六节房室传导阻滞患者的护理）并存。

（4）心动过缓与心动过速交替发作，心动过速包括心房扑动、心房颤动、房性心动过速及交界性心动过速。

（5）可有逸搏及逸搏心律。

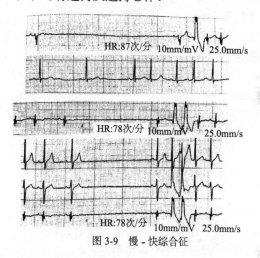

图 3-9 慢 - 快综合征

【治疗】

（1）若无心动过缓相关的症状，患者仅定期复查观察，不必治疗。

（2）对于有症状的患者，应接受起搏器介入治疗（详见本章第七节 心律失常的介入治疗及护理）。

（3）对于慢 - 快综合征的患者发生心动过速，应用抗心律失常药物可能加重心动过缓，应谨慎使用；使用起搏器治疗后，患者仍有心动过速发作，可使用抗心律失常药物。

【主要护理问题】

1. 潜在并发症 晕厥 / 猝死、吸入性肺炎、窒息。

2. 有受伤的危险　与发生晕厥时自我保护意识及知识缺乏有关。

3. 舒适的改变　与心率增快或减慢有关。

4. 活动无耐力　与心排血量减少有关。

5. 自理受限　与限制性卧床、心排血量减少有关。

6. 焦虑/恐惧　与晕厥发作的恐惧、担心预后有关。

7. 起搏器安置相关的潜在并发症　出血/感染/栓塞/气胸/起搏器电极脱位等。

8. 知识缺乏　介入手术(起搏器安置)相关知识缺乏。

【护理目标】

(1)晕厥能及时发现和正确处理,有效预防猝死。

(2)避免受伤,减轻不适。

(3)患者能进行适当的活动。

(4)各种生理需要能及时得到满足。

(5)患者能了解并配合相关治疗。

(6)保持良好的心态和稳定的情绪。

(7)并发症能及时发现和正确处理。

【护理措施】

详见表 3-2。

表 3-2　窦性心律失常患者的护理措施

病情观察	详细询问病史,了解患者有无心悸、头晕、黑矇、晕厥及有无受伤;
	观察患者生命体征、意识状态
	观察患者有无头昏、心悸、黑矇的症状,及时发现并终止阿 - 斯综合征的发作
	每日描记 12 导联心电图,观察患者心律、心率变化
	安置心电监护,监测患者心律、心率变化

续表

休息与吸氧	无症状，接受院外访视的患者：注意劳逸结合，生活规律，避免诱因，情绪稳定，充足睡眠
	有心悸、头晕、黑矇甚至有晕厥史的患者：住院治疗，根据心功能状态适当活动，活动时注意避免受伤
	在发作心律失常时应卧床休息
	出现缺氧症状及阿-斯综合征时应给予氧气吸入
药物护理	有晕厥史的患者应保留静脉通道
	遵医嘱使用抗心律失常药物，注意剂量、途径、浓度的准确
	静脉使用抗心律失常药物时注意给药浓度及速度，医生在床旁守护
	使用（前、中、后）均应观察心律、心率及血压变化，安置心电监护仪进行监测
	观察药物不良反应并及时汇报医生尽早处置
安全护理	留陪并告知患者及家属患者有受伤的危险
	如出现头晕、黑矇症状时应及时蹲下或卧床休息等
	严重心动过缓或频发阿-斯综合征患者应卧床休息
完善检查	心电图、动态心电图、电解质、心脏彩色多普勒及实验室检查
生活护理	需卧床休息的患者做好生活护理，满足需要
健康宣教	疾病相关知识，包括病因、临床表现及主要治疗措施等
	诱因预防：劳逸结合，生活规律，保持情绪稳定，避免烟、酒、浓茶与刺激性食物，心动过缓者避免屏气等
	自我监测，自我保护，避免受伤
	留陪的必要性及重要性，紧急情况下家属的应急救护与如何寻求帮助
	药物相关知识，包括药物的名称、主要作用与主要不良反应等
	介入治疗（起搏器）相关知识
心理护理	讲解疾病及介入治疗相关知识
	鼓励同病种病友交流
	认真解答患者及家属疑问
	洞察患者情绪变化，帮助熟练疾病治疗信心

【阿 - 斯综合征的处理及护理】

（一）临床表现

患者突然晕厥，轻者眩晕、意识障碍，重者意识完全丧失，常伴有抽搐及大小便失禁，面色苍白、青紫，可有鼾声及喘息性呼吸，有时可见潮式呼吸。

（二）心电图表现

心电图可表现为心动过缓如窦性心动过缓、窦性停博、三度房室传导阻滞（详见本章第六节）等心律失常，亦可是心动过速如室性心动过速、心室扑动、心室颤动心律等失常。

（三）处理及抢救配合

详见表 3-3 阿 - 斯综合征的抢救配合。

表 3-3 阿 - 斯综合征的抢救配合

病情监测	严密监测病情，及时识别阿 - 斯综合征的发生，一旦发生应争分夺秒抢救患者
体位	高危患者须卧床休息 发生阿 - 斯综合征时应去枕平卧 解松患者衣扣，注意呼吸道是否通畅、防止窒息
缓慢性心律失常 （窦性停博、房室 传导阻滞等）	立即予胸外心脏按压，建立循环 遵医嘱应用阿托品、异丙肾上腺素增快心率 做好临时或永久起搏器安置术的相关准备
室性心律失常 （室性心动过速、 心室扑动、心室 颤动等）	立即予电除颤、胸外心脏按压 遵医嘱使用抗心律失常药物，如利多卡因、普罗帕酮、胺碘酮等
药物护理	观察各种药物对病情的影响，及时为临床提供调整治疗方案的依据

续表

遵医嘱吸氧	根据患者情况选择适合的给氧方式,如鼻导管、面罩,必要时给予无创呼吸机、气管插管有创通气等
心电监护	持续监测患者病情变化,观察患者生命体征、心律、心率、意识状态等,及时描记心电图
安全护理	如因阿-斯综合征发作致患者受伤还应对伤情进行评估并积极处理,如需相关外科手术应在临时起搏器安置后实施
生活护理	患者意识恢复后应卧床休息不宜马上站立,须等患者全身症状好转后才能逐渐活动,做好卧床患者生活护理及基础护理
心理护理	做好患者及家属的心理护理,安抚情绪,讲解起搏器(多为临时)安置相关知识及注意事项
护理记录	做好书面医患沟通记录,及时做好抢救记录,应注意医护记录的客观性、一致性

（四）病因治疗

明确心源性晕厥的病因后,应针对进行病因治疗,如纠正水电解质及酸碱平衡紊乱,改善心肌缺血等。此外,还应注意某些急需抢救的疾病,如脑出血、心肌梗死、心律失常和主动脉夹层。

（五）预防

（1）避免情绪激动、疲劳、饥饿、惊恐等诱发因素。

（2）体位变化时应注意缓慢。

（3）有头昏、眩晕、黑蒙的患者应卧床休息。

（4）安置临时或永久起搏器,室性心律失常致阿-斯综合征患者应安置植入式心脏复律除颤器（implantable cardioverter defibrillator, ICD）预防猝死（详见本章第七节）。

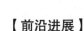

【前沿进展】

新型的心电监测记录仪

动态心电图虽广泛应用于临床，但对于心律失常不频繁的患者，有时却难以发现，而植入式循环心电记录仪是有创操作且费用高昂不易被接受。

而现在随着科技及移动信息、互联网的不断拓展，新型的心电记录仪得以研究并应用于临床，在不久的将来将为更多患者服务。

一款由 Interuniversity Microelectronics Centre（IMEC）设计，由加在可兼容 Android 系统的手机传感器和可穿戴的无线心电图传感器构成的心电记录系统（图 3-10），正在为需要心电记录的患者提供便捷的远程监测。

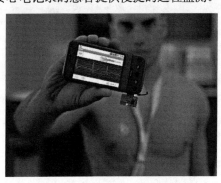

图 3-10　新型的心电监测系统

这种轻量级的传感器可以收集生物数据，经过微处理器处理后通过低功耗的 nRF24L01 无线电台传输到 Android 手机 miniSD 插槽上的模块，并通过 3G 或者 Wi-Fi 直接传送到医院甚至是 Facebook 上的朋友，由此实现了动态心电图数据的实时转发。

可监测心脏的皮肤贴问世

可穿戴设备发展到今天，创意十足的皮肤贴也成为这一领域中不可或缺的产品线。西北大学和伊利诺伊大学香槟分校的科学家们又研发出了一款能够监测用户心脏的贴纸（图 3-11）。它面积约 5cm²，是一个心脏检测器，用于提醒用户心血管是否有问题，皮肤是否干燥等。

贴片主要通过追踪温度变化判断用户的血流速度。贴片内置有 3600 个液晶，当贴片监测到问题时，会通过改变颜色来提醒用户身体出现了问题。贴片的问世或将改变未来内科学的研究方式，与智能手表监测心脏相比，这款皮肤贴无疑要靠谱得多。尽管目前的研究还不能为我们提供数据细节，但也能时刻为我们的健康状况提出预警。

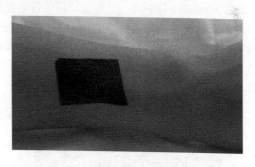

图 3-11　可监测心脏的皮肤贴

目前这款皮肤贴并未投入商用，而是仅仅当做一个科学成果发表在 *Nature Communications* 期刊上。想要让此研究成果投入商用，或许我们还需等待。

无导线心脏起搏

起搏器问世 50 年来在功能上发生了翻天覆地的变化，但导线加脉冲发生器的基本结构却从未改变，近年关于无导线起搏的研究已进入初步临床研究阶段。

目前的发展模式主要有两种。

一类是经体表无线能量传输心脏起搏，在体表植入超声发射装置（发射器），通过静脉途径在心脏内植入超声接收装置（接收器），接收器可以接收发射器透过胸壁发送的超声能量并转换为电能量（即脉冲电流）进行心脏起搏。

另一类是微型无导线起搏器。例如，Nanostim 起搏器（图 3-12）是最早也是目前最成熟的微型无导线起搏器。由可操纵导管经股静脉植入到右心室心尖部行起搏功能，因此术后不仅不需要导线，而且不需要制作囊袋。此外，虽然 Nanostim 体积小，但寿命却长于普通起搏器，其在 100% 起搏时为 9 年，在 50% 起搏时可达 13 年。2013 年 12 月 9 日，奥地利医生为患者植入了 Micra 微型无导线起搏器（图 3-13），这是该类起搏器的第一例人体试验。

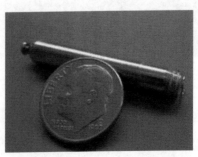

图 3-12　Nanostim 微型无导线起搏器

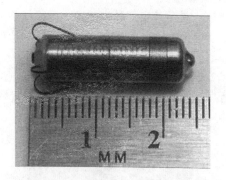

图 3-13　Micra 微型无导线起搏器

　　微型无导线起搏器起步虽然较晚，但却是目前应用前景最为广阔的无导线起搏器。其优势在于：①可以避免导线相关的并发症；②操作简单、便捷、创伤小，无须制作囊袋，不影响患者外观；③通过无导线技术可以实现左心室心内膜无线起搏并应用于 CRT（cardiac resynchronization therapy, 心脏再同步治疗）。微形无导线起搏器尚属起步阶段，其植入过程、起搏器是否脱落、感染后如何移除和临床效果等都需要大规模的临床研究验证。

【特别关注】

　　（1）心律失常检查相关知识及宣教。

　　（2）抗心律失常药物的正确使用。

　　（3）阿 - 斯综合征的识别与正确处理。

【知识拓展】

爱因托芬与心电图机

　　你能猜出图 3-14 中人在做什么吗？这名男子的双手和左脚分别浸入盐溶液中，导线将 3 个溶液池与一部机器相连。这正是荷兰生理学家威廉·爱因托芬（Willem Einthoven）足足花去了 3 年时间在 1903 年设计制造的用于描记心电图时肢体导联的早期的心电图机。它重约 600 磅（合 272kg），需要 5 个人同时操作，其电磁铁需不断用水进行冷却。

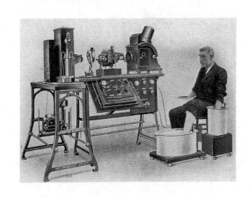

图 3-14　爱因托芬与心电图机

在那之前，科学家们已经发现人体的某些生理活动，但是这种电流非常微弱，很难经过体表测得。爱因托芬弦线式电流计的发明使得通过体表检测电流变化成为可能，它最主要的意义在于用作心电图的描记。

爱因托芬同时意识到，由于电极放置的方式不同，心电图的描记也随之变化，因此规范化心电图电极的放置部位也非常重要。肢体导联（对应心电图的Ⅰ、Ⅱ、Ⅲ导）需要连接患者的左手、右手和左脚正是从那时沿袭而来。因此，他被公认为心电图的发明者。爱因托芬 18 岁时进入乌德勒支大学学习医学，25 岁时获得医学学位，26 岁即成为莱顿大学的生理学教授，于 1924 年获诺贝尔生理学或医学奖，1925 年被选为英国皇家学会会员；67

岁时因癌症逝世。

随着技艺的不断发展，今天的心电图机早已变得小巧而方便。某些心脏病患者甚至可以将机器随身携带，用于记录 24h 的心电变化，以捕捉易被忽视或遗漏的发病瞬间。

（屈模英）

第三节　房性心律失常患者的护理

一、房性期前收缩

【概述】

房性期前收缩是心房内异位起搏点提前发生的激动，即房性期前收缩，又称房早、房性期前收缩。它是起源于窦房结以外心房的任何部位的心房激动，是临床上常见的心律失常。房性期前收缩在各年龄组正常人群中均可发生，儿童少见。中老年人较多见。

【病因】

（1）房性期前收缩由神经反射引起，如运动、饱餐后心率加快，休息后心率逐渐减慢时。

（2）自主神经紊乱：如情绪激动、紧张、过多的饮茶、烟、酒、咖啡等。

（3）心脏手术：如导管检查术、冠状动脉造影、介入治疗等。

【诊断要点】

（一）临床表现

（1）部分患者可无症状。

（2）常见症状为心悸、胸闷、乏力、头昏等。

（3）脉搏节律不规则。

（二）心电图特点

详见图 3-15。

（1）房性期前收缩的 P′波提前发生，与窦性 P 波形态有区别。

（2）P′R 间期 ≥ 0.12。

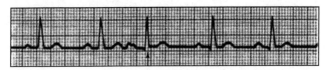

图 3-15 房性期前收缩

【治疗】

（1）通常房性期前收缩无须治疗。

（2）吸烟、咖啡与饮酒均可诱发房性期前收缩，应劝导患者戒除或减量。

（3）当有明显症状或因房性期前收缩触发室上性心动过速时，遵医嘱普服用罗帕酮、β 受体拮抗药或莫雷西嗪。

二、房性心动过速

【概述】

房性心动过速起源于心房，且无须房室结参与维持的心动过速，简称为房速。根据发生机制与心电图表现的不同，可分为自律性房性心动过速、折返性房性心动过速与紊乱性房性心动过速 3 种。自律性与折返性房性心动过速常可伴有房室传导阻滞，被称为伴有房室阻滞的阵发性房性心动过速。

【病因】

（1）致病原因有心肌梗死、大量饮酒、慢性肺部疾病及各种代谢障碍。

（2）洋地黄中毒低血清钾时，射频消融术和心外科手术后所导致的手术瘢痕也可引起房性心动过速。

【发病机制】

发病机制包括自律性增加、折返与触发活动。

【诊断要点】

（一）临床表现

（1）部分患者可能无任何症状。

（2）常有心悸、胸闷、憋气、头晕、乏力等症状。

（3）合并器质性心脏病的患者可表现为心肌缺血、晕厥或肺水肿等。症状发作可呈短暂、间歇或持续发生。

（4）当房室传导比例发生变化时，颈静脉可见到 a 波数目超过听诊心搏次数。

（5）听诊心律不恒定，第一心音强度变化。

（二）心电图特点

详见图 3-16。

（1）心房率通常为 150～200 次/分。

（2）P 波形态与窦性者不同。

（3）常出现二度Ⅰ型或Ⅱ型房室传导阻滞，常见 2：1 房室传导阻滞，但心动过速不受其影响。

（4）P 波之间的等电线仍存在（与心房扑动时等电线消失不同）。

（5）刺激迷走神经不但不能终止心动过速，而且会加重房室传导阻滞。

（6）发作后心率逐渐加速。

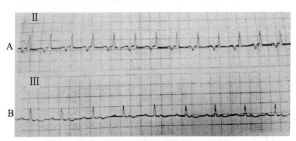

图 3-16　自律性房性心动过速

A. Ⅱ导联每个 QRS 波群之前均有倒置的 P 波（位于心房下部），频率 140
次 / 分，PR 间期 0.12s，QRS 波群形态和时限正常；B. 另一患者Ⅲ导联，
P 波频率为 200 次 / 分，P 波与 QRS 波群数目之比为 2 ∶ 1，为阵发性房
性心动过速合并 2 ∶ 1 房室传导阻滞

　　多源性房性心动过速速也称紊乱性房性心动过速，
常见于洋地黄中毒、低血钾、慢性阻塞型肺病、充血性
心力衰竭。心电图表现为：①通常有 3 种或以上 P 波，
P-R 间期各不同；②心房率 100 ～ 130 次 / 分；③大多
数 P 波能下传心室，部分 P 波过早发生而受阻，心室律
不规则（图 3-17）。本型心律失常最终可能发展为心房
颤动。

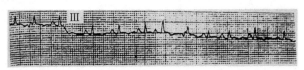

图 3-17　紊乱性房性心动过速

　　图 3-17 示Ⅲ导联有各种形态各异的 P 波，平均频率
128 次 / 分，PP 间期和 RR 间期均不一致。

【治疗】

房性心动过速的处理主要取决于心室率的快慢及患者的血流动力学情况。心室率不太快且无严重的血流动力学障碍，无须紧急处理。由洋地黄中毒所致或临床上有严重充血性心力衰竭或休克征象，心室率达到 140 次 / 分以上，需进行紧急治疗。其处理方法如下。

（一）积极寻找病因，针对病因治疗

如洋地黄引起者，立即停用洋地黄，并纠正电解质紊乱，遵医嘱用 β 受体拮抗药、利多卡因。

（二）控制心室率

可选用洋地黄、β 受体拮抗药、非二氢吡啶类钙通道阻滞剂以减慢心室率。

转复窦性心律。

（三）其他

遵医嘱用 I A、I C 或Ⅲ类抗心律失常药；部分患者可考虑射频消融治疗。

三、心房扑动

【概述】

心房扑动是一种起源于心房的异位性快而规则的心房节律，可转换为心房颤动，简称房扑。

【病因】

部分患者无明显病因，其余多为器质性心脏病，常见于冠心病，高血压，风心病，肺心病，肺栓塞，慢性充血性心力衰竭，二、三尖瓣狭窄与反流导致心房扩大，病态窦房结，乙醇中毒，心包炎，甲状腺功能亢进等。

【诊断要点】

（一）临床表现

临床常表现为心悸、心慌、乏力、胸闷。

（二）心电图特点

详见图 3-18。

（1）P波及等电线消失，代之以大小相同、形态如锯齿样的规则的扑动波，称为F波。

（2）房扑F波频率250～300次/分。

（3）QRS波群形态与窦性心律相同，如伴有室内差异传导，可呈宽大畸形。

（4）心室律可规则（房室传导比例相同），也可不规则（房室传导比例不同）。房室传导比例多为2∶1～4∶1下传。

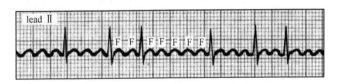

图 3-18 心房扑动

【治疗】

（一）药物治疗

（1）心室率过快可给予毛花苷丙（西地兰）静脉注射，可先变为心房颤动，再转复窦性心律。

（2）胺碘酮静脉注射或口服效果极佳。

（3）普罗帕酮（心律平）、奎尼丁、索他洛尔、丙吡胺（双异丙吡胺）、氟卡尼等可转复房扑。

（4）慢性房扑用上述方法不能复律者，可口服洋地黄或维拉帕米（异搏定）（心力衰竭除外）控制。

（二）非药物治疗

（1）治疗房扑最有效的方法为同步直流电复律，一般用 50 ～ 100J，成功率 100%，可转为窦性心律。其次为食管调搏。

（2）对症状明显或血流动力学不稳定的房扑，经导管射频消融术治疗，多数患者可根治。

（三）抗凝治疗

持续性房扑易发生血栓栓塞，应给予抗凝治疗。具体抗凝方法同心房颤动。

四、心房颤动

【概述】

心房颤动是成人最常见的心律失常之一，常见于有器质性病变的患者，也可发生在无心脏病变而有其他疾病的人，它是一种以心房不协调活动而导致心房机械功能恶化为特征的快速心律失常。

【病因】

心房颤动常见的病因包括高血压、冠心病、瓣膜病、心力衰竭、心肌病、先天性心脏病、心脏外科手术、肺动脉栓塞、甲状腺功能亢进等，与精神紧张、饮酒、水电解质或代谢失衡、严重感染等有关；此外还可以合并有其他类型心律失常。

【分类】

（1）按持续时间可以分为首诊心房颤动、阵发性心房颤动、持续性心房颤动、长期持续性心房颤动及永久性心房颤动。通常认为首诊心房颤动指首次发作或首次出现；阵发性心房颤动指能在 7d 内自行转复为窦性心律者，一般持续时间小于 48h；持续性心房颤动指持续 7d 以上，需要药物或电击才能转复为窦性心律者；长期持续性心房颤动指持续时间在一年以上，患者有转复愿望；永久性心房颤动指不能转复为窦性心律或在转复后 24h 内复发者。

（2）按有无基础心脏疾病分为病理性心房颤动（心房颤动同时伴有其他基础心脏疾病）和特发性心房颤动（临床检查无基础心脏疾病）。特发性心房颤动往往发生在年龄较轻者，多数小于 50 岁，特发性心房颤动有时也称孤立性心房颤动。

【诊断要点】

（一）临床表现

（1）少数无明显症状，或仅有心悸、胸闷与心慌。

（2）个别严重者头晕、晕厥、心绞痛、急性心力衰竭，甚至急性肺水肿。

（3）部分可出现体循环动脉栓塞，以脑栓塞最常见。

（4）心室率不规则，多在 100～160 次/分，节律绝对不整齐，心音强弱不等，脉搏短绌（脉率少于心率）。

（二）心电图特点

详见图 3-19。

（1）P 波及等电线消失，代之以形态、间距及振幅均绝对不规则的心房颤动波（F 波），频率在 350～600 次/分。

（2）QRS 间距绝对不规则。

（3）QRS 波群形态通常正常。

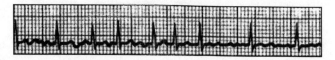

图 3-19 心房颤动

【治疗】

（一）抗凝治疗

对于合并瓣膜病患者，口服华法林，使凝血酶原时间国际标准化比值（INR）维持在 2.0 ～ 3.0，能安全有效预防脑卒中，减少心房颤动患者的血栓发生率。

（二）转复并维持窦性心律

（1）药物转复、电转复及导管消融治疗可将心房颤动转复为窦性心律。

（2）转复窦性心律（正常节律）药物

1）新发心房颤动可在 48h 内的自行复窦（24h 内约60%），可先观察，也可采用普罗帕酮或氟卡尼顿服的方法转律。

2）持续心房颤动大于 48h，小于 7d 者，可遵医嘱使用氟卡尼、多非利特、普罗帕酮、伊布利特和胺碘酮等静脉药物转律，成功率可达 50%。

3）持续性心房颤动时间超过一周，药物转律的效果不佳，常用的药物有胺碘酮、伊布利特、多非利特等。药物无效时可改为电复律。

4）三维导管消融不作首选治疗方法。此外，外科迷宫手术也可用于维持窦性心律，且具有较高的成功率。

（三）控制心室率

控制心室率可以保证心脏基本功能，尽可能降低心房颤动引起的心脏功能紊乱。常用药物包括以下几种。

1. β受体拮抗药　为最有效、最常用和常常单独应用的药物。

2. 钙通道阻滞剂　遵医嘱使用维拉帕米或地尔硫草。

3. 洋地黄　多用于伴有左心衰竭时的心室率控制，可作为紧急用药。

4. 胺碘酮　可降低心房颤动时的心室率,慢性心房颤动禁用。在其他药物控制无效或禁忌、心房颤动合并心力衰竭需紧急控制心室率时可首选胺碘酮与洋地黄合用。

五、房性心律失常患者的护理

【主要护理问题】

1. 舒适的改变　与心悸不适有关。

2. 活动耐力下降　与心排血量减少有关。

3. 潜在并发症　血栓形成、脑卒中、心力衰竭。

4. 焦虑/恐惧　与患者对心律失常的恐惧、担心预后有关。

5. 知识缺乏　与缺乏心律失常的疾病相关知识。

【护理目标】

（1）减轻心悸等不适。

（2）患者能进行适当的活动。

（3）并发症能及时发现和正确处理。

（4）栓塞能及时发现和正确处理,有效预防栓塞。

（5）患者能了解并配合相关治疗。

（6）保持良好的心态和稳定的情绪。

（7）掌握心律失常自我保健相关知识,能正确服药。

【护理措施】

护理措施见表 3-4。

表 3-4 房性心律失常患者的护理措施

密切观察病情	有无心悸、心慌、乏力、胸闷、头晕等；有无心动过速、强弱不等、节律不齐；血压有无下降；心电图有无变化
指导患者休息	鼓励患者正常工作和生活，注意劳逸结合；期前收缩有症状者注意多休息；血流动力学不稳定的应绝对卧床休息；AF者根据活动耐力决定休息与活动时间
协助相关检查	给患者讲解相关检查如心电图、动态心电图、电解质、甲状腺功能等的目的、意义及注意事项，做好相关健康指导并协助完成检查
做好药物护理	遵医嘱给予抗心律失常药物，剂量、浓度准确；静脉使用时注意速度，最好有医生在旁；使用时（前、中、后）均应观察心律、心率情况（ECG或监护仪）；对心脏有抑制的药物使用时（前、中、后）均应观察BP；密切观察患者反应，注意心律的变化，有无新的心律失常发生
及时正确处理严重心律失常	卧床休息（同时注意安全与自理的问题）；给予氧气吸入；建立静脉通道，准备好抢救物品（包括监护仪器）；遵医嘱使用抗心律失常药物；配合抢救；密切观察病情；及时作好记录
做好心理护理	做好病情解释，消除不必要的心理压力；教会患者自我放松的方法
做好健康宣教	提供基础心脏病及心律失常的基本知识；提供所用药物的有关知识；指导诱因预防；劳逸结合，生活规律，保持情绪稳定，避免烟酒、浓茶与刺激性食物等；教会患者自我监测，自我保护；教会家属应急救护

【并发症的处理及护理】

持续快速性房性心律失常可能导致心力衰竭，其护理内容参照第二章。持续性房扑及心房颤动的患者出现血栓栓塞的风险较高，且心房颤动患者并发体循环栓塞的风险甚大，尤其是脑卒中。其护理内容见表 3-5。

表 3-5　房性心律失常患者常见并发症的处理及护理

常见并发症	临床表现	处理及护理
血栓形成	经食管超声检查可发现心房附壁血栓，患者可无症状	（1）遵医嘱使用抗凝剂如华法林 （2）定期监测 INR 值，使 INR 控制为 2.0 ～ 3.0 （3）做好用药护理，观察有无皮肤黏膜及脏器出血的表现，如有出血，应及时告知医生停用或调整华法林的用量
脑卒中	患者突发意识障碍，可出现肢体肌力下降或偏瘫，出现病理征	（1）安置心电监护，监测生命体征、瞳孔对光反射等 （2）保持呼吸道通畅，昏迷患者应侧卧位 （3）遵医嘱用药如甘露醇等，迅速降低颅内压 （4）抽血化验，备好抢救物资，做好抢救准备 （5）昏迷患者给予安置胃管，清醒患者可指导进食低盐低脂低糖饮食，多食富含维生素的水果、蔬菜，避免暴饮暴食 （6）准确、按时服药，提高服药依从性

【预防】

房性心律失常患者的预防措施见表 3-6。

表 3-6 房性心律失常患者的预防措施

积极治疗原发病,消除病因	纠正电解质紊乱,改善心肌供血改善心脏功能等 预防外感 正确、按时服药
减少诱发因素;	避免精神紧张,保持精神乐观、情绪稳定;起居有常勿过劳;戒烟酒
饮食指导	饮食有节,少食肥甘厚腻的食品
活动指导	积极进行体育锻炼,控制体重

【特别关注】

对于心室率较慢的心房颤动患者,最长 R-R 间期＞5s 或症状显著者,可考虑植入起搏器治疗。

(江 利)

第四节 房室交界区性心律失常患者的护理

一、房室交界区性期前收缩

【概述】

房室交界区性期前收缩是房室交界区提前发出的异位激动,简称交界性期前收缩。

【病因】

该病病因与房性期前收缩类似。

【诊断要点】

(1)可完全无症状或主诉心悸、漏搏感。

（2）交界性期前收缩心电图特点（图 3-20）。

1）提前出现的 QRS 前无 P 波，QRS 波前后可见逆行性 P′波。

2）QRS 波群的形态与窦性下传的基本相同。

3）P′R 间期 < 0.12s，RP 间期 < 0.20s。

4）代偿间期多数呈完全性（包含交界性期前收缩在内前后两个窦性搏动之间期，等于两个窦性 PP 间期之和）。

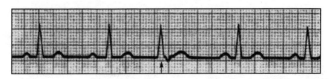

图 3-20　交界性期前收缩

【治疗】

通常无须治疗。

二、房室交界区性逸搏与心律

【概述】

房室交界区性逸搏，是最常见的逸搏心律，指房室交界区性逸搏连续发生 3 次以上的逸搏节律。房室交界区组织在正常情况下不表现出自律性，称为潜在起搏点。

房室交界区性心律指房室交界区性逸搏连续发生形成的节律。

【病因】

由于窦房结发放冲动频率减慢，低于房室交界区潜在起搏点的固有频率或传导障碍，由于传导障碍，窦房结冲动不能抵达潜在起搏点部位，潜在起搏点除极产生逸搏。潜在起搏点可成为主导起搏点。

【诊断要点】

（一）临床表现

患者可有胸闷、头晕、乏力，与心动过缓有关。

（二）心电图特点

（1）在较正常 PP 间期长的间歇后出现一个正常的 QRS 波群。

（2）房室交界区性逸搏的频率通常为 35 ～ 60 次 / 分。

（3）逆行 P 波位于 QRS 波之前或之后或 P 波缺失。

（4）PR 间期 < 0.12s，有未下传至心室的窦性 P 波。

【治疗】

一般无须治疗。处理原则是提高窦房结的冲动发放频率，改善房室传导。必要时给予起搏治疗。

三、非阵发性房室交界区性心动过速

【概述】

自主神经系统张力变化可影响心率快慢。如心房活动由窦房结或异位心房起搏点控制，可发生房室分离。洋地黄过量引起者，经常合并房室交界区文氏型传导阻滞，使心室律变得不规则。

【病因】

最常见的病因为洋地黄中毒，偶见于正常人，其他为下壁心肌梗死、急性风湿热、心肌炎或心瓣膜手术后。

【发病机制】

非阵发性房室交界区性心动过速的发生机制与房室交界区组织自律性增高或触发活动有关。

【诊断要点】

（一）临床表现

（1）可有阵发性心悸、头晕、胸闷。

（2）一般无血流动力学改变，原有心脏病症状加重。

（二）心电图特点

详见图 3-21。

（1）心动过速有别于阵发性心动过速，它发作起始与中止时心率逐渐变化，所以被称为"非阵发性"。

（2）心律规则，心率 70～150 次/分或更快。

（3）QRS 波群正常。

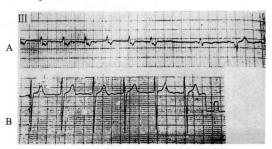

图 3-21　非阵发性房室交界区性心动过速

A. 频率 120 次/分，RR 间期规则，RP 间期 0.10s，III导联第 1～7 个 QRS 波群形态、时限正常，逆行 P 波紧随每个 QRS 波群之后。心动过速终止后恢复窦性心律。第 9 个宽大畸形的 QRS 波群为舒张晚期室性期前收缩。B. 另一图示由洋地黄中毒引起，频率 88 次/分，P 波消失，隐约可见心房颤动的 F 波，QRS 波群形态、时限正常，RR 间期规则，为心房颤动合并非阵发性房室交界区性心动过速

【治疗】

（1）患者如果耐受性良好，只需密切观察和治疗原发疾病。

（2）用洋地黄者应立即停用，遵医嘱给予钾盐、利多卡因、β受体拮抗药，禁使用电复律。

（3）其他患者可选用ⅠA、ⅠC与Ⅲ类（胺碘酮）药物。

四、与房室交界区相关的折返性心动过速

【概述】

阵发性室上性心动过速（PSVT），是指起源于心房或房室结的快速而规则的异位心律，简称室上速。房室结内折返性心动过速是最常见的阵发性室上性心动过速。

【病因】

患者不同年龄与性别均可发生，一般无器质性心脏病表现。

【诊断要点】

（一）临床表现

（1）阵发性心悸，症状突发突止，持续数秒至数小时或数天不等。

（2）发作时有心悸、胸闷、乏力、头晕等不适。

（3）心脏听诊心率在150～250次/分，快而整齐，心音有力，多无心脏杂音，血压正常或稍低。脉搏快而规则，频率150～250次/分。

（二）心电图特点

详见图 3-22。

（1）连续 3 次或 3 次以上快而规则的房性或交界性期前收缩，频率 150 ～ 250 次 / 分。

（2）QRS 波群形态通常正常。

（3）P 波不易分辨。

（4）常伴有继发性 ST-T 改变。

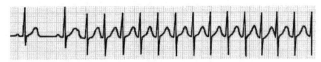

图 3-22　阵发性室上性心动过速

【治疗】

（一）急性发作期，药物治疗

1. 腺苷　一般为首选治疗。

2. 洋地黄与 β 受体拮抗药　洋地黄对伴有心功能不全患者作首选。

3. 普罗帕酮　1 ～ 2mg/kg 静脉注射。

4. 其他药物　合并低血压者可应用升压药（如去甲肾上腺素、甲氧明或间羟胺）。老年患者、高血压、急性心肌梗死患者等禁忌。

5. 食管心房调搏术　常能有效终止发作。

（二）非药物治疗

1. 直流电复律　当患者出现严重心绞痛、充血性心力衰竭、低血压表现，应立即电复律。

2. 射频消融术　能根治心动过速，应优先考虑应用。

五、预激综合征

【概述】

预激综合征是指心房发出的冲动提前激动心室的一部分或全部，以心动过速为主要表现形式的临床综合征，又称 WPW 综合征。心电图示预激表现。

【病因】

预激综合征患者可于任何年龄经体检心电图发作 PSVT 被发现，以男性居多，大多数无其他心脏异常。先天性心血管疾病如三尖瓣下移畸形、二尖瓣脱垂与心肌病等可并发预激综合征。

【发病机制】

预激综合征旁路产生来源至今尚无一致意见。正常纤维环是分开心房与心室的纤维组织。在胚胎发育长到 10～15mm 时。房室环开始发育。早期是一种较薄的纤维层，上面有一些小孔，孔内有连接心房与心室的肌束通过，后来由于纤维层的发育及孔内肌束的萎缩退化，小孔最后完全封闭，形成完整的较厚的纤维环，此时心房与心室完全分离，各自进行着收缩与舒张活动。房室纤维环无传导激动的功能。因此。心房的激动只有通过房室结才能下传心室。在上述房室环发育过程中。如果某些小孔未能闭合，使肌肉束残存，这些残存的肌肉束使通过房室纤维环构成了房室之间的附加传导径路，即 Kent 束。所以 Kent 束是由于房室纤维环发育上的缺陷而形成的，这是旁路产生的来源。上述改变并无其他器质性心脏病的发生。

【诊断要点】

（一）临床表现

（1）40% ～ 65% 的预激综合征患者为无症状者。

（2）并发室上性心动过速、心房颤动或房扑时出现相应临床表现。

（二）心电图特点

1. 未发作心动过速时　见图 3-23。

（1）PR 间期＜ 0.12s，大多为 0.10s。

（2）QRS ＞ 0.12s。

（3）QRS 波群有预激波或 δ 波；起始部粗钝，与其余部分形成顿挫。

（4）继发性 ST-T 波改变。

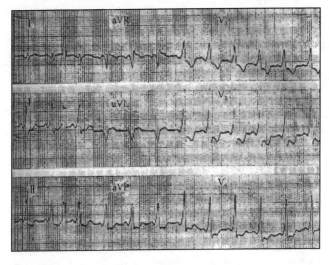

图 3-23　预激综合征

2. 预激综合征室上性心动过速发作时　心电图表现

为 QRS 波群形态正常的室上性心动过速，预激表现大多消失。

【治疗】

（1）预激综合征本身不须特殊治疗。

（2）并发室上性心动过速时，治疗同一般室上性心动过速。

（3）并发心房颤动或房扑，治疗药物应选利多卡因、普鲁卡因胺、普罗帕酮与胺碘酮使心室率减慢或使心房颤动和房扑转复为窦性心律。禁用洋地黄。

（4）如室上性心动过速或心房颤动、房扑频繁发作，应长期口服抗心律失常药物预防发作。

（5）导管射频消融术、激光或冷冻消融，或手术切断旁路可有效预防心动过速发作。

六、房室交界区性心律失常的护理

【主要护理问题】

1. 舒适的改变　与心率增快或减慢有关。

2. 活动无耐力　与心排血量减少有关。

3. 有受伤的危险　与发生晕厥时自我保护意识及知识缺乏有关。

4. 焦虑/恐惧　与患者对心律失常的恐惧、担心预后有关。

5. 手术相关的潜在并发症　出血/感染/栓塞/气胸/起搏器电极脱位等。

6. 知识缺乏　缺乏介入手术及自我保健相关知识。

【护理目标】

（1）减轻心悸等不适症状。

（2）患者能进行适当的活动。

（3）避免受伤。

（4）保持良好的心态和稳定的情绪。

（5）并发症能及时发现和正确处理。

（6）患者能了解并配合相关治疗。

（7）掌握心律失常自我保健相关知识。

【护理措施】

房室交界区性心律失常患者的护理措施见表 3-7。

表 3-7 房室交界区性心律失常患者护理措施

密切观察病情	有无头晕、心悸、头晕、黑矇、晕厥；有无心动过缓、过速、节律不齐、强弱不等及长间隙；心电图变化；血压有无下降
指导患者休息	注意劳逸结合，应鼓励正常工作和生活；期前收缩有症状者注意多休息；血流动力学不稳定的患者应绝对卧床休息
做好心理护理	需卧床休息者要评估患者需求，做好恰当的生活护理，满足患者需要
做好安全管理	制订安全措施，如陪伴守护、避免受伤的方法指导；安全意识教育等
协助相关检查	给患者讲解相关检查如心电图、动态心电图、电解质、甲状腺功动等的目的、意义及注意事项，做好相关健康指导并协助完成检查
做好药物护理	遵医嘱给予抗心律失常药物，剂量、浓度准确；静脉使用时注意速度，最好有医生在旁；使用时（前、中、后）均应观察心律情况（ECG 或监护仪）；对心脏有抑制的药物使用时（前、中、后）均应观察 BP；密切观察患者反应，注意心律的变化，有无新的心律失常发生
及时正确处理严重心律失常	卧床休息（同时注意安全与自理的问题）；给予氧气吸入；建立静脉通道；准备好抢救物品（包括监测仪器）；遵医嘱正确使用抗心律失常药物；如为心室颤动立即除颤，配合抢救；密切观察病情；及时作好记录

续表

| 做好健康宣教 | 指导诱因预防；生活规律，劳逸结合，保持情绪稳定，避免烟酒、浓茶与刺激性食物，心动过缓者避免屏气等；提供所用药物的有关知识；提供基础心脏病及心律失常的基本知识；教会患者自我监测，自我保护；教会家属应急救护 |

【预防】

积极寻找病因，积极治疗原发病，是预防此种心律失常的根本措施。

【特别关注】

（1）警惕和早期发现致命性心律失常的先兆。

（2）严重心律失常的正确处理。

（3）抗心律失常药物的正确使用。

（4）起搏器术后的健康指导。

（江　利）

第五节　室性心律失常患者的护理

室性心律失常是一种起源于心室的心律紊乱，主要是指心室内希氏束分叉以下的异位节律。包括室性期前收缩、室性心动过速、心室扑动、心室颤动、室内传导阻滞和室性自主心律及加速性自主心律。

【病因】

（一）生理性

生理性病因包括情绪激动、焦虑、恐惧、兴奋、激动、剧烈活动、饥饿、暴饮暴食、吸烟、饮用过茶水及含咖啡因、乙醇等兴奋制品。

（二）病理性

1. 药物因素　过量使用交感神经兴奋的药物及一些特殊的药物，如可卡因、三环类抗抑郁的药物。使用抗心律失常药物产生至心律失常的作用，奎尼丁、洋地黄类，如地高辛及毛花苷丙等。

2. 电解质的紊乱　高血钾、低血钾、低血钙、高血钙、低镁血症等。

3. 器质性心脏病　扩心病、心肌梗死、先天性心脏病、心肌炎、心脏瓣膜病等。

4. 其他的系统疾病　甲状腺功能亢进、代谢性酸中毒、高热、缺氧等。

【发病机制】

（一）自律性增高

心室异位起搏点的自律性增强，该处所形成的激动形成期前收缩，或控制整个心脏导致心动过速。多发生于儿茶酚胺增多，低钾血症，洋地黄过量等。

（二）触发活动

由前一个动作电位触发膜电位振荡，当幅度达到阈电位水平引起激动，叫后除极。后除极的时间在动作电位 2 相或 3 相早期叫早期后除极，常发生在心动过缓和动作电位时程延长，与长 QT 间期综合征相关的扭转性室速发生有关。后除极发生在动作电位 3 相结束即复极完成后叫晚期后除极，可能与儿茶酚胺敏感性室速、腺苷敏感性室速和洋地黄中毒等引起的室性心动过速有关。

（三）折返激动

折返是形成快速心律失常的最常见机制。形成折返的条件包括：心脏的两个或多个部位的不应期或传导性的差异，这些部位形成一个环路，可以是解剖上的，也可以是功能上的环路；在环路中的一条通路内发生单向阻滞；传导通路的传导减慢，时间长于最初阻滞通路的不应期；最初阻滞通路再次激动，产生新一轮的传导。激动反复循环就导致了持续的心律失常。折返性的心律失常可以被刺激终止或诱发，这点不同于自律性和触发活动的心律失常。

【诊断要点】

（一）室性期前收缩

1. 概念 室性期前收缩是指一种起源于心室并且比预期提早出现的异位搏动。室性期前收缩可以是单个点发生，也可以是成对或以某种固定的形式出现。如一个窦性搏动后出现一个室性期前收缩，称二联律；每两个窦性搏动后出现一个期前收缩，称三联律；一个窦性搏动后连续出现两个室性期前收缩，称为成对室性期前收缩。发生室性期前收缩时由于窦房结没有受到干扰，后面伴有完全性的代偿间歇。同一导联，室性期前收缩形态一致者，为单形性室性期前收缩；形态不一致者为多形性或多源性室性期前收缩。

2. 临床表现

（1）无症状。

（2）心悸、头晕、胸闷和一种飞机升降失重感等。

（3）心排血量降低的症状。

（4）触诊脉搏的不规律，听诊时可听到异常提前的心音。

3. 心电图的特点 见图 3-24。

（1）室性期前收缩之前，没有窦性 P 波。

（2）提前出现 QRS 波群宽大畸形，时现 ≥ 0.12s。

（3）QRS 波群主波方向与 T 波的方向相反。

（4）有规则的窦性节律，代偿间期多数呈完全性。

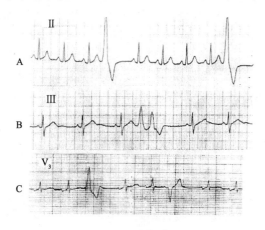

图 3-24　室性期前收缩

A. 室性早搏；B. 成对室早；C. 多源性室早

（5）室性并行性心律：窦性搏动与异位室性搏动偶联间期不恒定，长的两个异位搏动之间距是最短的两个异位搏动间期的整倍数，当主导心律（如窦性心律）的冲动下传与心室异位起搏点的冲动几乎同时抵达心室，可产生室性融合波，其形态介于以上两种 QRS 波形态之间（图 3-25）。

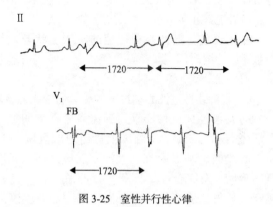

图 3-25　室性并行性心律

（6）当室性期前收缩落在前一个心动周期的 T 波顶峰或前肢上称 RonT 现象，它可触发室性心动过速或心室颤动（图 3-26）。

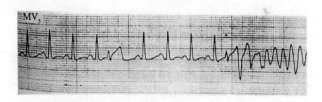

图 3-26　RonT 现象及多形性室性心动过速

（二）室性心动过速

1. 概念　室性心动过速（室速）指起源于希氏束分支以下的特殊传导，连续发生 3 次或更多的室性期前收缩，其频率大于 100 次 / 分的室性快速心律。室性心动过速是一种极其不稳定节律，按发作持续时间分为非持续性室性心动过速（发作持续时间短于 30s，能自行终止）

和持续性室性心动过速（发作持续时间超过30s，需药物或电复律方能终止）。

2. 临床表现　室性心动过速的临床症状与发作时的心室率、持续时间、患者心功能状况及基础心脏病变有关。

（1）非持续性室性心动过速的患者通常无症状。

（2）持续性的室性心动过速患者常伴有明显血流动力学障碍和心肌缺血，临床上可出现低血压，心慌、胸闷、心绞痛、呼吸困难、大汗、四肢冰冷、晕厥，甚至出现阿-斯综合征、猝死等。心脏听诊心律轻度不规则。如发生完全性房室分离，第一心音强度经常变化。

3. 心电图特点　见图3-27。

（1）3次或3次以上的室性期前收缩连续出现。

（2）QRS波群形态宽大畸形，时限超过0.12s，ST-T波与QRS波群主波方向相反，心室率通常为100～250次/分。心律规则，但亦可略不规则。

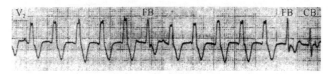

图3-27　室性心动过速

（3）心房独立活动与QRS波群无固定关系，形成房室分离。

（4）偶尔可见心室夺获和室性融合波。

（5）扭转型室性心动过速时，增宽变形的QRS波群围绕基线不断扭转其主波方向（图3-28）。

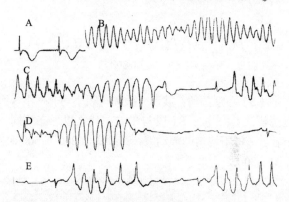

图 3-28　扭转型室速

（三）心室扑动与颤动

1. 概念　心室扑动（简称室扑）和心室颤动（简称室颤）分别为心室肌快而微弱的收缩或不协调的快速乱颤，其结果是心脏无排血，心音和脉搏消失，心、脑等器官和周围组织血液灌注停止，阿 - 斯综合征发作和猝死。心室扑动和心室颤动是导致心源性猝死的严重心律失常，也是临终前循环衰竭的心律改变。

2. 临床表现

（1）临床表现包括突发意识丧失、抽搐、呼吸停顿甚至死亡。

（2 大动脉搏动不能扪及、听诊心音消失、血压无法测出。

3. 心电图特点

（1）心室扑动：呈正弦波图形，波幅大而规则，P-QRS-T 波群消失，频率 150 ～ 300 次 / 分（图 3-29）。

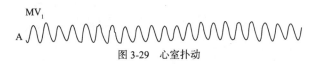

图 3-29 心室扑动

（2）心室颤动：波形、振幅与频率均非常不规则，无法辨认 QRS 波、ST 段与 T 波，代之以形态不同、大小各异、极不均匀的颤动波，其频率为 200 ～ 500 次 / 分（图 3-30）。

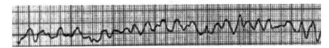

图 3-30　心室颤动

（四）室性自主心律与加速性自主心律

1. 概念　室性自主心律也称室性逸搏心律。该异位节律点起源于心室的逸搏节律点，这种异位兴奋灶的固有起搏频率 20 ～ 40 次 / 分。该节律点连续发出的冲动少于 3 个时称室性逸搏。当心室内的异位兴奋灶发出的异位搏动频率小于 100 次 / 分，但又超过了室性自主心率 20 ～ 40 次 / 分，称为加速性室性自主心律。

2. 临床表现　一过性室性自主心律一般与高位节律副交感神经张力增高有关，通常无临床症状。持续性室性自主心律或加速性室性自主心律的患者由于心房收缩消失、心排血量显著减少而通常有症状，可表现为头昏、头痛、晕厥或意识丧失。

3. 心电图特点

（1）较长间歇后出现的室性 QRS 波群（宽大畸形，时限大于 0.12s，其前无相关 P 波（图 3-31）。

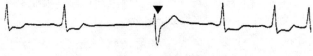

图 3-31 室性逸搏

（2）室性逸搏心律频率通常 20 ～ 40 次 / 分，常伴节律不齐。频率低于 22 次 / 分称心室自主节律（图 3-32）。

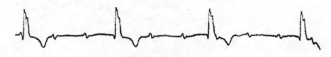

图 3-32 室性逸搏心律

（3）加速性室性自主心律 QRS 波畸形增宽，时间大于 0.12s，室律小于 100 次 / 分，但又超过了室性自主心率 20 ～ 40 次 / 分、节律规则（图 3-33）。

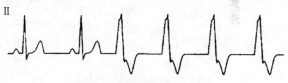

图 3-33 加速性室性自主心律

【治疗】

一般无明显症状的心律失常无须治疗。如症状影响患者的生活和工作，根据患者的实际情况采取相应的治疗方法如药物治疗、电复律、介入手术。

（一）病因治疗

消除其除诱因，纠正酸碱失衡，纠正电解质紊乱，让患者保持稳定情绪，避免过度的劳累，积极治疗原发病：如治疗先心病、冠心病等。

（二）室性心律失常常用药物使用方法及剂量详见表 3-8。

表 3-8　室性心律失常常用药物剂量

药物	静脉给药		口服给药	
	负荷量	维持量	负荷量	维持量
β 受体拮抗药如普萘洛尔	0.25 ～ 0.5mg，每5min一次，总量≤ 5mg	—	—	10 ～ 60mg，q6 ～ 8h
普罗帕酮	1 ～ 1.5mg/kg	—	600 ～ 900mg	150mg ～ 200mg，q8 ～ 12h
美西律	—	—	—	150 ～ 200mg，q6 ～ 8h
利多卡因	1 ～ 3mg/kg，速度：20 ～ 50mg/min	1 ～ 4mg/min	—	—
胺碘酮	5mg/kg，20 ～ 120min 内	每 24h 600 ～ 800mg	600mg/d，8 ～ 10d	100 ～ 400mg，qd
奎尼丁	—	600 ～ 1000mg	200mg，q6h	200mg，q6 ～ q8h
莫雷西嗪	—	—	300mg	150 ～ 400mg，q8h

应用室性心律失常药物时，静脉给药的速度宜缓慢，必要时在心电监测下进行，严密监测血压、心电图，观察患者的意识状态、呼吸等情况。口服给药注意患者自

述症状，监测生命体征。出现严重的不良反应，及时配合医生处理。

（三）心脏电复律

1. 心脏电复律与电除颤的概念 心脏电复律和电除颤是利用一定能量的电流，在瞬间经胸壁或直接通过心脏，使心肌纤维瞬间同时除极，从而消除异位性快速心律失常，使以心脏自律性最高的窦房结发放冲动，控制心律，转复为窦性心律。

2. 分类 根据放电时间分为非同步电除颤和同步电转复律。心室颤动时已无心动周期，无 QRS 波的情况下，可在任何时间放，如心室颤动和心室扑动。电复律不同于电除颤，但是任何异位快速心律只要有心动周期，心电图上有 R 波，放电时需与 R 波同步，避免心室的易损期（位于 T 波顶峰前 20～30ms，约相当于心室的相对不应期）。如果电复律时在心室的易损期放电可导致心室颤动。所以同步电转复律适用于有 QRS 波的情况，如室性心动过速等。

3. 心脏电复律的禁忌证

（1）病史已多年、心脏明显增大、伴高度或完全性房室传导阻滞。

（2）反复发作而药物不能维持疗效，或伴病态窦房结综合征的室上性心动过速（包括心房颤动）。

（3）洋地黄类药物中毒，低钾血症，多源性房性心动过速。

（4）心脏电复律操作步骤：见护理措施。

（四）射频消融

患者室性期前收缩频繁发作，且不能耐受抗心律失常的药物。主要适应于无器质性心脏病证据的室性心动过速等（详见本章第七节）。

（五）其他

1. 安置植入式心脏复律除颤器（ICD） 适用于反复发生室性心动过速、心室颤动等且原因无法去除的患者，这是解决反复短暂发作性室性心动过速的永久性方法（详见本章第七节）。

2. 体外起搏治疗 适用于持续性室性自主心律患者，使用阿托品无效或病情进展出现低血压或临床不稳情况，安装临时起搏器重建心律，以获得足够的心排血量和合适的组织灌流量（详见本章第七节）。

【主要护理问题】

1. 潜在并发症 晕厥／猝死／心力衰竭／心源性休克／血栓栓塞。

2. 有受伤的危险 与发生晕厥时自我保护意识及知识缺乏有关。

3. 舒适的改变 与心率增快或减慢有关。

4. 活动无耐力 与心排血量减少有关。

5. 自理缺陷 与限制性卧床、心排血量减少有关。

6. 焦虑／恐惧 与患者对心律失常的恐惧、担心预后有关。

7. 知识缺乏 心律失常自我保健相关知识缺乏。

【护理目标】

（1）晕厥能及时发现和正确处理，有效预防猝死。

（2）避免受伤。

（3）减轻不适。

（4）患者能进行适当的活动。

（5）各种生理需要能及时得到满足。

（6）保持良好的心态和稳定的情绪。

（7）并发症能及时发现和正确处理。

（8）患者能了解并配合相关治疗。

（9）掌握心律失常自我保健相关知识。

【护理措施】

（一）常规护理内容

见表3-9。

表3-9 常规护理内容

密切观察病情	（1）症状：有无心悸、头晕、黑矇、晕厥等
	（2）脉搏：有无心动过速、心动过缓
	（3）血压：有无下降
	（4）心电图：判断心律失常类型、严重程度及其变化
指导患者休息	（1）对功能性室性心律失常的患者，应鼓励其正常工作和生活，注意劳逸结合
	（2）频发多源室性期前收缩、室性心动过速时应卧床休息
	（3）血流动力学不稳定的应绝对卧床休息
	（4）根据活动耐力决定休息与活动时间
协助相关检查	给患者讲解相关检查如心电图、动态心电图、电解质、甲状腺功能等的目的、意义及注意事项，做好相关健康指导并协助完成检查
做好安全管理	对有可能发生晕厥的患者，要有安全措施如陪伴守护、安全意识教育、避免受伤的方法指导等
作好药物护理	（1）遵医嘱给予室性心律失常药物，剂量、浓度准确
	（2）静脉注射时注意速度，同时最好有医生床旁监测
	（3）使用时（前、中、后）均应观察心律情况（ECG或监护仪）
	（4）对心脏有抑制的药物使用时（前、中、后）均应观察P、BP密切观察患者反应，注意心律的变化，有无新的心律失常发生
做好生活护理	卧床休息患者要评估其需求，做好恰当的生活护理

及时正 确处理 严重心 律失常	（1）卧床休息（同时注意安全与处理的问题） （2）给予氧气吸入 （3）建立静脉通道 （4）准备好抢救物品（包括监除颤仪、抢救车、监护仪等） （5）遵医嘱使用抗心律失常药物 （6）如为心室颤动立即除颤，配合抢救 （7）观察病情 （8）及时做好记录
做好心 理护理	（1）做好病情解释，消除患者的心理压力 （2）教会患者自我放松的方法
做好健 康教育	（1）提供基础心脏病及心律失常的基本知识 （2）提供所用药物的有关知识 （3）指导诱因预防：劳逸结合，生活规律，保持情绪稳定，避免烟、酒、浓茶与刺激性食物，心动过缓者避免屏气等 （4）教会患者自我监测，自我保护 （5）教会家属应急救护

（二）电转复律护理措施

1. 电转复前的护理 详见表 3-10。

表 3-10 电转复律前的护理内容

患者的准备	（1）协助术前检查 （2）进行心理护理和相关健康教育 （3）遵医嘱用药并观察疗效和不良反应 （4）交代注意事项：术前禁食，排空大小便 （5）更衣，清洁皮肤，去除金属饰物、义齿、眼镜 （6）吸氧 （7）建立静脉通道 （8）贴少许棉花于鼻翼上

续表

用物准备	（1）除颤器
	（2）生理盐水或耦合剂
	（3）心电图机及监护仪
	（4）硬板床
	（5）氧气
	（6）麻醉药
	（7）抢救车及抢救药品

2. 电转复律时的护理

（1）患者仰卧位于硬板床上或垫以心肺复苏板，暴露患者胸前皮肤并注意检查有无破损、潮湿、敷料。

（2）安置心电监护，复查心电图。

（3）遵医嘱予缓慢静脉推注地西泮 20～40mg，同时让患者报数直至患者进入朦胧状态，达到患者睫毛反射开始消失的深度。

（4）电击板上均匀涂以导电糊或垫 4～6 层湿纱布。

（5）选择模式为同步，选择能量（一般心房颤动为 100～200J；心房扑动和室上性心动过速为 50～100J；多形性室性心动过速 100J）。

（6）旋转电击板并检查接触是否良好（心底的电击板放于胸骨右缘第 2～3 肋间，另一电击板的放于心尖部即左锁骨中线与第 5 肋的交点）。

（7）充电。

（8）请大家离开，不要接触病床及患者，护理人员也不要接触病床及患者。

（9）按下放电按钮放电。

（10）判断是否转复成功，如成功取开电击板并关除颤仪电源；如不成功可充电或加大能量再次转复。

（11）记录心电图。

3. 电转复律后的护理内容 详见表 3-11。

表 3-11 电转复律后的护理内容

病情观察	（1）观察神志、瞳孔
	（2）呼吸
	（3）心律
	（4）血压
	（5）检查患者胸前皮肤有无灼伤并擦洗干净
麻醉清醒前	（1）床旁守护
	（2）禁饮禁食
	（3）保持呼吸道
	（4）继续予吸氧
麻醉清醒后	（1）听取患者自诉
	（2）观察四肢活动
用物处理	消毒处理除颤仪并充电备用
做好护理记录	记录患者的意识状态、生命体征、心律情况、胸部皮肤情况、自觉症状、四肢活动情况及其他异常情况及相应处理等

【特别关注】

（1）严重室性心律失常的及时正确处理。

（2）室性抗心律失常药物的正确应用。

（3）射频消融术及心脏起搏器的健康指导。

【前沿进展】

三维射频开展于 20 世纪 90 年代，基于该技术开发的三维电解剖标测系统（CARTO）大大地简化了复杂心律失常的标测定位，使射频消融术的成功率增高的同时适应证也拓宽，开拓了导管消融术的护理，这成了我们的新的课题，还有待我们进一步的探索和总结。

【知识拓展】

起搏器的电池

心脏起搏器的发明是现代医学科学的奇迹，它靠电池提供电能进行工作。对这种电池的性能要求极其严格，起搏器对心脏的每次起搏都不允许失败，要求电池全部时间都在工作，绝不允许电流有停顿。安了心脏起搏器的人把生命的延续全寄托在电池的化学上。

另外，电池植入人体内，要求特别稳定，里面的化学物质不会泄露，寿命长，重量轻，体积小。现在在心脏起搏器中使用的是锂-碘电池（其中用锂做电极，碘做电解质），它的使用寿命是 10 年左右。但是，锂-碘电池的成功并非科学的终结，化学家还期待着更大的改进。

（杨　彦）

第六节　房室传导阻滞患者的护理

【概念】

房室传导阻滞（atrioventricular block，AVB）又称为房室阻滞，是指房室交界区脱离了生理不应期后，心房冲动传导延迟或不能传导心室。位置在心房与心室之间。房室阻滞可发生在房室结、希氏束及束支等不同的部位。

按照传导阻滞的严重程度，通常可将其分为三度。一度房室传导阻滞是指所有的心房冲动均可以下传到心室，但传导时间较正常延长。二度房室传导阻滞可分为两型：莫氏（Mobitz）Ⅰ型，又称文氏（Wenckebach）型，和莫氏Ⅱ型。二度Ⅰ型表现为传导时间进行性延长，直到一次冲动未能下传；二度Ⅱ型表现为间歇性出现的传导阻滞。一度及二度又称为不完全性房室传导阻滞，三度又称为完全性房室传导阻滞。

【病因】

正常人或运动员均可能出现二度 I 型房室传导阻滞，这与迷走神经张力增高有关，常发生在夜间。其他导致房室传导阻滞的病变有：冠心病、先心病、风湿性心脏病、高血压性心脏病、心肌病、心肌炎、充血性心力衰竭、心脏手术、电解质紊乱、药物中毒等。

【诊断要点】

（一）心电图特点

1. 一度房室传导阻滞 见图 3-34。

（1）P-R 间期 > 0.20s（老年人 > 0.22s，14 岁以下儿童 > 0.18s）。

（2）每个 P 波后均有 QRS 波群。

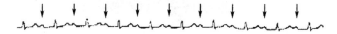

图 3-34 一度房室传导阻滞
箭头所指为 P 波

2. 二度房室传导阻滞

（1）莫氏 I 型：见图 3-35。

1）P 波为规则的窦性 P 波。

2）P-R 间期进行性延长，直到一个 P 波后出现 QRS 波脱落。

3）QRS 波脱落后再次出现同样的变化。

4）传导比例可以是固定的，也可以是不固定的，临床上以前者多见。

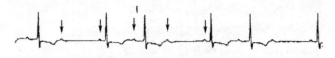

图 3-35 二度 I 型房室传导阻滞
箭头所指为 P 波

（2）莫氏 II 型：见图 3-36。

1）PR 间期恒定。

2）P 波规则的出现，发生周期性的 QRS 波群脱落。

3）传导比率可以是固定的，也可以是不固定的。也可经常变化，可为 1：1、2：1、3：2、4：3 等。

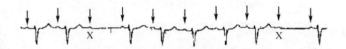

图 3-36 二度 II 型房室传导阻滞
箭头所指为 P 波

3. 三度房室传导阻滞 见图 3-37。

（1）PP 间期及 RR 间期都各自维持自身固有的规律，心房率比心室率快。

（2）P 波与 QRS 波群无固定关系。

（3）心室律由心室或交界区自主起搏点维持。

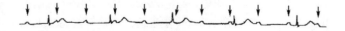

图 3-37 三度房室传导阻滞、交界区逸搏心律
箭头所指为 P 波

（二）临床表现

（1）一度房室传导阻滞患者通常无症状。由于P-R间期延长，心室收缩开始时房室瓣接近关闭所致，听诊时第一心音强度减弱。二度Ⅰ型房室传导阻滞患者有心搏暂停的感觉。听诊第一心音逐渐减弱并有心搏脱落。

（2）二度Ⅱ型房室传导阻滞患者全身乏力、头昏、眼花、黑矇、昏厥、抽搐和心功能不全等症状。听诊亦有间歇性心搏脱落，但第一心音强度恒定。

（3）三度房室传导阻滞患者心室率达到40次/分以上，可无症状。当心室率低于40次/分，可出现心功不全，晕厥或猝死。听诊第一心音强度经常变化，第二心音正常或反常分裂，间歇可听到响亮亢进的第一心音。

【治疗】

（一）病因治疗

1. 积极去除诱因　如停止使用致心律失常的药物，纠正电解紊乱及酸碱失衡等。

2. 积极治疗原发病　如冠心病、先天心脏病等。

（二）药物治疗

1. 异丙肾上腺素　适用于三度房室传导阻滞，窦性心动过缓，交界区逸搏。常用方法及剂量：异丙肾上腺素1mg+5%GS（葡萄糖）500ml静脉滴注或是异丙肾上腺素1mg+5%GS 50ml，用微量泵根据心率匀速泵入。

2. 阿托品　适用于窦性心动过缓，交界区逸搏，三度房室传导阻滞。常用方法及剂量：阿托品0.5～1mg静脉注射。

3. 沙丁胺醇 口服，2.4mg，每日 3 次。

（三）人工起搏器治疗

详见本章第七节。

【护理问题】

1. 潜在并发症 晕厥或猝死。

2. 有受伤的危险 与发生晕厥时自我保护意识及知识的缺乏有关。

3. 舒适的改变 与心率减慢有关。

4. 活动无耐力 与心排血量减少有关。

5. 自理能力缺陷 与心排血量减少，限制性卧床有关。

6. 焦虑与恐惧 与患者对心动过缓引起的不适症状的恐惧，担心疾病的预后有关。

7. 潜在并发症 心源性休克、心力衰竭。

8. 手术相关并发症 出血、血肿、气胸、感染、栓塞、起搏器电极脱位等。

9. 知识缺乏 人工起搏器安置相关知识缺乏。

10. 知识缺乏 心律失常自我保健知识的缺乏。

【护理目标】

（1）患者晕厥时能及时发现和正确的处理，并有效的预防受伤及猝死。

（2）减轻患者不适感。

（3）患者能够进行适当的活动。

（4）患者生理需要能及时得到的满足。

（5）保持稳定的情绪及良好的心态。

（6）患者并发症能及时的发现及处理。

（7）患者了解配合治疗。

（8）患者及家属掌握心动过缓的应对措施及心肺复苏方法。

（9）患者及家属掌握起搏器的维护知识。

【护理措施】

（一）常规护理内容

详见表 3-12。

表 3-12　常规护理内容

密切观察病情	（1）症状：有无头晕、黑矇、心悸、晕厥不适 （2）血压：有无下降 （3）脉搏：有无心动过缓、强弱不等、节律不齐及长间隙 （4）心电图：判断心动过缓的类型、严重程度及变化
指导患者休息	（1）对于一度及二度Ⅰ型 AVB 心率不慢者，鼓励正常生活及工作，注意劳逸结合 （2）二度Ⅱ型及三度房室传导阻滞者应绝对卧床休息 （3）有血流动力学不稳定的患者绝对卧床休息
协助相关检查	协助完善如心电图、24h 动态心电图、超声心动图等检查并讲解其目的、意义及注意事项，并做好相关健康指导
做好生活护理	需卧床休息的患者应评估其需要，做好生活护理，满足患者的需要
药物护理	（1）遵医嘱及时给予抗心律失常的药物，保证剂量及浓度准确 （2）静脉注射时注意速度 （3）使用中密切观察患者的反应如心率及心律，血压的情况，注意有无新的心律失常发生
做好抢救配合	（1）卧床休息 （2）给予吸氧 （3）建立静脉通道 （4）准备好抢救物品 （5）遵医嘱及时给药 （6）密切观察 （7）及时做好记录

续表

心理护理	（1）做好检查，治疗及病情说明，消除不必要的心理压力 （2）教会患者自我放松的方法

（二）起搏器安置术患者的围手术期护理

详见本章第七节。

（三）健康教育

详见表3-13。

表3-13　房室传导阻滞患者健康教育

活动安全指导	（1）保持良好的心情，改善生活方式 （2）避免情绪激动 （3）注意劳逸结合，不可过度劳累 （4）安置起搏器的患者可以正常活动，前3个月不能剧烈活动，不能举手过高 （5）嘱家属注意陪护患者，尽量不要让患者独自外出
用药指导	（1）嘱患者遵医嘱按时按量服药，不能擅自改变剂量及停药 （2）使用阿托品及异丙肾上腺素药物时可引起心悸、头晕、心慌、口干、心率加快，若患者有不适及时告知医护人员，心功能正常可多饮水
自我监测	（1）教会患者及家属自测脉搏的方法，以利于自我监测病情 （2）避免诱因 （3）定期监测心电图
诱因预防	生活规律，劳逸结合，保持情绪稳定，避免烟酒、浓茶与刺激性食物，避免屏气等
其他	指导安置起搏器的患者注意居住环境，绝对禁止接近强磁场，电场，妥善保管起搏器置入卡，在医院就诊时及外出登机时主动出示，定期到医院起搏器门诊随访

（沈　玉）

第七节　心律失常的介入治疗及护理

一、心脏起搏治疗

心脏起搏器是一种由脉冲发生器和电极导线构成的医用电子仪器。它通过发放一定形式的电脉冲，经电极导线将电流引入心脏，刺激心脏，使之激动和收缩，即模拟正常心脏的冲动形成和传导，恢复心脏泵血功能，以治疗由于某些心律失常导致的心脏功能障碍。

【临时起搏器】

（一）适应证

1. 一般治疗性起搏　急性心梗、急性心肌炎、电解质紊乱、外科手术等引起的房室传导阻滞、严重窦性心动过缓等的短期治疗。

2. 诊断及研究性起搏　快速性心房起搏诊断、缺血性心脏病、窦房结功能测定等。

3. 预防性或保护性起搏　心血管介入性治疗时。

（二）常见并发症

（1）导线移位。

（2）心肌穿孔、心脏压塞。

（3）导线断裂。

（4）膈肌刺激。

（5）下肢静脉血栓形成。

（6）穿刺并发症（动脉撕裂、出血血肿、气胸、血胸等）。

（7）感染。

（三）主要护理问题

1. 舒适的改变 与术后术肢制动、长期卧床有关。

2. 自理缺陷 与限制性卧床有关。

3. 有皮肤完整性受损的危险 与长期卧床局部皮肤长期受压有关。

4. 手术相关的潜在并发症 导线移位、皮下血肿、气胸等。

5. 知识缺乏 缺乏临时起搏器相关知识。

（四）护理目标

（1）减轻不适。

（2）各种生理需求能够及时得到满足。

（3）皮肤无压红、破损。

（4）并发症能及时发现和正确处理。

（5）掌握临时起搏器相关知识。

（五）临时起搏器安置围术期护理措施

1. 临时起搏器术前护理内容 详见表3-14。

表3-14 临时起搏器术前护理措施

皮肤准备	经股静脉穿刺备皮范围包括上至脐水平线，下至双侧大腿上1/3，大腿内侧1/2，包括会阴部，经锁骨下静脉穿刺备皮范围包括上至下颌，下至乳头平面，左右至双侧腋中线，包括双侧腋窝
建立静脉通道	常规为左上肢
相关知识宣教	讲解手术目的、方法、过程、可能出现的并发症，缓解患者紧张情绪
遵医嘱用药	遵医嘱使用抗生素预防感染

2. 临时起搏器术后护理措施　详见表 3-15。

表 3-15　临时起搏器术后护理措施

术后指导	（1）卧位：术后应绝对卧床休息，经股静脉穿刺者取平卧位或略向术侧卧位
	（2）制动：术侧髋及膝关节制动，避免关节屈伸或活动过度，以免电极脱出，必要时予术侧肢保护性约束
	（3）活动：除术侧髋、膝关节外，其他部位均可适当活动；经锁骨下静脉穿刺安置临时起搏器者术侧肩部前驱和后伸不超过肩部轴线的15°，勿做扩胸和肩部伸展运动，颈部小范围转动，勿用力咳嗽或打喷嚏
	（4）饮食：因患者临时起搏器安置期间绝对卧床，故饮食以清淡易消化为主，富含维生素及纤维素，保持大便通畅
	（5）大小便：指导患者床上解大小便
	（6）经股静脉穿刺者指导家属术侧肢体经常予以被动按摩，预防下肢静脉血栓
	（7）避免增加腹压的动作
	（8）自我观察：穿刺处有无出血、导管脱出，自觉不适是及时通知医护人员
病情观察	（1）安置心电监护，关注心率、心律的变化
	（2）观察患者生命体征，有无心脏穿孔征
	（3）查看临时起搏器放置位置是否妥当，感知、带动功能是否正常，起搏器与电极连接处有无松动
	（4）观察临时起搏器穿刺处有无出血、血肿，有无红、肿、热、痛等感染征，导管固定是否稳妥
	（5）观察患者术肢皮肤温度、颜色、感觉有无异常；足背动脉搏动能否扪及、双侧是否对称
	（6）经锁骨下静脉穿刺者询问患者有无胸闷、气紧等不适，注意患者胸廓及呼吸音是否对称，有无气胸征
	（7）患者体位是否正确
	（8）患者主诉，原发病症状是否有所好转
	（9）观察受压部位皮肤情况，预防压疮
遵医嘱用药	遵医嘱应用抗生素预防感染

生活护理	（1）做好晨晚间护理
	（2）协助患者床上饮水、进食
	（3）协助患者床上解便、更衣
	（4）术侧下肢按摩，预防下肢静脉血栓
	（5）皮肤护理，协助翻身，翻身后保持腰背部和髋部呈一直线；保持床单位平整，必要时应用气垫床、保护贴等预防压疮发生
舒适护理	（1）对尿潴留者给予诱导排尿或遵医嘱予保留导尿
	（2）对腰背部痛者适当给予按摩，分散注意力及使用镇静剂，减轻患者不适，促进睡眠

3. 并发症的处理及护理　详见表3-16。

表3-16　临时起搏器并发症的处理及护理

常见并发症	临床表现	处理
导线移位	原发病症状再次出现，如黑矇、晕厥，临时起搏器间歇起搏或起搏失效。X线示导线位置明显移位	（1）严密监测生命体征及心电监护情况 （2）X线透视下调整导管电极位置 （3）如有需要应用提升心率药物
心肌穿孔	患者自觉左下胸痛、呃逆及起搏失效，危重时可致心脏压塞	（1）X线透视下撤回电极 （2）严密观察有无心脏压塞 （3）必要时行心包穿刺引流或开胸心肌修补
心脏压塞	突发呼吸困难、烦躁、胸闷、气短、心动过速或过缓、出汗伴有升压药反应不佳的血压下降	（1）密切监测生命体征 （2）立即行心包穿刺引流 （3）出血量过多且持续出血时予输血 （4）必要时行外科修补术
导线断裂	原发病症状再次出现，如头晕、黑矇、晕厥，临时起搏器起搏失效	（1）严密监测生命体征及心电监护情况 （2）应用提升心率药物 （3）做好紧急手术处理准备

续表

常见并 发症	临床表现	处理
膈肌 刺激	患者自觉腹部跳动感或引 起顽固性呃逆	将导管缓缓退出少许
下肢静 脉血栓 形成	术侧下肢疼痛，足背动脉 搏动减弱或消失，皮温 下降、颜色苍白	（1）患侧肢体制动 （2）行静脉溶栓及抗凝治疗
气胸、 血胸	患者诉胸闷、气紧，呼吸 时胸痛，烦躁	（1）密切观察病情 （2）高流量吸氧 （3）必要时行胸腔闭式引流
感染	临时起搏器穿刺处出现红 肿热痛或脓性分泌物， 可出现体温升高	（1）立即拔出临时起搏器，若无 法脱离临时起搏器需从其他途 径重新安置 （2）观察生命体征尤其是体温 （3）应用抗生素抗感染 （4）穿刺处每日消毒换药

【永久起搏器】

（一）适应证

（1）病态窦房结综合征伴有阿 - 斯综合征或类似晕厥发作。

（2）病态窦房结综合征无阿 - 斯综合征及类似晕厥发作，但有明显症状，或者由于心率减慢而不能从事正常工作和生活者。

（3）病态窦房结综合征、心脏停搏大于 3s，或必须使用某些药物，而这些药物可引起或加重心动过缓并产生症状者。

（4）房室传导阻滞或三分支阻滞伴有阿 - 斯综合征

或类似晕厥发作。

（5）莫氏Ⅱ型房室传导阻滞或文氏型房室传导阻滞，经电生理检查属希氏束内或以下阻滞者。

（6）有症状的任何水平的永久性或间歇性高度和三度房室传导阻滞。

（7）颈动脉窦过敏综合征，有晕厥发作，心脏停搏大于3s。

（二）常见并发症

（1）电极脱位。

（2）电极或导线损坏和断裂。

（3）心脏穿孔，心脏压塞。

（4）囊袋出血。

（5）囊袋伤口破裂和感染。

（6）胸壁、膈肌或腹壁肌肉抽动。

（7）起搏器综合征。

（8）血气胸。

（三）主要护理问题

1. 舒适的改变　与术后卧床、术肢制动有关。

2. 自理缺陷　与术后卧床、术肢活动受限有关。

3. 手术相关的潜在并发症　囊袋出血、感染、电极脱位等。

4. 知识缺乏　缺乏起搏器安置术相关知识。

（四）护理目标

（1）减轻不适。

（2）各种生理需求能够及时得到满足。

（3）发症能及时发现和正确处理。

（4）掌握起搏器相关知识。

（五）永久起搏器植入术围术期护理

详见表 3-17，表 3-18。

表 3-17　永久起搏器植入术术前护理措施

术前沟通	（1）介绍起搏器安置术相关知识（手术目的、方法、过程、可能出现的并发症） （2）心理护理，对患者疑问做出适当解释，减轻患者紧张及焦虑
术前指导	（1）停用抗凝药物：医生综合评估患者出血及栓塞风险后决定是否停用抗凝药物及停用时间，以免引起术中及术后伤口出血 （2）训练床上平卧位解便，预防术后因体位原因所致排便困难 （3）术前一晚保证良好睡眠 （4）注意保暖，预防感冒 （5）术前排空膀胱 （6）术前一般不需禁食，但不易过饱，不宜进食牛奶、海鲜、油腻食物，以免术后卧床出现腹胀或腹泻
术前准备	（1）协助完成相关术前检查 （2）完成术区皮肤备皮（备皮范围：上至下颌，下至乳头平面，左右至双侧腋中线，包括双侧腋窝；术中需安置临时起搏器者需完成腹股沟区备皮），备皮后应注意局部皮肤的清洁，如清洁术区皮肤心电监护电极片所留胶印 （3）准备术中用药（利多卡因、聚维酮碘、抗生素等） （4）建立静脉通道（常规为左上肢） （5）遵医嘱使用术前抗生素

表 3-18　永久起搏器植入术术后护理措施

术后指导	（1）卧位：平卧位或斜坡卧位 30°，平卧休息 24h （2）制动：植入起搏器一侧上臂制动，避免外展、上举等动作，术中安置临时起搏器者穿刺侧下肢制动 （3）活动：未穿刺侧下肢，未安置起搏器一侧上肢及安置起搏器一侧上肢肘关节以下部位可适当活动

续表

	（4）沙袋压迫：股静脉穿刺处沙袋压迫 4～6h，起搏器伤口沙袋压迫 24h
	（5）饮食：术后即可进食，但卧床期间以清单易消化食物为主
	（6）避免增加腹压的动作，需咳嗽、解便时压迫穿刺处
	（7）自我监测：出血、沙袋移位，如有不适及时告知医护人员
病情观察	（1）患者生命体征，心率、心律、血压等变化
	（2）伤口及穿刺处情况：有无出血、沙袋压迫位置是否移位、伤口局部有无红、肿、热、痛，皮下有无瘀斑、血肿，起搏器囊袋有无波动感
	（3）术肢皮肤温度、颜色、感觉有无异常
	（4）术中安置临时起搏器者观察穿刺侧足背动脉搏动情况：能否扪及、双侧是否对称
	（5）常规记录心电图，注意心律及起搏器工作情况
	（6）患者自觉症状，如有无胸闷、气紧不适
	（7）观察患者胸廓及双侧呼吸音是否对称，有无气胸征象
	（8）观察患者有无尿潴留、排便困难
遵医嘱用药	遵医嘱应用抗生素预防感染
加强基础护理	患者卧床期间，做好晨晚间护理，协助患者进食饮水、床上解便等
舒适护理	（1）对尿潴留者给予诱导排尿或遵医嘱予保留导尿
	（2）对腰背部痛者适当给予按摩，分散注意力及使用镇静剂，减轻患者不适，促进睡眠
伤口皮肤护理	（1）一般术后 24h 及时更换伤口及穿刺处敷料
	（2）局部皮肤出现水泡者，视情况给予保护或消毒后抽出水泡内液体
	（3）有破皮者，消毒后予以无菌敷料包扎

（六）并发症的处理及护理

详见表 3-19。

表 3-19 永久起搏器安置术术后并发症护理措施

常见并发症	临床表现	处理
电极脱位、电极或导线损坏和断裂	不同程度的不适感，原发病症状再次出现，如黑矇、晕厥。X线示电极位置明显异常或断裂	（1）严密监测生命体征及心电监护情况 （2）二次手术
胸壁、膈肌或腹壁肌肉抽动	患者自觉腹部跳动感或引起顽固性呃逆	降低输出能量
心脏穿孔	同临时起搏器并发症处理	
心脏压塞	同临时起搏器并发症处理	
囊袋出血	伤口出现新鲜渗血，局部剧烈疼痛，肿胀隆起，触诊可有波动感	（1）沙袋压迫 （2）抗生素预防感染 （3）必要时清创处理
囊袋感染	囊袋局部肿胀变硬，有触痛，缝线处发红，继而有波动感，可出现体温升高	（1）取出起搏器，反复冲洗囊袋 （2）必要时予以引流 （3）每日伤口换药 （4）全身应用抗生素
起搏器综合征	气短、眩晕、心悸、胸痛	症状较轻者，可降低起搏频率，尽量恢复自主心律，较严重者需重新选择起搏方式
血气胸	患者诉胸闷、气紧，呼吸时胸痛，烦躁	（1）密切观察病情 （2）高流量吸氧 （3）必要时行胸腔闭式引流

（七）健康指导

（1）教会患者定时自测脉搏并记录。脉搏小于设定频率的 10% 或出现起搏器安装前的症状时应及时就诊。

（2）活动指导。起搏器植入术后，应避免剧烈运动，植入起搏器一侧的上肢应避免过度用力或幅度过大的运动，以免影响起搏器功能或使起搏器电极脱位。

（3）避免穿过紧的衣服，注意保护起搏器植入部位，避免碰撞、受伤等。

（4）避免接触、靠近强磁场、电场，避免电磁干扰影响起搏器功能，如手机应距离起搏器 10 ～ 15cm，少用电磁炉、微波炉等家用电器，避免使用上肢按摩仪，需做仪器检查治疗时，需向医生说明起搏器植入史。

（5）定期随访测定起搏器功能：植入术后 2 ～ 3 个月随访一次，以后每 6 ～ 12 个月随访一次，接近或已过预测电池寿命时每 2 ～ 3 个月随访一次，在起搏器电池耗竭之前及时更换起搏器。

（6）随身携带卡片，写明起搏器安装时间、型号、有关参数等。

二、导管射频消融治疗

射频消融是利用电极导管在心腔内某一部分释放低电压高频电流（30kHz ～ 1.5MHz），使特定的局部心肌细胞脱水、变形、坏死，从而破坏某些快速心律失常起源点或传导通路的介入性技术。射频消融术分为二维射频消融术和三维射频消融术。二维射频消融术术中采用传统的 X 线系统提供二维的心血管影像；三维射频消融术采用三维电解剖标测系统（CARTO 系统），用于复杂心律失常的治疗。

【适应证】

（1）阵发性室上性心动过速。

（2）预激综合征合并阵发性心房颤动和快室率心动过速。

（3）无器质性心脏病证据的室性心动过速。

（4）发作频繁，心室率不易控制的心房扑动。

（5）不适当窦性心动过速合并心动过速心肌病。

（6）发作频繁，症状明显的心房颤动。

（7）发作频繁和（或）症状重、药物预防发作效果差的心肌梗死后室性心动过速。

【常见并发症】

（1）穿刺相关并发症（出血/血肿，血栓栓塞，感染）。

（2）房室传导阻滞。

（3）血气胸。

（4）心脏穿孔、心脏压塞。

（5）心房-食管瘘。

【主要护理问题】

1. 舒适的改变　与术后卧床、术肢制动有关。

2. 自理缺陷　与术后卧床、术肢活动受限有关。

3. 手术相关的潜在并发症　出血/血肿、血气胸等。

4. 知识缺乏　缺乏射频消融术相关知识。

【护理目标】

（1）减轻不适。

（2）各种生理需求能够及时得到满足。

（3）并发症能及时发现和正确处理。

（4）掌握射频消融术相关知识。

【射频消融围术期护理措施】

详见表3-20，表3-21。

表 3-20　射频消融术术前护理措施

术前 沟通	（1）介绍射频消融术的相关知识（手术目的、方法、过程、效果、可能出现的并发症） （2）心理护理，对患者疑问做出适当解释，减轻患者紧张及焦虑
术前 指导	（1）停用抗心律失常药物，以免影响电生理检查效果 （2）训练床上平卧位解便，预防术后因体位原因所致排便困难 （3）术前一晚保证良好睡眠，必要时可口服镇静剂 （4）注意保暖，预防感冒 （5）术前排空膀胱
术前 准备	（1）协助完善相关检查 （2）房性心律失常患者行三维射频消融术前需皮下注射低分子肝素抗凝，术前暂停 12h （3）完成术区皮肤备皮（备皮范围：上至下颌，下至乳头平面，左右至双侧腋中线，包括双侧腋窝；术腹股沟区备皮范围：上至脐水平线，下至双侧大腿上 1/3，左右至腋中线，包括会阴部），备皮后注意皮肤清洁 （4）准备术中用药（利多卡因、聚维酮碘、肝素等） （5）建立静脉通道（常规为左上肢） （6）二维射频消融术前无须禁食，但术前一餐不宜过饱，不易进食易产气食物；三维射频消融术前须禁食一餐

表 3-21　射频消融术术后护理措施

术后 指导	（1）卧位：平卧位休息 24h （2）制动：穿刺侧下肢制动，沙袋压迫结束后可在床上轻微活动 （3）活动：未穿刺侧下肢及双上肢可活动 （4）沙袋压迫：穿刺股静脉者沙袋压迫 4～6h，穿刺股动脉者沙袋压迫 6～8h （5）避免增加腹压的动作，需咳嗽、解便时压迫穿刺处 （6）饮食：术后即可进食，但卧床期间避免食用甜食、豆制品、牛奶等易产气食物 （7）自我监测：出血、沙袋移位、感觉不适等应及时报告医护人员

密切观察病情	（1）患者生命体征，心率、心律、血压等变化，注意有无心脏压塞征象 （2）心电图：注意心律，尤其需关注 P-R 间期，注意有无房室传导阻滞 （3）穿刺处有无出血，沙袋压迫是否稳妥，局部伤口有无感染征象，皮下有无瘀斑、血肿等 （4）足背动脉搏动情况：能否触及、双侧是否对称，下肢皮温、感觉及皮肤颜色有无异常，有无缺血、栓塞可能 （5）询问患者有无胸闷、气紧等不适，注意患者胸廓及呼吸音是否对称，有无气胸征 （6）观察有无排尿困难、尿潴留
遵医嘱用药	口服阿司匹林预防血栓
加强基础护理	患者卧床期间，做好晨晚间护理，协助患者进食饮水、床上解便等
舒适护理	（1）对尿潴留者给予诱导排尿或遵医嘱予保留导尿 （2）对腰背部痛者适当给予按摩，分散注意力及使用镇静剂，减轻患者不适，促进睡眠
伤口护理	（1）术后24h 及时更换穿刺处敷料 （2）局部皮肤出现水疱者，视情况给予保护或消毒后抽出水疱内液体 （3）有破皮者，消毒后予以无菌敷料包扎

【并发症的处理及护理】

详见表 3-22。

表 3-22　射频消融术后并发症的处理及护理

常见并发症	临床表现	处理
出血/血肿	穿刺处局部出血，皮下可扪及血肿	（1）指压止血，穿刺处局部加压包扎，沙袋压迫止血 （2）密切观察穿刺处出血情况、足背动脉搏动

续表

常见并发症	临床表现	处理
血栓栓塞	足背动脉搏动减弱或消失，术侧肢体皮温下降、颜色苍白、疼痛	（1）予华法林、低分子肝素治疗 （2）定期复查血管超声
感染	穿刺处周围皮肤红、肿、热、痛，可体温升高	（1）穿刺处每日消毒换药 （2）局部或全身应用抗生素消炎 （3）观察生命体征尤其是体温
房室传导阻滞	患者可能出现头晕、黑矇不适，心电图示不同程度房室传导阻滞	（1）密切观察病情 （2）必要时安置临时起搏器
血气胸	患者诉胸闷、气紧，呼吸时胸痛，烦躁	（1）密切观察病情 （2）高流量吸氧 （3）必要时行胸腔闭式引流
心脏穿孔	见临时起搏器并发症处理	
心脏压塞	见临时起搏器并发症处理	
心房-食管瘘	心包炎、高热、惊厥、脑栓塞等症状，可伴有大量呕血，血压进行性下降	（1）密切监测生命体征 （2）急诊手术修补

三、埋藏式心脏复律除颤仪

植入式心脏复律除颤器（ICD），具备除颤、复律、抗心动过速起搏及抗心动过缓起搏作用，是临床上治疗持续性或致命性室性心律失常的一个重要医学仪器。

【适应证】

（1）非一过性或可逆性原因引起的室性心动过速或心室颤动所致的心脏骤停，自发的持续性室性心动过速。

（2）原因不明的晕厥，在电生理检查时能诱发有血流动力学显著临床表现的持续性室性心动过速或心室颤动，药物治疗无效、不能耐受或不可取。

（3）伴发于冠心病、陈旧性心肌梗死和左心室功能不良的非持续性室性心动过速，在电生理检查时可诱发持续性室性心动过速或心室颤动，不能被Ⅰ类抗心律失常药物所抑制。

常见并发症、围术期护理等同永久起搏器植入术。

（温　雅）

第四章 冠心病患者的护理

第一节 冠心病概述

冠状动脉粥样硬化性心脏病（coronary atherosclerotic heart disease）指冠状动脉粥样硬化引起管腔狭窄或闭塞，导致心肌缺血缺氧或坏死而引起的心脏病，简称冠心病（coronary heart disease）。

冠心病是动脉粥样硬化导致器官病变的最常见类型，严重危害人类健康。本病多发生在 40 岁以上成人，男性早于女性。近年来发病呈年轻化趋势。

【分型】

根据病理生理和病理解剖变化的不同，冠心病有不同的临床表型。1979 年世界卫生组织把它分为 5 型：①隐匿型冠心病；②心绞痛型冠心病；③心肌梗死型冠心病；④缺血性心肌病型冠心病；⑤猝死型冠心病。

近年来更倾向于根据发病特点和治疗原则的不同分为两类：①急性冠状动脉综合征；②慢性冠心病。前者包括不稳定型心绞痛，非 ST 段抬高型心肌梗死，ST 段抬高型心肌梗死。后者包括稳定型心绞痛，缺血性心肌病和隐匿型冠心病。

【发病机制】

当冠状动脉的供血和心肌的需血之间产生矛盾，冠状动脉血流量不能满足心肌代谢的需要时，就可以引起心肌缺血缺氧，急剧的、暂时的缺血缺氧引起心绞痛。持续的、严重的心肌缺血可引起心肌坏死，即为心肌梗死。

当冠状动脉的管腔存在显著狭窄时(＞50%～75%)，安静时尚能代偿，而运动、心动过速、情绪激动造成心肌需氧量增加时，可导致短暂的供氧和需氧之间的不平衡，这是引起大多数慢性稳定型心绞痛发作的机制。

另一些情况，由于不稳定性粥样硬化斑块发生破裂、糜烂或出血，继发血小板聚集或血栓形成导致管腔狭窄程度急剧加重，或冠状动脉痉挛，均可使心肌氧供应量减少，清除代谢产物也发生障碍，这是引起急性冠脉综合征的主要原因。但在许多情况下，心肌的缺氧是需氧量增加和供氧量减少两者共同作用的结果。

（陈德芳）

第二节　动脉粥样硬化

动脉粥样硬化是一组最常见、最重要的动脉硬化的血管病之一。各种动脉硬化的共同特点是动脉管壁增厚变硬、管腔缩小和失去弹性。由于在动脉内膜积聚的脂质外观呈黄色粥样，因此称为动脉粥样硬化。

我国动脉粥样硬化的发病率呈逐年上升趋势，多见于40岁以上中、老年人，以49岁以后进展最快。近年来，发病年龄有年轻化趋势。

【病因和发病情况】

本病病因尚未十分确定，研究表明，本病是多种因素作用于多个环节所致，这些因素称为危险因素，主要有以下几种。

（一）年龄、性别

临床多于40岁以上的中、老年人。女性发病率较男性低。

（二）血脂异常

血脂代谢异常为动脉粥样硬化最重要的危险因素。近年研究发现，总胆固醇（TC）、三酰甘油（TG）、低密度脂蛋白胆固醇（LDH-C）或极低密度脂蛋白胆固醇（VLDH-C）增高，相应的载脂蛋白增高；高密度脂蛋白胆固醇（HDH-C）减低，载脂蛋白 A 降低都被认为是危险因素。

（三）高血压

60%～70% 的冠状动脉粥样硬化的患者有高血压，高血压患者患本病较血压正常者高 3～4 倍。

（四）吸烟

（五）糖尿病和糖耐量异常

糖尿病患者中不仅本病发病率较非糖尿病患者高出数倍，而且病变进展迅速。本病患者糖耐量减低者也十分常见。

（六）其他危险因素

从事体力活动少、肥胖、遗传因素、西方饮食方式及性情急躁等。

【发病机制】

对本病的发病机制，曾有多种从不同角度阐述的学说，包括脂质浸润学说、血栓形成学说、平滑肌细胞克隆学说等。近年多数学者支持"内皮损伤反应学说"，认为本病各种主要危险因素最终都损伤动脉内膜，而粥样硬化病变的形成是动脉对内皮、内膜损伤做出的炎症-纤维增生性反应的结果。

【病理解剖和病理生理】

（一）基本损害

脂质条纹，纤维脂质斑块。

（二）复合病变

在基本病变的基础上，可合并以下一种或多种病理变化。

（1）血管痉挛。

（2）斑块破裂或形成溃疡。

（3）斑块出血，形成壁内血肿。

（4）血栓形成。

（5）机化和钙化。

（三）病理生理

（1）主动脉因粥样硬化而致管壁弹性降低。

（2）内脏或四肢动脉管腔狭窄或闭塞。

【临床表现】

临床主要是有关器官受累后出现的症状。

（1）一般表现：可出现脑力和体力衰退。

（2）主动脉粥样硬化：多数无特异性症状。可出现主动脉弹性降低的相关表现，如收缩期血压升高，脉压增宽等。最主要的后果是形成主动脉瘤，以腹主动脉处最多见，其次在主动脉弓和降主动脉。

（3）冠状动脉粥样硬化。

（4）肾动脉粥样硬化。

（5）肠系膜动脉粥样硬化。

（6）四肢动脉粥样硬化。

【预后】

本病预后因病变部位、程度、血管狭窄发展速度、受累器官受损情况和有无并发症而不同。

【防治措施】

首先应积极预防动脉粥样硬化的发生。对已发生者，应防止病变发展。对已发生并发症者，及时治疗，防止恶化。

（一）一般防治措施

1. 发挥患者的主观能动性配合治疗 通过合理防治可以延缓和阻止病变进展，患者可维持一定的生活和工作能力。此外，缓慢进展的病变还可以促使动脉侧支循环形成，使病情得到改善。

2. 合理的膳食

（1）控制膳食总热量：以维持正常体重为度，超过正常标准体重者，应减少每日进食的总热量。

（2）年龄在40岁以上人员，应避免经常进食过多的动物性脂肪和含胆固醇较高的食物。

（3）已确诊冠状动脉硬化患者，严禁暴饮暴食，以免诱发心绞痛和心肌梗死。合并高血压和心力衰竭患者，应同时限制食盐的摄入。

3. 适当的体力劳动和体育活动

4. 合理安排生活和工作

5. 提倡戒烟限酒

6. 积极控制有关危险因素 如高脂血症、高血压、糖尿病、肥胖症等。

（二）药物治疗

1. 调整血脂药物 血脂异常的患者，经过饮食和活动 3 个月后，血脂未达标者，可以选用降低总胆固醇和低密度脂蛋白胆固醇为主的他汀类的调脂药，如洛伐他汀、辛伐他汀等。

2. 抗血小板药物 抗血小板的黏附和聚集的药物，可防止血栓形成，有助于防止血管阻塞性病变的发生，预防冠状动脉和脑动脉血栓栓塞，最常用者为阿司匹林，其他有氢氯吡格雷等。

3. 溶血栓和抗凝药物 对动脉内形成血栓导致管腔狭窄或阻塞患者，可用溶血栓制剂，继而用抗凝药。

4. 针对缺血症状的相应治疗 心绞痛时应用血管扩张剂及 β 受体拮抗药。

（三）介入和外科手术治疗

对狭窄或闭塞的血管，特别是冠状动脉施行再通或重建或旁路移植等，以恢复动脉的供血。目前应用最多的介入治疗是经皮腔内球囊扩张和支架植入术。

（陈德芳）

第三节　稳定型心绞痛患者的护理

【概述】

稳定型心绞痛（stable angina pectoris）亦称劳力性心绞痛，是在冠状动脉固定性严重狭窄基础上，由于心肌负荷的增加引起心肌急剧的、暂时的缺血缺氧的临床综合征。疼痛发作的程度、性质及诱发因素在数月内无明显变化。

【病因】

最基本的病因是冠状动脉粥样硬化引起血管腔狭窄

或痉挛，心肌供血不足。

【发病机制】

稳定型心绞痛的发病机制主要为冠状动脉存在固定狭窄或部分闭塞的基础上发生需氧量的增加。当冠状动脉发生狭窄或部分闭塞时，扩张性减弱，血流量减少，对心肌的供血量相对比较固定，如心肌的血液供应减低到尚能应付心脏平时的需要，则休息时可无症状。在情绪激动、受寒、劳力、饱食等情况时，一旦心脏负荷突然增加，使心率增快、心肌张力和心肌收缩力增加等而致心肌氧耗量增加，而冠状动脉的供血却不能相应地增加以满足心肌对血液的需求时，就可引起心绞痛。

【诊断要点】

（一）临床表现

1. 症状 心绞痛以发作性胸痛为主要临床表现，其疼痛的特点如下。

（1）部位：主要为胸骨体中上段之后，可波及心前区，范围约手掌大小，甚至横贯前胸，界限不很清楚。可放射至左肩、左臂内侧达无名指和小指，或至颈、咽或下颌部。

（2）性质：胸痛常为压迫、紧缩、发闷或烧灼痛，但不像刀扎或针刺样锐性痛，可有濒死感。有些患者仅有胸闷不适而无胸痛，存在个体差异。发作时，患者往往会被迫停止正在进行的活动，直至症状缓解。

（3）诱因：常因情绪激动、体力活动诱发，也可发生在饱食、寒冷刺激、心动过速、吸烟、低血压等情况。疼痛多发生于激动或劳力的当时而不是之后。

（4）持续时间：疼痛逐步加重，达到一定程度后再持续一段时间，至逐渐消失，一般持续几分钟至 20 min，多为 3 ~ 5min，很少超过半小时。

（5）缓解方式：发作时，患者被迫终止原来的活动，经过休息后使疼痛缓解，或舌下含服硝酸甘油 1 ~ 5min 左右缓解。

2. 体征 平常一般无异常体征。心绞痛发作的时候出现面色苍白、出汗、表情焦虑、血压升高、心率加快，有时心尖部可出现第四或第三心音奔马律。可有暂时性心尖部收缩期杂音，是乳头肌缺血致功能失调引起二尖瓣关闭不全引起。

（二）辅助检查

1. 心电图

（1）静息时心电图约半数为正常，也可出现陈旧性心肌梗死的改变或非特异性 ST 段和 T 波异常。

（2）心绞痛发作时可出现暂时性心肌缺血引起的 ST 段压低（≥ 0.1mV），发作后恢复。有时出现 T 波倒置，在平时 T 波倒置的患者，发作时 T 波可直立（"假性正常化"）。

（3）运动心电图及 24 h 动态心电图可明显提高心肌缺血性心电图的检出率。

2. 实验室检查 血脂和血糖检查可了解冠心病的危险因素；胸痛明显者需查心肌损伤标志物包括心肌肌钙蛋白、肌酸激酶（CK）及同工酶（CK-MB），以与 ACS 进行鉴别；查血常规显示有无贫血；必要时需检查甲状腺功能。

3. 超声心动图 多数患者静息时超声心动图检查无异常。

4. 放射性核素检查

5. 多层螺旋 CT 冠状动脉成像（CTA） 有较高阴性

预测价值，若未见狭窄，可不进行有创检查；但对狭窄程度的判断有一定限度，有严重狭窄仍需进一步有创冠状动脉造影。

6. 冠状动脉造影　为有创检查，是目前诊断冠心病最准确的方法。

【治疗】

治疗原则：改善冠状动脉的血供和降低心肌氧耗，改善患者症状，同时治疗冠状动脉粥样硬化，预防心肌梗死和病情恶化，以延长生存期。

（一）内科治疗

1. 发作时的治疗

（1）休息：立即停止正在进行的活动，一般情况下症状会逐渐缓解。

（2）吸氧。

（3）较重的发作，遵医嘱可使用作用较快的硝酸酯制剂。

2. 药物治疗　详见表4-1。

表4-1　稳定型心绞痛的药物治疗

作用	常用药物	备注
改善心肌缺血、减轻症状的药物	硝酸酯类药	为非内皮依赖性血管扩张剂，能减少心肌需氧量和改善心肌的灌注，从而减少心绞痛的发作程度和频率。常用药有硝酸甘油和单硝酸异山梨酯等
	β受体拮抗药	能抑制心脏肾上腺素β受体，减慢心率、降低血压、降低心肌收缩力，从而降低心肌耗氧量，减少心绞痛的发作，以及增加运动耐量。常用药有美托洛尔缓释片和比索洛尔等

作用	常用药物	备注
改善心肌缺血、减轻症状的药物	钙通道阻滞剂	抑制钙离子进入细胞内，抑制心肌细胞兴奋 - 收缩耦联中钙离子的利用。更适合同时患有高血压的患者。常用药有氨氯地平、硝苯地平、地尔硫䓬等
	其他	曲美他嗪，尼可地尔等
预防心肌梗死，改善预后的药物	阿司匹林	通过抑制环氧化酶和血栓烷 A_2 的合成而达到抗血小板聚集的作用
	氯吡格雷	通过选择性不可逆的抑制血小板二磷腺苷（ADP）受体而阻断 ADP 依赖激活的血小板糖蛋白 II b/ III a 复合物，减少 ADP 介导的血小板激活和聚集
	β 受体拮抗药	β 受体拮抗药除减少心肌耗氧量和改善心肌缺血外，长期使用可显著降低死亡等心血管事件的发生
	调脂类（他汀类）药物	长期使用他汀类药物可延缓冠状动脉斑块进展、稳定斑块和抗炎等作用。常用药有辛伐他汀、阿托伐他汀、瑞舒伐他汀等
	血管紧张素转换酶抑制剂（ACEI）或血管紧张素受体拮抗药（ARB）	在稳定型心绞痛患者中，合并糖尿病、高血压、心力衰竭的患者建议使用血管紧张素转换酶抑制剂，不能耐受血管紧张素转换酶抑制剂患者可使用血管紧张素受体拮抗药类药物，可使心绞痛的心血管死亡事件显著降低

（二）冠心病介入治疗（PCI）

（三）外科治疗

外科治疗包括冠状动脉腔旁路移植（CABG）术。

【主要护理问题】

1.疼痛 与心肌缺血缺氧有关。

2.活动无耐力 与心肌氧的供需失调有关。

3.情绪改变——焦虑、恐惧 与心绞痛发作时的濒死感有关。

4.潜在并发症 心力衰竭、心律失常、心肌梗死。

【护理目标】

（1）缓解或消除患者的疼痛不适。

（2）根据患者活动情况增加患者的活动耐力。

（3）消除患者的焦虑恐惧情绪。

（4）患者未发生心力衰竭、心律失常、心肌梗死并发症，或虽然发生并发症但得到及时正确的治疗和处理。

【护理措施】

（一）心绞痛发作时的护理措施

详见表 4-2。

表 4-2 心绞痛发作时的护理措施

休息	心绞痛发作时立即停止活动，卧床休息
氧气吸入	给予氧气吸入，增加血液中的氧含量，有利于缓解心绞痛
遵医嘱用药，进行相应处理	可立即舌下含化硝酸甘油 0.5mg，3～5min 症状可缓解
病情观察	（1）观察心绞痛发作时的部位、性质、程度、诱因及缓解方式 （2）持续予心电监护，观察血压、心率及血氧饱和度 （3）观察患者是否有心力衰竭、心律失常及心肌梗死等临床表现 （4）及时描记心电图，观察心电图与心绞痛未发作时的动态变化

续表

心理护理	（1）与患者进行沟通交流，安慰患者
	（2）鼓励患者表达内心想法，耐心向患者讲解疾病相关知识，消除紧张、焦虑或恐惧情绪
	（3）告知患者不良情绪会增加心脏负荷，增加氧耗，容易诱发心绞痛
	（4）患者的支持系统：让患者的家属或朋友多关心和鼓励患者等

（二）用药的观察及护理

详见表 4-3。

表 4-3　用药的观察及护理

硝酸酯类	（1）含服硝酸酯类药物，宜坐位或卧位
	（2）静脉使用时注意观察血压，控制速度
	（3）易产生耐药性，停药后会很快恢复，注意间隙给药
	（4）不良反应面部潮红、头痛、头晕、心悸、直立性低血压
	（5）慎用：青光眼、低血压、休克、颅内压增高患者
β受体拮抗药	（1）监测心率或脉搏，若＜50次/分，及时通知医生减量或停药
	（2）禁用：支气管哮喘、心力衰竭及心动过缓的患者
钙通道阻滞剂	（1）硝苯地平缓释剂可引起牙龈增生，下肢水肿
	（2）硫氮䓬酮可引起头痛、头晕、失眠等
	（3）注意观察血压及肝肾功能
	（4）慎用：主动脉狭窄、心力衰竭患者
抗血小板聚集药	（1）可引起出血的风险，使用时应注意观察皮肤黏膜、胃肠道、颅内有无出血的表现
	（2）定期监测血常规、大便隐血及血压的变化
	（3）胃肠功能差的患者可饭后服用阿司匹林减少对胃黏膜的刺激
	（4）慎用：胃肠道有出血及溃疡患者

续表

血管紧张素转 换酶抑制剂 （ACEI）或 血管紧张素 受体拮抗药 （ARB）	（1）注意低血压和低灌注 （2）监测肾功能和血钾等 （3）血管紧张素转换酶抑制剂可引起干咳不适
他汀类药物	（1）不良反应有腹痛、腹泻、便秘、皮疹、肌痉挛、 血清转氨酶升高 （2）禁用：对他汀类药物过敏、血清转氨酶无原因持 续升高、严重肝肾损害及胆汁淤积性肝硬化

（三）健康宣教

详见表 4-4。

表 4-4 健康宣教

合理 饮食	（1）进食清淡、低盐低脂、低胆固醇、富含纤维的易消化的 食物 （2）少食多餐，避免过饱
生活 方式	（1）戒烟，限酒 （2）适当控制体重 （3）避免浓茶、咖啡 （4）适度运动，循序渐进，劳逸结合 （5）保持情绪乐观，减轻精神压力
预防 便秘	（1）多进食蔬菜、水果 （2）根据病情适度运动 （3）指导患者按摩腹部，以刺激肠蠕动 （4）对有潜在便秘危险的患者，可预防性的使用通便药物 （5）解除患者心理顾虑，指导床上排便 （6）若出现便秘遵医嘱给予药物治疗
诱因 预防	（1）避免过劳 （2）避免饱餐 （3）避免情绪激动 （4）避免寒冷刺激

续表

用药指导	（1）遵医嘱按时按量服药，不能擅自减量或停药
	（2）指导自我监测药物的疗效和不良反应
	（3）外出时随身携带硝酸甘油，正确贮存硝酸甘油，采用棕色瓶避光保存，取用后立即旋紧瓶塞，防止受潮变质而失效，开瓶使用频繁有效期要适当缩短
	（4）正确使用硝酸甘油，应采用舌下含化，不能站立服用，需采用坐位或卧位，含服后 5min 症状不缓解可再次含服一片，含服 3 次未缓解立即拨打急救电话
	（5）使用 β 受体拮抗药注意监测心率或脉搏
	（6）钙通道阻滞剂及血管紧张素转换酶抑制剂监测血压，定期复查肝肾功
	（7）抗血小板聚集药观察有无牙龈、大便出血，定期复查血常规及大便隐血

【并发症的处理及护理】

并发症的处理和护理见表 4-5。

表 4-5　并发症的处理和护理

心律失常	（1）立即通知医生
	（2）遵医嘱用药，观察药物疗效及不良反应
	（3）准备好抢救药物和仪器，如除颤仪、抢救车等
	（4）注意监测水电解质酸碱平衡状况，及时纠正电解质紊乱和酸碱平衡，预防或减少心律失常发生
心力衰竭	（1）体位：端坐位，两腿下垂
	（2）吸氧
	（3）遵医嘱使用利尿剂及血管扩张剂
	（4）观察用药疗效及不良反应
	（5）指导患者避免心力衰竭的诱因
心肌梗死	（1）观察患者疼痛有无缓解
	（2）观察患者的生命体征
	（3）监测心肌损伤标记物的动态变化
	（4）遵医嘱用药，观察药物疗效及不良反应
	（5）描记心电图，观察动态变化
	（6）做好溶栓及 PCI 的准备

【预防】

对稳定型心绞痛除使用药物防止心绞痛的再次发作外，还要从阻止或逆转粥样硬化病情进展，预防心肌梗死等综合考虑以改善疾病预后。

【特别关注】

（1）稳定型心绞痛的典型临床表现。

（2）稳定型心绞痛的用药观察及护理。

（3）稳定型心绞痛的健康教育。

【前沿进展】

加拿大心血管病学会（CCS）把心绞痛严重度分为4级（表4-6）。

表4-6　心绞痛分级

I级：一般体力活动（如步行和登楼）不受限，仅在强、快或持续用力时发生心绞痛
II级：一般体力活动轻度受限，快步、饭后、寒冷或刮风中、精神应激或醒后数小时内发作心绞痛，一般情况下平地步行200m以上或登楼一层以上受限
III级：一般体力活动明显受限，一般情况下平地步行200m内，或登楼一层引起心绞痛
IV级：轻微活动或休息时即可发生心绞痛

【知识拓展】

冠心病患者应该怎么吃

冠心病饮食五宜

一宜：食用植物蛋白及复合糖类，即豆类食品、淀粉类食物。

二宜：食用富含维生素 C 的食物，维生素 C 可以使胆固醇羟基化，从而减少其在血液中的蓄积，如新鲜蔬菜水果。

三宜：食用高纤维食物，以保持大便畅通，有利于粪便中类固醇及时排除，从而起到降低血清胆固醇的作用。

四宜：食用水产海味食物，如海带、海蜇、淡菜、紫菜、海藻之类等，含有优质蛋白、不饱和脂肪酸、各种无机盐，对阻碍胆固醇在肠道内吸收有一定作用，同时对软化血管也有一定作用。

五宜：食用植物油，如豆油、花生油、菜油、麻油等。

冠心病患者可随意进食的食物如下。

（1）蔬菜，如洋葱、大蒜、金花菜、绿豆芽、扁豆等。

（2）菌藻类，如香菇、木耳、海带、紫菜等。

（3）各种谷类，尤其是粗粮。

（4）豆类制品。

（5）各种瓜类、水果。

冠心病患者可适当进食的食物如下。

（1）瘦肉，包括瘦的猪肉、牛肉和家禽肉（去皮）。

（2）植物油，包括豆油、玉米油、香油、花生油、鱼油、橄榄油。

（3）鸡蛋，包括蛋清、全蛋（每周 2～3 个）。

（4）奶类，包括去脂乳及其制品。

（5）鱼类，包括多数河鱼和海鱼。

冠心病饮食五忌

一忌：高脂肪高胆固醇食物，如动物脂肪、动物内脏、动物大脑、蛋黄等。

二忌：单糖食物，如含果糖、葡萄糖等的食物，易转化脂肪而存积体内。

三忌：软体动物及贝壳类动物，如墨鱼仔、鱿鱼等。

四忌：高盐食物，钠促进血液循环，增加心排血量，增加心脏负担。

五忌：饮食过多过饱、暴饮暴食，可导致肥胖，加重心脏负担，同时暴饮暴食可使大量血液积聚于消化道，导致心肌供血不足，发生心肌缺血。

（杨雪梅）

第四节 急性冠脉综合征患者的护理

急性冠脉综合征（acute coronary syndrome，ACS）是一组由于心肌急性缺血所引起的临床综合征，它主要包括不稳定型心绞痛（unstable angina，UA）、ST段抬高性心肌梗死（ST-segment elevation myocardial infarction，STEMI）和非ST段抬高性心肌梗死（non-ST-segment elevation myocardial infarction，NSTEMI）。其主要的病理基础是在动脉粥样硬化的基础上，不稳定斑块的破裂或糜烂引起冠状动脉内血栓形成。

一、不稳定型心绞痛和非ST段抬高性心肌梗死

【概述】

不稳定型心绞痛（UA）和非ST段抬高性心肌梗死（NSTEMI）是在动脉粥样硬化的基础上，不稳定斑块的破裂或糜烂并伴有程度不同的血栓形成、血管痉挛及远端血管栓塞所引起一组临床综合征，一起称为非ST段抬高型急性冠脉综合征。两者的病因及临床表现相似但程度却不同，主要取决于缺血的严重程度及是否导致了心肌损害。

UA 不具备 STEMI 的特征性动态心电图演变，根据临床表现的不同有将其分为静息型心绞痛、初发型心绞痛、恶化型心绞痛 3 种。

【病因及发病机制】

（1）最基本的病因就是冠状动脉粥样硬化引起血管腔狭窄和（或）痉挛。

（2）冠状动脉粥样硬化的斑块不稳定，在破裂或糜烂的基础上出现血小板聚集、并发血栓形成、血管痉挛收缩、血栓栓塞导致急性心肌的缺血缺氧。

【诊断要点】

（一）临床表现

1. 症状　UA 患者胸痛的部位、性质与稳定型心绞痛相似，但程度更重，持续时间更长，可达数十分钟，且可在休息时发生。临床中常表现为：诱发心绞痛的体力活动阈值突然或持续降低；心绞痛发作频率增加、持续时间延长、程度加剧；发作时可伴有出汗、恶心、呕吐、呼吸困难或心悸等。休息或含服硝酸甘油效果不佳。但临床上部分患者症状不典型，特别在糖尿病及老年女性患者中尤为多见。

2. 体征　有时心尖部可出现一过性第三心音或第四心音及二尖瓣反流导致的一过性收缩期杂音。

（二）辅助检查

（1）心电图。

（2）连续心电监护包括 24h 动态心电图检查。

（3）心肌标志物检测。

（4）冠状动脉造影及其他侵入性检查。

（5）其他，如胸部 X 线、心脏超声及放射性核素检查等。

【治疗】

（一）一般治疗

休息：积极处理引起心肌耗氧量增加的疾病如感染、发热、心力衰竭、低血压、贫血、甲状腺功能亢进及严重心律失常等。

（二）药物治疗

（1）抗心肌缺血的药物如硝酸酯类、β 受体拮抗药、钙通道阻滞剂等。

（2）抗血小板治疗如阿司匹林、ADP 受体拮抗药、血小板糖蛋白 II b/ III a 受体拮抗药等。

（3）抗凝治疗如普通肝素、低分子肝素、磺达肝葵钠、比伐卢定等。

（4）调脂治疗如他汀类药物。

（5）血管紧张素转换酶抑制剂（ACEI）或血管紧张素 II 受体拮抗剂（ARB）。

（三）冠状动脉介入治疗

治疗方法包括经皮冠状动脉腔内成形（PTCA）及冠状动脉腔内支架植入术。

（四）冠状动脉腔旁路移植（CABG）术

【主要护理问题】

1. 疼痛　与心肌缺血缺氧有关。

2. 活动无耐力　与心肌氧的供需失调有关。

3. 焦虑或恐惧　与患者发病时不良体验有关。

4. 有便秘的危险　与卧床、活动减少、进食少及不习惯床上解便有关。

5. 潜在并发症　猝死、心力衰竭、心肌梗死或再发心肌梗死。

【护理目标】

（1）患者的疼痛减轻或消失。

（2）患者的活动耐力增强，活动后未诉不适。

（3）患者的焦虑或恐惧减轻或消失，情绪稳定。

（4）患者大便通畅，无便秘发生。

（5）预防措施得当，患者未发生猝死、心力衰竭、心肌梗死或再发心肌梗死。

【护理措施】

（1）常规护理内容：同稳定型心绞痛患者护理，见本章第三节表4-2。

（2）用药的观察及护理：见本章第三节表4-3。

（3）健康宣教：见本章第三节表4-4。

（4）冠状动脉介入治疗的护理详见心肌梗死章节。

【二级预防】

UA/NESTEMI的急性期多在2个月左右，这段时间出现心肌梗死或死亡的风险最高，因此让患者出院后坚持长期服药，尽量减少心肌梗死及死亡的风险，包括至少12个月的双联抗血小板药物治疗，其他药物如β受体拮抗药、他汀类药物及血管紧张素转换酶抑制剂/血管紧张素Ⅱ受体拮据抗剂等，注意危险因素的严格控制，适当的运动锻炼。结合患者住院期间的具体情况给予个体化治疗。让患者或家属掌握二级预防的ABCDE 5项原则：A.抗血小板聚集，抗心绞痛治疗及血管紧张素转换酶抑制剂；B.β受体拮抗药和控制血压; C. 控制血脂和戒烟; D. 控制饮食及糖尿病治疗; E. 健康教育及适当运动。

【特别关注】

（1）急性冠脉综合征患者临床表现。

（2）主要的护理措施。

二、急性 ST 段抬高型心肌梗死

【概述】

急性 ST 段抬高型心肌梗死（STEMI）是指因冠状动脉供血急剧减少或中断，使相应心肌严重而持久地缺血导致心肌坏死。本病属冠心病的严重类型，有 1/4 的患者死亡，其中 50% 死于发病后 1h 以内，其原因为心律失常，最多见的原因为心室颤动。

本病男性多于女性，男女之比为（2 ~ 5）：1，多发生在 40 岁以上的人群，冬春两季发病较多，北方地区高于南方地区。

【病因和发病机制】

最常见的原因为冠状动脉粥样硬化，其他如冠状动脉栓塞、冠状动脉严重痉挛、冠状动脉炎、冠状动脉口闭塞、先天性冠状动脉畸形等。导致一支或多支血管管腔狭窄，心肌供血不足，而侧支循环尚未充分建立。在此基础上，心肌供血一旦急剧减少甚至完全中断，使心肌严重而持久缺血达 20 ~ 30min 以上，即可发生急性心肌梗死。

促使不稳定的斑块破裂出血及血栓形成的诱因如下。

（1）晨起 6 ~ 12 时交感神经活动增加，机体应激反应增强，心肌收缩力、心率、血压增高，冠状动脉张力增高。

（2）饱餐特别是进食多量脂肪后，血脂增高，血黏度增高。

（3）重体力活动、过分情绪激动、用力排便或血压急剧升高，使左心室负荷明显加重。

（4）休克、脱水、出血、严重心律失常或外科手术，使心排血量骤降，冠状动脉灌注急剧减少。

【病理生理】

（1）左心室泵功能障碍，可导致急性左心功能不全或心源性休克。

（2）心脏搏输出量和心排血量降低，使冠状动脉血流减少，非梗死区和梗死区周围心肌缺血加重。

（3）心肌电不稳定，可引发各种心律失常。

（4）左心室重构：左心室重构的结果为左心室泵功能障碍加重；各部分心肌之间复极的时相差异增大，可引起严重的心律失常。

【诊断要点】

（一）临床表现

1. 先兆表现

（1）50%～81.2%的患者发病前数日有乏力，胸部不适，烦躁，心悸，气紧，心绞痛等。

（2）心绞痛发作的频率增加，性质加剧或程度加重，持续时间延长，无明显诱因，以前含服硝酸甘油有效而现在无效。

（3）心绞痛发作时伴有恶心、呕吐、血压下降、心动过缓、心功能不全、严重心律失常等。

（4）心电图出现一过性 ST 段的明显抬高。

2. 症状

（1）疼痛：是最先出现的最突出的症状，多发生于清晨，性质和部位与心绞痛相同但程度更重，持续时间延长，可达数小时或更长，休息及含服硝酸甘油多效果差或无效，诱因多不明显，且长发生在安静时。患者常烦躁不安、出汗、胸闷、恐惧及有濒死感。少数患者无疼痛，直接表现为休克或心力衰竭。部分患者表现为上腹疼痛而被误诊为急腹症；部分患者疼痛放射至下颌、颈部、背部被误认为骨关节痛。

（2）全身症状：发热，体温一般 38℃，心动过速，白细胞增高，血沉增快等。

（3）胃肠道症状：疼痛剧烈时伴有恶心、呕吐和上腹胀痛、肠胀气，重症可发生呃逆。

（4）心律失常：见于 75% ～ 95% 的患者，多发生于起病后 1 ～ 2d，以 24h 内最多见，可伴乏力、头晕、昏厥等症状。心律失常中以室性心律失常最多见，其次为房室传导阻滞，室上性心律失常较少见。

（5）低血压和休克：疼痛时伴血压下降未必是休克，如果疼痛缓解后收缩压仍低于 80mmHg，伴有烦躁不安，面色苍白，皮肤湿冷，脉搏细速、大汗淋漓、尿量减少（＜ 20ml/h），意识淡漠甚至昏厥者为休克。

（6）心力衰竭：其发生率为 32% ～ 48%，主要为急性左心衰竭。表现为呼吸困难，口唇发绀，咳嗽，烦躁等，严重者可发生急性肺水肿，随后可出现颈静脉怒张、肝大、水肿等右心衰竭的表现。右心室梗死患者可直接表现为右心衰竭，同时伴血压下降。

3. 体征　急性心肌梗死时心脏体征可在正常范围，体征异常者大多无特征性，可出现：心动过速；心动过缓；第一心音减弱，心尖部可出现第四心音或第三心音；收缩期杂音；心包摩擦音等。

（二）辅助检查

（1）心电图。

（2）血清心肌标志物检测。

（3）冠状动脉造影及其他侵入性检查。

（4）超声心动图。

（5）X线胸片。

（6）放射性核素。

（7）心肌显像磁共振成像。

（8）X线计算机断层扫描。

【治疗】

（1）监护和一般治疗。

（2）再灌注治疗：包括药物；冠状动脉介入治疗——经皮冠状动脉腔内成形（PTCA）及支架植入术；冠状动脉旁路移植（CABG）术。

（3）治疗各种并发症如消除心律失常，控制休克，治疗心力衰竭等。

【主要护理问题】

1. 疼痛　与心肌缺血缺氧有关。

2. 活动无耐力　与心肌氧的供需失调有关。

3. 生活自理能力下降或缺陷　与限制性卧床有关。

4. 情绪改变——焦虑、恐惧　与心绞痛发作的濒死感有关。

5. 有便秘的危险　与进食少，卧床及不习惯床上解便有关。

6. 潜在并发症　心力衰竭、心律失常、猝死等。

【护理目标】

（1）缓解或消除患者的疼痛。

（2）患者的活动耐力增强，活动后无不适反应。

（3）患者的生活自理能力提高，逐步达到基本部分或完全自理。

（4）患者的焦虑和恐惧情绪减轻或消除。

（5）能主动采取措施预防便秘，无便秘发生。

（6）患者未发生心力衰竭、心律失常及猝死等并发症，或虽然发生心力衰竭、严重心律失常等并发症但得到及时正确的治疗和处理。

【护理措施】

（一）常规护理内容

见本章第三节表 4-2。

（二）用药的观察及护理

急性心肌梗死患者同心绞痛患者一样需使用镇静、镇痛剂、β 受体拮抗药、钙通道阻滞剂、血管紧张素转换酶抑制剂类、抗血小板药物，其护理见本章第三节表 4-3，使用溶栓剂的观察及护理见表 4-7。

表 4-7　溶栓药物的观察及护理

观察溶栓的效果	（1）心电图抬高的 S-T 段于 2h 以内回落＞50%
	（2）胸痛于 2h 以内基本消失
	（3）2h 以内出现再灌注性心律失常
	（4）血清 CK-MB 峰值提前出现，在起病 14h 内
观察溶栓药物的不良反应	（1）出血：观察有无皮肤黏膜出血、血尿、便血、咯血、颅内等出血等征象
	（2）低血压（收缩压低于 90mmHg）
	（3）变态反应：观察患者有无寒战、发热、皮疹等
	（4）一旦出现上述不良反应，立即汇报医生，给予及时处理

（三）潜在并发症的观察及护理

详见表 4-8。

表 4-8 潜在并发症的观察及护理

潜在并发症	临床表现	处理
心律失常	可出现频发的室性期前收缩，多源性、成对或呈 RONT 现象的室性期前收缩，室性心动过速，严重的房室性传导阻滞或心动过缓，甚至威胁生命的严重心律失常如心室颤动、心室扑动、心室停搏等	（1）立即通知医生 （2）并遵医嘱用药，观察用药疗效和不良反应 （3）准备好抢救药物和仪器，如除颤仪、抢救车等，以便随时使用 （4）注意监测水、电解质、酸碱平衡状况，及时纠正电解质紊乱和酸碱失衡，预防或减少心律失常发生
心力衰竭	急性心梗最初几日可发生心力衰竭，尤其左心衰竭。应严密观察患者有无呼吸困难，端坐呼吸、咳嗽、咳痰、烦躁、少尿等现象，听诊患者肺部有无湿啰音或哮鸣音等	按心力衰竭处理如下 （1）端坐体位，两腿下垂 （2）吸氧：湿化瓶内加 20%～30% 的乙醇 （3）遵医嘱使用吗啡或哌替啶镇静 （4）遵医嘱使用利尿剂、血管扩张剂等 （5）观察用药的疗效和不良反应 （6）指导患者主动避免心力衰竭的诱因
休克	表现为面色苍白、大汗淋漓、脉搏细速、烦躁不安、尿量减少、反应迟钝，严重者可出现昏迷	（1）补充血容量 （2）应用升压药物 （3）应用血管扩张剂 （4）纠正酸中毒 （5）主动脉内气囊反搏术

（四）健康宣教

详见表4-9。

表4-9 健康宣教

合理饮食	（1）鼓励患者进食清淡、低脂肪、低胆固醇、富含纤维的易消化的食物
	（2）少食多餐，避免过饱
生活方式	（1）戒烟，限酒
	（2）适度运动，控制体重
	（3）情绪乐观，劳逸结合
休息与活动	（1）心肌梗死急性期最初24h应绝对卧床休息，限制活动
	（2）病情稳定：即生命体征平稳，无明显心绞痛发作，静息状态，HR < 110次/分，无严重心律失常，心力衰竭和心源性休克等并发症的患者可鼓励其尽早下床活动
	（3）刚开始活动时，护士应守在床旁进行观察，指导其适度活动，原则上不引起症状或不适为限度，一般情况下
	1）活动时HR增加10～20次/分属正常反应
	2）活动时HR增加 < 10次/分可酌情增加活动量
	3）活动时HR增加超过20次/分，收缩压增加超过15mmHg，出现心律失常或ECG的ST段缺血性改变，下降≥0.1mm或上抬≥0.2mm并出现不适，应停止活动，给予休息、吸氧等缓解不适
	（4）对病情危重、不能进行主动活动的患者，护士应早期给予被动活动
防治便秘	（1）多进食蔬菜、水果
	（2）根据病情适度运动
	（3）指导患者按摩腹部，以刺激肠蠕动
	（4）对有潜在便秘危险的患者，可预防性的使用通便药物
	（5）解除患者心理顾虑：指导床上排便
	（6）若出现便秘遵医嘱给予药物治疗
避免诱因	常见诱因：体力活动、情绪激动、饱食、吸烟、寒冷刺激、用力排便、沐浴时水温过高或过低，时间过长等

续表

用药指导	（1）遵医嘱服药，不能擅自改变剂量或停药、换药等
	（2）自我监测药物的疗效和不良反应
	（3）含服硝酸甘油时勿站立，可取坐位或卧位，防止因低血压而晕倒
	（4）外出时随身携带硝酸甘油，知晓正确储存硝酸甘油的方法（采用棕色瓶保存，取用后立即旋紧瓶塞，防止潮解变质而失效，开瓶后有效期为 6 月）

（五）经皮冠状动脉腔内成形（PTCA）及支架植入术患者护理

详见本章第六节。

【二级预防】

参见 UA/NSTEMI 的 ABCDE 方案。

【特别关注】

（1）急性 ST 段抬高型心肌梗死的临床表现。
（2）急性 ST 段抬高型心肌梗死的护理。
（3）冠状动脉介入术围手术期护理。

【前沿进展】

冠状动脉介入（PCI）术后再狭窄及防治进展

（一）冠状动脉介入术后的再狭窄

冠状动脉再狭窄是冠状动脉介入（PCI）术后的远期并发症，也是目前冠脉介入治疗所面临的重大挑战，经皮冠状动脉腔内成形（PTCA）术后再狭窄发生率为 30%～40%，普通支架植入术后再狭窄发生率为 15%～20%。

（二）再狭窄的防治进展

1. 药物涂层支架 药物涂层支架集抗血管重塑和增

殖于一体，局部药物释放使病变处保持药物的高浓度，而循环中的浓度很低，确保药物释放的可控性和低毒性。例如，西罗莫司（sirolimus）能选择性地抑制血管内膜的过度增生、血管平滑肌的增殖及抑制支架植入术后的炎性反应等，使冠状动脉支架植入术后再狭窄的发生率进一步降低。

2. 血管内放射治疗　血管内放射治疗可以有效地抑制冠状动脉介入（PCI）尤其是支架植入术后内膜的过度增生。但血管内放射治疗的主要问题是晚期血栓形成，多发生于术后 1～6 个月，发生率为 5%～10%；其次是放射治疗后在病变的边缘出现明显的血管内膜增生导致管腔的严重狭窄，发生率为 8%～18%。再就是血管内放射治疗还可导致晚期血管狭窄和远期管腔的丢失。

3. 再狭窄的基因治疗　在血管内导入基因，通过抑制血管平滑肌细胞的增生，促进血管内皮细胞的生长和血栓溶解达到防止再狭窄的目的。基因治疗须具备两个条件，其一是基因的选择；其二是基因的转运移途径。目前的基因类型有：抗血栓形成的基因、生长因子和细胞因子基因、血管活性物质基因等。

尽管防止再狭窄的基因类型很多，和其他的基因治疗一样，其安全性、动物模性及临床试验等问题尚待解决。

（王雅莉）

第五节　冠状动脉疾病的其他形式

一、血管痉挛性心绞痛

【概述】

血管痉挛性心绞痛也称变异型心绞痛，1959 年由

Prinzmetal首先描述继发心肌缺血后出现的少见综合征，几乎完全都在静息时发生，无体力劳动或情绪激动等诱因，常常伴随一过性ST段抬高，冠状动脉造影证实一过性冠状动脉痉挛存在。如长时间冠状动脉痉挛则致急性心肌梗死和恶性心律失常或猝死。

【临床表现】

（1）血管痉挛性心绞痛多发生于休息时和日常活动时。较一般心绞痛重，时间长。

（2）时间从几十秒到30min不等；有的表现一系列短阵发作，每次持续1～2min，间隔数分钟后又出现。

（3）呈周期性，常在每日一定时间发生，尤以半夜或凌晨多见。

（4）其与劳累、精神紧张无关，无明显诱因，也不因卧床而缓解。

（5）患者发作时血压升高，少数发作时血压下降。硝酸甘油或硝苯地平可迅速缓解。

【治疗】

钙通道阻滞剂和硝酸酯类药物通过扩张痉挛的冠状动脉成为治疗血管痉挛性心绞痛的主要手段，但是远期疗效尚不确切。此外，戒烟限酒等生活方式调节，同时控制糖尿病、高血压、血脂异常及肥胖等危险因素也非常重要。

【主要护理问题】

1. 疼痛　与心肌缺血缺氧有关。

2. 知识缺乏　缺乏疾病相关保健知识。

3. 潜在并发症　心律失常、心肌梗死。

【护理目标】

（1）缓解或消除患者的疼痛不适。

（2）患者掌握疾病保相关知识及预防措施。

（3）患者未发生心律失常、心肌梗死，或虽然发生并发症但得到正确的治疗和处理。

【护理措施】

（一）心绞痛发作时的护理

心绞痛发作时立即停止活动，卧床休息；予以吸氧，增加血液中氧含量；遵医嘱用药，进行相关处理。

（二）健康教育

1. 合理饮食

（1）进食清淡、低盐低脂、低胆固醇、富含纤维的易消化的食物。

（2）少食多餐，避免过饱。

2. 生活方式

（1）戒烟，戒酒。

（2）适当控制体重。

（3）保持大便通畅，必要时给予缓泻剂。

（4）坚持用药控制血压、血糖和血脂。

（三）并发症的处理及护理

详见表4-10。

表4-10 并发症的护理

心律失常	见第三章心律失常患者的护理
心肌梗死	见第四章第四节急性冠脉综合征患者的护理

二、无症状性心肌缺血

【概述】

无症状性心肌缺血也称隐匿型冠心病，是指确有心肌缺血的客观证据（心电活动、左心室功能、心肌血流灌注及心肌代谢等异常），但缺乏胸痛或与心肌缺血相关的主观症状。这些患者经冠状动脉造影或死亡后尸检，几乎均证实冠状动脉主要分支有明显狭窄病变。无症状心肌缺血在冠心病中非常普遍，且心肌缺血可造成心肌可逆性或永久性损伤，并引起心绞痛、心律失常、心力衰竭、急性心肌梗死或猝死，因此，它作为冠心病的一个独立类型，已越来越引起人们的重视。

【分类】

（一）Ⅰ型无症状型缺血

该型发生于冠状动脉狭窄的患者，心肌缺血可以很严重甚至发生心肌梗死，但临床上患者常无心绞痛症状，可能系患者心绞痛警告系统缺陷，该型较少见。

（二）Ⅱ型无症状型心肌缺血

该型较常见，发生于有稳定型心绞痛、不稳定型心绞痛或血管痉挛性心绞痛的患者，这些患者存在的无症状心肌缺血常在心电监护时被发现。

【危险因素】

无症状型心肌缺血的发病机制尚不清楚，可能与下列因素有关。

（1）糖尿病患者的无痛性心肌缺血或无痛性心肌梗死，可能与自主神经疾病有关。

（2）患者的疼痛阈值增高。

（3）患者产生大量的内源性阿片类物质（内啡肽），提高痛觉阈值。

（4）Ⅱ型无症状性心肌缺血患者，可能是由于心肌缺血的程度较轻，或有较好的侧支循环。

【临床表现】

患者平时无症状，但当跑步、饮酒、激动、过度吸烟、严重失眠等情况出现时，易突然心慌、胸闷，严重时心脏停搏，引起猝死。无症状心肌缺血易被忽视，而它又会带来严重后果，所以当中老年人出现下列症状时，要及时就诊。

（一）胃部不适

心脏病引起的胃部不适很少会出现绞痛和剧痛，压痛也不常有，只是一种憋闷、胀满的感觉，有时还伴有钝痛、火辣辣的灼热感及恶心欲吐感，大便后会有一些缓解，但不适的感觉不会完全消失。

（二）下颌骨疼痛

疼痛扩散到下颌骨两侧，有时只扩散到颈部一侧或双侧。

（三）前臂和肩膀疼痛

左臂和左肩受到影响最常见，但疼痛严重时也会反射到右臂。疼痛一般为钝痛，也不会扩散到腕部和手指，通常仅限于前臂内侧。

（四）呼吸急促

一呼一吸拉长或喘不过气来，静坐几分钟后，呼吸似乎恢复正常，但是当患者重新开始走动时，喘息又立刻开始。

（五）疲劳感

平常的工作状态就可以出现严重的疲劳，连伸直身子的力量都没有。疲劳并不局限于身体的某个部位，而是全身性的。

防止无症状心肌缺血的发生，要注意合理膳食、避免过度劳累、摒弃不良生活习惯、纠正不良情绪和性格、定期检查身体。

【治疗】

有效防止心肌缺血发作的药物硝酸酯类、β受体拮抗药及钙通道阻滞剂也对减少或消除无症状型心肌缺血的发作有效，联合用药效果更好。血运重建术可减少40%～50%的心肌缺血发作。

【主要护理问题】

1.知识缺乏　缺乏疾病相关知识。
2.潜在并发症　心力衰竭、心律失常、心肌梗死。

【护理目标】

（1）患者掌握疾病相关知识及预防的措施。
（2）患者未发生心力衰竭、心律失常、心肌梗死，或虽然发生并发症但得到正确的治疗和处理。

【护理措施】

（一）健康宣教

1.合理饮食

（1）进食清淡、低盐低脂、低胆固醇、富含纤维的易消化的食物。
（2）少食多餐，避免过饱。

2. 生活方式

（1）戒烟，限酒。

（2）适当控制体重。

（3）适度运动，选择正确的运动方式，运动需循序渐进。

（4）保持情绪乐观，劳逸结合。

（5）保持大便通畅，防止便秘，必要时可服用缓泻剂。

（二）并发症的护理

详见表 4-11。

表 4-11 并发症的护理

心力衰竭	见第二章第一节慢性心力衰竭患者的护理
心律失常	见第三章心律失常患者的护理
心肌梗死	见第四章第四节急性冠脉综合征患者的护理

三、冠状动脉造影结果正常的胸痛——X综合征

【概述】

X 综合征通常指患者具有心绞痛或类似于心绞痛的胸痛，平板运动时出现 ST 段下移而冠状动脉造影无异常表现。本病的预后通常良好，但由于临床症状的存在，常迫使患者反复就医，导致各种检查措施的过度应用，药品的消耗及生活质量的下降，日常工作受影响。这些患者占因胸痛而行冠状动脉造影检查患者总数的 10% ～ 30%。

【发病机制】

本病以绝经期前妇女较多见。平时心电图可正常，

也可有非特异性 ST-T 改变，近 20% 的患者可有平板运动实验阳性。

【治疗】

本病无特异治疗，β 受体拮抗药和钙通道阻滞剂均可减少胸痛发作次数，硝酸甘油并不能提高大部分患者的运动耐量，但可以改善部分患者的症状，可尝试使用。

【主要护理问题】

1. 疼痛 与心肌缺血缺氧有关。

2. 焦虑 与心绞痛发作时的濒死感有关。

3. 知识缺乏 缺乏疾病相关知识。

【护理目标】

（1）缓解或消除患者的疼痛不适。

（2）消除患者的焦虑恐惧情绪。

（3）患者了解疾病相关知识。

【护理措施】

（一）心绞痛发作时的护理

心绞痛发作时立即停止活动，卧床休息，予以吸氧，增加血液中氧含量。

（二）一般护理

加强心理护理，缓解患者紧张、焦虑情绪，做好疾病相关知识的健康教育，进行饮食、休息、活动等诱因预防的指导。

四、心肌桥

【概述】

冠状动脉通常走形于心外膜下的结缔组织中，如果一段冠状动脉走形于心肌内，这束心肌纤维被称为心肌桥，走形于心肌桥下的冠状动脉被称为壁冠状动脉。

【病因】

由于壁冠状动脉在每一个心动周期的收缩期被挤压，而产生远端心肌缺血，临床上可表现为类似心绞痛的胸痛、心律失常，甚至心肌梗死或猝死。

【发病机制】

由于心肌桥存在，导致其近端的收缩期前向血流逆转，而损伤该处的血管内膜，所以该处容易有动脉粥样硬化斑块形成，冠状动脉造影显示该节段收缩期血管腔被挤压，舒张期又恢复正常，被称为"挤奶现象"。

【治疗】

本病无特异性治疗，β受体拮抗药等降低心肌收缩力的药物可缓解症状。曾有人尝试用植入支架治疗壁冠状动脉受压，大多数支架导致内膜增生，再狭窄，因此不宜提倡。手术分离壁冠状动脉曾被认为是根治本病的方法，但也有再复发的病例。一旦诊断此病，除非绝对需要，应避免使用硝酸酯类药物及多巴胺等正性肌力药物。

【主要护理问题】

1. 疼痛　与心肌缺血缺氧有关。

2. 情绪改变——焦虑、恐惧　与心绞痛发作时的濒死感有关。

3. 潜在并发症　心律失常、心肌梗死。

【护理目标】

（1）缓解或消除患者的疼痛不适。

（2）消除患者的焦虑恐惧情绪。

（3）患者未发生心律失常、心肌梗死并发症，或虽然发生并发症但得到及时正确的治疗和处理。

【护理措施】

（一）心绞痛发作时的护理

心绞痛发作时立即停止活动，卧床休息予以吸氧，增加血液中氧含量。遵医嘱用药，进行相关处理。

（二）一般护理

一般护理包括心理护理，消除患者焦虑、恐惧情绪。

（三）并发症的处理及护理

详见表 4-12。

表 4-12　并发症的护理

心律失常	见第三章心律失常患者的护理
心肌梗死	见第四章第四节急性冠脉综合征患者的护理

（金　艳）

第六节　冠心病介入治疗及护理

【概念】

冠心病介入治疗（percutaneous coronary intervention，PCI）是通过心导管技术将狭窄甚至闭塞的冠状动脉管腔疏通，从而改善心肌的血液供应的方法。它包括经皮冠状动脉腔内成形术（percutaneous transluminal coronary angioplasty，PTCA）、冠状动脉腔内支架植入术（intracoronary stenting）、经皮冠状动脉腔内旋磨术、旋切术和激光成形术等。目前 PCI 已成为治疗本病的重要手段。

【适应证】

（1）稳定型心绞痛药物治疗后仍有症状，冠脉造影有显著血管狭窄或闭塞的患者。

（2）有轻度心绞痛症状或无症状但心肌缺血的客观证据明确，冠脉造影示有显著血管狭窄或闭塞的患者。

（3）不稳定型心绞痛/非 ST 段抬高心肌梗死伴有心力衰竭、威胁生命的室性心律失常及血流动力学不稳定的患者。

（4）不稳定型心绞痛/非 ST 段抬高心肌梗死 GRACE 风险评分 > 140 分、肌钙蛋白增高或 ST-T 动态改变的患者。

（5）不稳定型心绞痛/非 ST 段抬高心肌梗死症状反复发作且合并至少一项危险因素（肌钙蛋白升高、ST-T 改变、糖尿病、肾功能不全、左心室功能减低、既往心肌梗死、既往 PCI 或冠状动脉旁路移植术史、GRACE 风险评分 > 109 分）的患者。

（6）急性 ST 段抬高心肌梗死发病 12h 内；发病 12h 以上，合并有严重心力衰竭和（或）血流动力学或心电不稳定和（或）有持续严重心肌缺血证据者可行急诊 PCI。

（7）急性 ST 段抬高心肌梗死溶栓后仍有明显胸痛，抬高的 ST 段无明显降低者可行补救性 PCI。

（8）急性 ST 段抬高心肌梗死溶栓治疗再通后冠脉造影有重度狭窄的患者。

（9）介入治疗后心绞痛复发，管腔再度狭窄的患者。

（10）主动脉 - 冠状动脉旁路移植（CABG）术后复发心绞痛的患者。

【治疗方法】

（一）经皮冠状动脉腔内成形术（PTCA）

（1）局部麻醉下穿刺桡动脉或股动脉，并让血液充分肝素化。

（2）将带球囊的导管送入冠状动脉狭窄部位，扩张球囊。

（3）扩张完毕，抽空球囊，行冠状动脉造影，评价扩张效果。

（4）效果满意后退出导管，对穿刺处进行止血，加压包扎等。

（二）冠状动脉腔内支架植入术

（1）局部麻醉下穿刺桡动脉或股动脉，并让血液充分肝素化。

（2）将支架送入冠状动脉内已经或未经PTCA扩张的狭窄部位，打开支架支撑于血管壁，维持血流通畅。

（3）进行冠状动脉造影，评价效果。

（4）效果满意后退出导管，对穿刺处进行止血，加压包扎等。

【并发症】

（1）出血。

（2）急性或亚急性的血栓形成。

（3）侧支闭塞。

（4）支架边缘夹层。

（5）冠状动脉穿孔。

（6）支架内再狭窄。

（7）周围血管损伤如假性动脉瘤、骨筋膜室综合征等。

【护理】

（一）术前护理措施

详见表4-13。

表4-13　术前护理措施

术前指导及心理护理	（1）解释手术的目的、意义、手术方式及大致过程
	（2）术前1～3d开始训练床上大小便
	（3）嘱患者术前一晚保证睡眠
	（4）术前不需禁食，术前一餐饮食以六成饱为宜
	（5）术前更换清洁病员服，排空膀胱
	（6）做好心理护理：让患者自由表达其感受，针对个体情况进行心理护理，解除患者的紧张和恐惧。必要时指导患者掌握一些自我放松的方法
	（7）指导其家人或朋友给患者更多关心和鼓励
术前常规准备	（1）协助完成术前检查
	（2）静脉通道的准备：留置静脉导管针，一般选择左上肢
	（3）皮肤的准备：常规清洁双上肢前臂及双侧腹股沟皮肤，包括会阴部及大腿上1/3的皮肤，必要时刮去体毛
	（4）术中药物的准备：遵医嘱准备利多卡因、肝素、造影剂、硝酸甘油、聚维酮碘等药物以备手术中用
	（5）遵医嘱给药：术前遵医嘱给患者服用阿司匹林、氯比格雷等药物

（二）术后护理措施

1. 冠状动脉介入术后护理常规　详见表4-14。

表 4-14 冠状动脉介入术后护理常规

接收术后患者的评估与指导	（1）了解麻醉和手术情况、观察穿刺处及敷料的情况、穿刺肢体肢端的温度、颜色、感觉及肿胀情况；股动脉穿刺者还要观察足背动脉的搏动情况等
	（2）观察患者的生命体征及心电图的情况；必要时遵医嘱安置心电、血压及血氧饱和度监护
	（3）做好术后指导
	1）多饮水，促进造影剂排出
	2）穿刺处出血及任何不适立即告知医护人员
	3）桡动脉穿刺者，穿刺侧肢体抬高，手指适当活动，局部加压包扎 4～6h，3d 内避免提重物，保持局部清洁干燥
	4）股动脉穿刺者，穿刺侧下肢伸直制动，其余肢体可活动，拔出外鞘管后穿刺局部沙袋压迫 6～8h，若沙袋滑脱及时告知医护人员，卧床休息 24h，尽量避免腹压增加的因素如咳嗽、打喷嚏、用力解便等，卧床制动引起的不适和腰背痛可以局部按摩或垫软枕
	5）做好记录
穿刺处观察及护理	（1）密切观察穿刺处有无渗血，穿刺处及周围皮肤的张力和颜色等，若有异常，应及时通知医生进行处理
	（2）桡动脉穿刺后用绷带加压包扎者，2h 通知医生对局部进行减压一次，一般 3 次减完；穿刺侧肢体避免输液、测血压等
	（3）股动脉穿刺者，观察足背动脉搏动情况及穿刺局部沙袋压迫的位置是否正确稳妥；沙袋压迫 6～8h 后无出血者取下沙袋
基础护理	（1）卧床期间做好晨晚间护理
	（2）协助患者进食、饮水及大小便等基础护理
	（3）做好氧气管、尿管等管路护理
用药的观察和护理	术后继续使用肝素或（和）替罗非班等抗凝药物的患者注意抗凝药物的效果和不良反应的观察
	（1）监测 PT、APTT 或 ACT，维持 PT、APTT 或 ACT 为正常值的 1.5～2 倍
	（2）观察全身皮肤、黏膜、消化道、颅内等有无出血，若有，立即通知医生进行处理
	（3）尽量避免肌内注射，穿刺采血后适当延长压迫止血的时间，以防止局部血肿

2. 协助医生拔除动静脉外鞘管的护理 详见表4-15。

表4-15 协助医生拔除动静脉外鞘管的护理

用物 准备	治疗车内准备弹力绷带1卷,纱布10～20张,撤线剪1把,沙袋2个及无菌手套、帽子、口罩,消毒棉签及消毒液等;同时备好除颤仪,抢救药物如阿托品、多巴胺等
拔管前 准备	(1)监测患者的PT、APTT或ACT (2)监测患者生命体征,特别是血压、心率 (3)检查足背动脉的搏动等情况 (4)向患者解释沟通,指导其主动配合,消除其紧张恐惧心理
医生拔 管时配 合	(1)主动询问患者有无不适,如患者有胸闷、胸痛、心慌、气紧、面色苍白、出冷汗等,立即通知医生并协助处理 (2)严密监测患者生命体征,若心率突然减慢低于50次/分并伴有不适,立即告知医生,遵医嘱予阿托品静脉注射;密切监测血压,若收缩压低于90mmHg,患者出现面色苍白、出冷汗或恶心、呕吐等,立即告知医生,遵医嘱静脉使用多巴胺,加快补液等处理,必要时直接从动脉或(和)静脉注射液体以纠正低血压 (3)若患者出现心跳呼吸停止,立即行胸外心脏按压,简易球囊辅助呼吸及遵医嘱应用心肺复苏的药物等
拔管后 护理	(1)指压止血20～40min,用无菌敷料覆盖并予弹力绷带加压包扎 (2)股动脉穿刺者沙袋压迫穿刺处6～8h (3)观察穿刺处局部有无出血或血肿

3. 并发症的观察及护理 详见表4-16。

表4-16 并发症的观察及护理

常见并发症	临床表现	处理
出血	穿刺局部出血时穿刺处敷料有新鲜血液渗出或局部出现血肿,穿刺部位以外的出血可出现全身皮肤、黏膜、消化道、颅内等部位的出血,出现相应表现	(1)若为穿刺处局部的出血,可指压止血后重新加压包扎,血肿局部先以冷敷,24h后可热敷 (2)全身皮肤、黏膜、消化道等部位的出血遵医嘱减少抗凝药的用量或停用,大多可自行停止

常见并发症	临床表现	处理
		（3）对严重出血者，应立即遵医嘱补液、输血，根据出血部位采取相应的止血措施
急性和亚急性的血栓形成	多数发生在术后的2～14d，患者可出现胸闷、胸痛等症状，可引起急性心肌梗死和死亡	可采用冠状动脉内溶栓或外科手术治疗
侧支闭塞	放置支架处或支架附近的分支血管可由于支架的扩张而导致其闭塞，影响相应心肌的血液供应，出现胸闷、胸痛等不适	可用钢丝穿过支架丝间隙对侧支开口处进行处理
支架边缘夹层	球囊高压扩张，造成支架边缘处动脉壁的损伤，所形成的夹层可造成的残余狭窄使血流减慢，甚至引起血流动力学的改变	若造成的残余狭窄使血流减慢或引起血流动力学的改变，无论是入口还是出口，都应放置另一支架将它封住治疗
冠状动脉穿孔	较少见，高压扩张严重钙化的病变可发生冠状动脉穿孔，血液可流入心包，根据出血量的多少，产生不同程度心脏压塞的临床表现	用灌注球囊长时间、低压力扩张穿孔部位或通过球囊导管注射鱼精蛋白可有效治疗这一并发症。如果血流动力学不稳定，可考虑心包穿刺或切开引流
支架内再狭窄	再狭窄的发生与支架的长度和直径有关。长度越长和直径越小的支架越容易发生支架内再狭窄，临床可再次出现心肌缺血的症状	支架内再狭窄可通过球囊扩张或冠状动脉内旋磨术治疗

续表

常见并发症	临床表现	处理
假性动脉瘤和动-静脉瘘	出现假性动脉瘤者穿刺局部疼痛，有搏动性肿块和收缩期杂音；发生动-静脉瘘者局部可闻及连续性杂音	局部加压包扎，不能愈合者可行外科手术治疗
前臂骨筋膜室综合征	前臂肿胀、疼痛、麻木	外科手术治疗

4. 出院指导　详见表4-17。

表4-17　出院指导

穿刺处保护	（1）穿刺处完全愈合前保持清洁干燥 （2）桡动脉穿刺者穿刺侧近期避免提重物 （3）股动脉穿刺者近期避免下蹲
饮食	（1）低脂、低胆固醇饮食，避免过饱，多食水果、蔬菜等含纤维素多的食物 （2）忌烟酒、浓茶、咖啡等
活动	适度运动锻炼，原则上以不引起胸闷、胸痛或其他不适为限
体重	注意合理膳食和适度运动，控制体重在标准范围，避免超重
排便	保持大便通畅，防止便秘，避免用力排便，必要时辅以通便的药物
心理	控制和管理好情绪，避免急躁、愤怒、焦虑等不良情绪的出现，保持乐观、平和的心态
药物	（1）遵医嘱用药，勿自行调整药物剂量及停药等 （2）按时正确用药 （3）注意监测药物的不良反应，出现不良反应时及时就医
门诊随访	遵医嘱定期门诊随访

（任玉英）

第五章　原发性高血压患者的护理

【概述】

原发性高血压是以体循环动脉压升高为主要临床表现的心血管综合征，通常简称为高血压。高血压常与其他心血管病危险因素共存，是重要的心脑血管疾病危险因素，可损伤重要脏器，如心、脑、肾的结构和功能，最终导致这些器官功能衰竭。迄今仍是心血管疾病死亡的主要原因之一。

目前，高血压定义为未使用降压药的情况下，诊室收缩压（SBP）≥ 140mmHg 和（或）舒张压（DBP）≥ 90mmHg。根据血压升高水平，进一步将高血压分为 1 ～ 3 级，我国采用的血压分类和标准见表 5-1。

表 5-1　血压水平分类和定义（单位：mmHg）

分类	收缩压		舒张压
正常血压	＜ 120	和	＜ 80
正常高值血压	120 ～ 139	和（或）	80 ～ 89
高血压	≥ 140	和（或）	≥ 90
1 级高血压（轻度）	140 ～ 159	和（或）	90 ～ 99
2 级高血压（中度）	160 ～ 179	和（或）	100 ～ 109
3 级高血压（重度）	≥ 180	和（或）	≥ 110
单纯收缩期高血压	≥ 140	和	＜ 90

注：当收缩压和舒张压分别属于不同分级时，以较高的级别作为标准。以上标准适用于任何年龄的成年男性和女性。

【病因】

原发性高血压病因为多因素，尤其是遗传和环境等因素交互作用的结果。

（一）遗传因素学说

高血压具有明显的家族聚集性，父母均有高血压子女发病概率高达 46%；约 60% 高血压患者有高血压家族史。

（二）环境因素

1. 饮食　流行病学和临床观察均显示食盐摄入量与高血压发生和血压水平呈正相关。另外，有人认为饮食低钙、低钾、高蛋白摄入、饮食中饱和脂肪酸或饱和脂肪酸/不饱和脂肪酸的比值较高也属于升压因素。饮酒量与血压水平线性相关，尤其与收缩压相关性更强。

2. 精神应激　人在长期精神紧张、压力、焦虑或长期环境噪声、视觉刺激下也可引起高血压，因此，城市脑力劳动者高血压患病率超过体力劳动者，从事精神紧张度高的职业和长期噪声环境中的工作者患高血压较多。

3. 吸烟　吸烟可使交感神经末梢释放去甲肾上腺素增加而使血压升高，同时可以通过氧化应激损害一氧化氮（NO）介导的血管舒张引起血压升高。

（三）其他因素

1. 体重　超重或肥胖是血压升高的重要危险因素，肥胖的类型与高血压发生关系密切，腹型肥胖者容易发生高血压。

2. 药物　服避孕药妇女血压升高发生率及程度与服药时间长短有关。其他如麻黄碱、肾上腺皮质激素等也可使血压升高。

3. 睡眠呼吸暂停低通气综合征（SAHS）　SAHS 患

者 50% 有高血压，血压升高程度与 SAHS 病程和严重程度有关。

【发病机制及病理】

（一）发病机制

目前认为原发性高血压是在一定的遗传背景下，由多种后天因素相互作用使正常血压调节机制失代偿所致。

1. 神经机制 各种原因使大脑皮层下神经中枢功能发生改变，各种神经递质浓度与活性异常，最终使交感神经系统活性亢进，血浆中儿茶酚胺浓度升高，阻力小动脉收缩增强而导致血压升高。

2. 肾脏机制 各种原因引起肾性水钠潴留，增加心排血量，通过全身血流自身调节使外周血管阻力和血压升高，启动压力 - 利尿钠机制再将潴留的水钠排泄出去。

3. 激素机制 即肾素 - 血管紧张素系统 - 醛固酮系统（RAAS）激活。肾小球入球小动脉的球旁细胞分泌的肾素，激活肝产生的血管紧张素原（AGT）生成血管紧张素 I（AT I），再经肺循环的血管紧张素酶（ACE）的作用转变为血管紧张素 II（AT II）。AT II 作用于血管紧张素 II 受体，使小动脉平滑肌收缩，外周血管阻力增加；并可刺激肾上腺皮质球状带分泌醛固酮，使水钠潴留，血容量增加，以上机制均可使血压升高。

4. 血管机制 大动脉和小动脉结构和功能的变化在高血压发病中发挥着重要作用。覆盖在血管壁内表面的内皮细胞能生成、激活和释放各种血管活性物质，如一氧化氮、内皮素、前列环素等，调节心血管功能。年龄增长及各种心血管危险因素，如血脂异常、血糖异常、吸烟等，导致血管内皮细胞功能异常，影响动脉弹性功能和结构。

5. 胰岛素抵抗 胰岛素抵抗（IR）是指必须高于正

常的血胰岛素释放水平来维持正常的糖耐量，表示机体组织对胰岛素处理葡萄糖的能力减退。约 50% 原发性高血压患者存在不同程度的 IR。近年来认为胰岛素抵抗是 2 型糖尿病和高血压的共同病理生理基础。多数认为是胰岛素抵抗（IR）造成继发性高胰岛素血症，继发性高胰岛素血症使肾水钠重吸收增强，交感神经系统活性亢进，动脉弹性减退，从而使血压升高。

（二）病理

1. 心脏　左心室肥厚和扩大。

2. 脑　脑血管缺血与变性、粥样硬化，形成微动脉瘤或闭塞性病变，从而发生脑出血、脑血栓、腔隙性脑梗死。

3. 肾　肾小球纤维化、萎缩，肾动脉硬化，引起肾实质缺血和肾单位不断减少，从而导致肾衰竭。

4. 视网膜　视网膜小动脉痉挛、硬化，甚至可能引起视网膜渗出和出血。

【诊断要点】

（一）症状

大多数起病缓慢，缺乏特殊的临床表现，常见症状有头晕、头痛、颈项板紧、疲劳、心悸等。也可出现视物模糊、鼻出血等较重症状。

（二）体征

高血压体征一般较少。周围血管搏动、血管杂音、心脏杂音等是重点检查的项目。

（三）实验室检查

1. 基本项目　血液生化（钾、空腹血糖、总胆固醇、三酰甘油、高密度脂蛋白胆固醇、低密度脂蛋白胆固醇和尿酸、肌酐）；全血细胞计数、血红蛋白和血细胞比容；尿液分析（蛋白、糖、尿沉渣镜检）；心电图。

2. 推荐项目 24h 动态血压监测、超声心动图、颈动脉超声等。

3. 选择项目 针对怀疑继发性高血压者，根据需要可选择以下检查项目：血浆肾素活性、血和尿醛固酮、血和尿皮质醇、血和尿儿茶酚胺、肾和肾上腺超声、CT或 MRI、呼吸睡眠监测等项目。

（四）诊断要点

高血压诊断主要根据诊室测量的血压值，采用经核准的水银柱或电子血压计，测量安静休息坐位时上臂肱动脉部位血压，一般非同日测量 3 次血压值收缩压均 ≥ 140mmHg 和（或）舒张压均 ≥ 90mmHg 可诊断高血压。

【治疗】

（一）治疗目标

尽可能地降低心、脑血管病的发生率和病死率。一般认为应降低并维持收缩压 < 140mmHg、舒张压 < 90mmHg（目标血压）。

（二）治疗原则

1. 治疗性生活方式干预 增加运动，控制体重（体重指数 < 24）；减少钠盐摄入（每日 < 6g）；减少脂肪摄入；多食含钾丰富食物；戒烟限酒（男性：每日 < 25 ～ 50ml 白酒，女性：每日 < 15 ～ 30ml 白酒）；减轻精神压力，保持心态平衡。

2. 降压药物治疗

降压药物种类：

（1）利尿剂。

（2）β受体拮抗药。

（3）钙通道阻滞剂（CCB）。

（4）血管紧张素转换酶抑制剂（ACEI）。

（5）血管紧张素Ⅱ受体拮抗药（ARB）。

（6）α受体拮抗药。

3. 降压药应用原则

（1）小剂量：初始治疗时应采用较小的有效治疗剂量，根据需要逐步增加剂量。

（2）优先选择长效制剂：尽可能使用每日给药1次而持续24h降压作用的长效药物。

（3）联合用药：联合治疗应采用不同降压机制的药物，我国临床主要推荐应用优化联合治疗方案是：血管紧张素转换酶抑制剂／血管紧张素Ⅱ受体拮抗药＋二氢吡啶类钙通道阻滞剂；血管紧张素转换酶抑制剂／血管紧张素Ⅱ受体拮抗药＋噻嗪类利尿剂；二氢吡啶类钙通道阻滞剂＋噻嗪类利尿剂；二氢吡啶类钙通道阻滞剂＋β受体拮抗药。3种降压药联合治疗一般必须包含利尿剂。

（4）个体化：根据患者具体情况、药物有效性和耐受性，兼顾经济条件及个人意愿，选择适合患者的降压药物。

4. 提高治疗依从性的措施　医护人员和患者之间良好的沟通；让患者及家属参与治疗方案的制订和血压的监测；鼓励患者坚持生活方式的改良；合理选择适宜的长效制剂。

【主要护理问题】

1. 舒适改变：头痛　与血压升高有关。

2. 有受伤的危险　与头晕、视物模糊、意识改变或发生直立性低血压有关。

3. 潜在并发症　心力衰竭、肾衰竭、脑血管病等。

4. 焦虑   与血压控制不满意、已发生并发症有关。

5. 知识缺乏   缺乏有关药物、饮食、运动等知识。

【护理目标】

（1）患者血压控制良好，头痛减轻或消失。

（2）患者未发生受伤。

（3）患者未发生并发症，或并发症发生后能及时发现和处理。

（4）患者情绪稳定，主动配合治疗及护理。

（5）患者了解高血压的知识，并能养成良好的生活方式、药物治疗依从性好。

【护理措施】

（一）用药护理

（1）指导患者遵医嘱按时正确降压药物治疗。

（2）密切观察患者用药后的效果及药物不良反应。

（3）指导患者服药后动作缓慢，警惕直立性低血压的发生。

（二）病情观察及护理

1. 观察患者头痛情况   观察头痛部位、程度、持续时间，是否伴有头晕、耳鸣、恶心、呕吐等症状。

2. 观察患者血压变化   监测血压做到"四定"，即定时间、定体位、定部位、定血压计。

3. 指导患者避免受伤   指导患者预防直立性低血压的方法，如避免迅速改变体位，病室内避免有障碍物、地面湿滑等，必要时使用床档。

4. 服用利尿剂患者   注意观察尿量和电解质，特别是血钾情况。

5. 脑出血患者   注意观察神智、生命体征。

6. 脑出血伴烦躁患者　特别注意安全管理，必要时使用保护性约束具保护患者，避免受伤。

（三）心理护理

（1）鼓励患者表达自身感受。

（2）教会患者自我放松的方法。

（3）针对个体情况进行针对性心理护理。

（4）鼓励患者家属和朋友给予患者关心和支持，鼓励患者增强信心。

（5）解释高血压治疗的长期性、依从性的重要性，同时告诉患者一般预后良好。

（四）健康宣教

详见表 5-2。

表 5-2　高血压患者健康宣教

合理膳食	限制钠盐摄入；低脂、低胆固醇饮食；戒烟限酒
适度运动	根据体力适当运动（即运动时最大心率达到 170 减去年龄），每周 3～5 次，每次 30～60min
心理指导	指导患者调整心态，保持心情舒畅；避免情绪激动
用药指导	遵医嘱坚持用药，不能擅自停药或改变药物；监测药物作用和不良反应
血压监测	教会患者及家属正确测量血压的方法，测量的时间、记录的方法
定期复诊	根据血压水平及危险分层拟定复诊时间。低位、中危者 1～3 个月复诊 1 次；高危者，至少 1 个月复诊 1 次

【并发症的处理及护理】

详见表 5-3。

表 5-3 并发症的处理及护理

常见并发症	临床表现	处理
脑血管病	包括脑出血、脑血栓、腔隙性脑梗死、短暂性脑缺血发作	绝对卧床休息；吸氧；硝普钠或硝酸甘油等降压，原则上实施血压监控与管理，血压控制目标不应低于 160/100mmHg。有高血压脑病时应予脱水剂；有烦躁、抽搐则予地西泮、巴比妥类药物肌内注射
心力衰竭	患者心慌，气紧，呼吸困难，咳嗽等左心衰竭表现	端坐位休息；吸氧；镇静；静脉应用硝普钠或硝酸甘油；利尿剂；洋地黄类等正性肌力药物
肾衰竭	患者尿中出现蛋白、管型；尿量减少；血尿，最后发展为肾衰竭	控制血压；控制蛋白尿，应用保护肾功能的药物；进食低蛋白、低磷饮食；记录出入量。必要时行血液透析、腹膜透析、肾脏移植
主动脉夹层	患者突发前胸或背部持续性、撕裂样或刀割样剧痛；两上肢或上下肢血压相差较大	绝对卧床休息，强效镇静与镇痛，必要时静脉注射吗啡或冬眠治疗。静脉应用硝普钠或硝酸甘油等迅速降压，收缩压降至 < 100 ~ 120 mmHg

【预后】

高血压的预后不仅与血压升高水平有关，而且与其他心血管危险因素存在及靶器官损害程度有关。因此，目前主张对高血压患者作心血管危险分层，将高血压患者分为低危、中危、高危、极高危。具体分层标准根据血压升高水平（1、2、3 级）、其他心血管危险因素、糖尿病、靶器官损害、并发症情况（表 5-4、表 5-5）。

表 5-4 影响高血压预后的因素

心血管疾病的危险因素	靶器官损害	合并的临床状况
收缩压和舒张压水平（1～3 级） 男性＞ 55 岁 女性＞ 65 岁 吸烟 血脂异常：TC ≥ 6.1mmol/L（240mg/dl）、LDL ＞ 3.3mmol/L（130mg/dl），或 HDL ＜ 1.0mmol/L（40mg/dl） 腹型肥胖：腰围 　男≥ 85cm，女≥ 80cm 早发心血管疾病家族史（一级亲属发病年龄＜ 50 岁） C 反应蛋白（CRP）≥ 1mg/dl	左心室肥厚（心电图、超声心动图或 X 线） 颈动脉超声 IMT（内膜中层厚度）≥ 0.9mm，或周围血管超声或 X 线证实有动脉粥样硬化斑块 血清肌酐轻度升高男 115 ～ 133μmol/L（1.3 ～ 1.5mg/dl） 女 107 ～ 124μmol/L（1.2 ～ 1.4mg/dl） 微量白蛋白尿 30 ～ 300mg24h，白蛋白/肌酐 男≥ 22mg/（2.5mg/mmol），女≥ 31mg（3.5mg/mmol）	脑血管疾病 （1）缺血性脑卒中 （2）脑出血 （3）短暂性脑缺血发作（TIA） 心脏疾病 （1）心肌梗死 （2）心绞痛 （3）冠状动脉血运重建 （4）充血性心力衰竭 肾脏疾病 （1）糖尿病肾病 （2）肾功能受损：血清肌酐男＞ 133μmol/L（1.5mg/dl），女＞ 124μmol/L（1.4mg/dl） （3）蛋白尿 （4）肾衰竭：血肌酐＞ 177μmol/L（2.0mg/dl） 糖尿病 空腹血糖≥ 7.0mmol/L（198mg/dl） 外周血管疾病 视网膜病变：出血或渗出，视乳头水肿

表 5-5　高血压患者心血管危险分层标准

其他危险因素和病史	血压水平 /mmHg		
	1 级 （收缩压 104～159 或舒张压 90～99）	2 级 （收缩压 160～179 或舒张压 100～109）	3 级 （收缩压 ≥ 180 或舒张压 ≥ 110）
无其他危险因素	低危	中危	高危
1～2 个危险因素	中危	中危	极高危
3 个及以上危险因素，或糖尿病、靶器官损害者	高危	高危	极高危
并存临床情况	极高危	极高危	极高危

【特别关注】

（1）血压的动态监测。

（2）用药的观察护理。

【前沿进展】

（一）贴药膜治高血压

在第十四届国际高血压学会会议上，国际高血压联盟主席对一种新型的给药方式——通过贴在皮肤上的药膜渗透给药的"可乐定贴剂"给予了肯定。这种贴剂每周只贴一次，即可平稳降低血压。与常规口服给药方式相比，它可避免对胃肠的刺激与损害，也避免药物不良反应对心、脑、肾等人体器官的损害，为高血压患者坚持长期稳定的降压治疗提供了简便方法。

（二）多喝可乐易引发高血压

美国塔夫茨大学研究发现，一天喝4罐以上可乐的人，患高血压的概率比少饮或不饮可乐者高出28%～44%。

（三）降压药阿替洛尔再受质疑

近年来，阿替洛尔的临床治疗效益受到质疑。有关专家发表的最新研究结果显示：与其他降压药相比，阿替洛尔组患者的病死率和脑卒中发生率显著增高，从而再次否定阿替洛尔的效益。

【知识拓展】

肾素 - 血管紧张素系统与高血压

肾素 - 血管紧张素系统的研究是与人类高血压研究相伴而生，历百年而不衰，是在20世纪人类科学发展史上具有里程碑意义的领域。它不仅是当代高血压理论和实践的基石，其触角不断地深入到生命科学和医学研究的多个领域，已成为现代医学众多病理生理机制的理论基础。

1897年，Riva发明袖带式间接测量血压计，揭开了人类高血压研究的序幕。次年，Tigersted和Bergmann通过静脉注射兔的肾组织提取物，使动物血压缓慢持续升高，他们称这种来自肾皮质的物质为肾素，从而开始了对RAS的研究。1934年，Goldblatt发现结扎动物肾动脉，可使血压升高，于是再次提出了肾素在血压调控中具有重要作用，使这一问题的研究得以深入。

1940年，Page和H.Imet及Braun.Menendez等同时分别证明，肾提取物与血浆混合后静脉注射，可引起动物血管收缩；如与生理盐水混合后注射，则不产生收缩血管作用。因而推测：这种肾提取物并没有直接升压作用，而是肾提取物中有一种蛋白水解酶，与血浆中某些物质发生反应后，形成一种升压物质，从而引起血管收缩和血压升高。这种存在于血浆中的活性物质后来被统一命名为血管紧张素，进一步研究发现静脉注射肾素后，引起缓慢而持久的血压升高，而注射血管紧张素则引起血压迅速升高。这表明肾素是一种酶，能作用于血浆中的活性物质底物，进而形成血管紧张素，后者引发升压反应。

（游桂英）

第六章　心肌疾病患者的护理

第一节　心肌病患者的护理

【概述】

心肌病是指由不同病因引起的心肌病变导致心肌机械和心电功能障碍，通常表现为心室扩张或肥厚。目前临床上心肌病分类如下：遗传性心肌病（包括肥厚型心肌病、左心室致密化不全、右心室发育不良心肌病等）、混合性心肌病（包括扩张型心肌病和限制型心肌病）、获得性心肌病（包括感染性心肌病、心动过速心肌病和围产期心肌病等）。其中以扩张型心肌病、肥厚型心肌病、限制型心肌病最常见，下面予以重点阐述。

一、扩张型心肌病

扩张型心肌病（dilated cardiomyopathy，DCM）指左心室或双心室心腔扩大伴心肌收缩功能障碍，产生充血性心力衰竭。本病临床表现为心脏长大、心力衰竭、心律失常及猝死，预后差且病死率高，确诊后5年生存率约为50%，10年生存率约为25%。

【病因】

本病迄今原因尚不明确，目前主要与以下因素有关：①感染；②炎症；③中毒、内分泌和代谢异常等；④遗传；⑤其他，如神经肌肉疾病等。

【病理】

(一)心腔

其以心腔扩大为主,肉眼可见心室扩张。

(二)室壁

室壁多变薄,纤维瘢痕形成,并伴有附壁血栓。

(三)组织学

其为非特异性心肌细胞肥大、变性,特别是程度不同的纤维化等病变混合存在。

(四)瓣膜、冠状动脉

其多无改变。

【诊断要点】

(一)临床表现

扩张型心肌病起病缓慢,早期无明显症状,后期随着病情加重患者出现夜间阵发性呼吸困难和端坐呼吸等左心功能不全症状,逐渐出现食欲缺乏、腹胀、水肿等右心功能不全症状,合并各种心律失常时可表现为头昏、黑矇甚至猝死,终末期表现为持续性低血压。

(二)体征

(1)心界扩大,颈静脉怒张,水肿。

(2)听诊:心音减弱,心率快时呈奔马律,肺部闻及湿啰音,随着心力衰竭加重时可闻及双肺哮鸣音。

(三)辅助检查

(1)胸部 X 线。

(2)心电图。

(3)超声心动图。

（4）心脏磁共振。

（5）心肌核素显像。

（6）冠状动脉 CT 检查。

（7）血液和血清学检查：脑钠肽（BNP）升高。

（8）冠状动脉造影和心导管检查。

（9）心内膜心肌活检。

【治疗】

（1）病因治疗：积极找出病因给予对症治疗，如抗感染、严格限酒或戒酒改变不良生活方式、纠正电解质紊乱等。

（2）针对心力衰竭的药物治疗：强心、利尿，扩张血管。

（3）心力衰竭的心脏再同步化治疗 CRT。

（4）抗凝治疗。

（5）心律失常和心脏性猝死的防治：安置植入式心脏复律除颤器（ICD）。

（6）心力衰竭其他治疗：外科心脏移植，左心室成形术。

二、肥厚型心肌病

肥厚型心肌病（hypertrophic cardiomyopathy，HCM）是以非对称性心室肥厚为特征，累及室间隔，心室腔变小，左心室血液充盈受阻、舒张期顺应性下降为基本特征的一种遗传性心肌病。我国有调查显示患病率为 180/10 万，好发于男性，是青少年猝死的常见原因之一。临床上据左心室流出道有无梗阻分为梗阻性肥厚型心肌病和非梗阻性肥厚型心肌病。

【病因】

（1）遗传与基因。

（2）代谢异常。

【病理】

肥厚型心肌病主要是左心室形态学的改变，不均匀的室间隔肥厚、心尖、心室中部肥厚，使心腔变小，相对血流不足，细胞肥大，形态特异，排列紊乱。

【诊断要点】

（一）临床表现

1. 症状 主要症状是劳力性呼吸困难和乏力、胸痛，部分患者运动时出现晕厥。

2. 体征 心脏轻度长大，流出道梗阻患者于胸骨左缘第3、4肋间可闻及喷射性收缩期杂音，心尖部也可常闻及收缩期杂音。

3. 并发症 心律失常和心源性猝死。

（二）辅助检查

（1）胸部X线检查。

（2）心电图。

（3）超声心动图。

（4）心脏磁共振。

（5）心导管检查和冠状动脉造影。

（6）心内膜心肌活检。

【治疗】

（一）药物治疗

口服β受体拮抗药和钙离子通道阻滞剂。

（二）介入手术

介入手术包括安置植入式心脏复律除颤器、化学射频消融。

（三）外科手术

外科手术有室间隔切除术。

三、限制性心肌病

限制性心肌病（restrictive cardiomyopath，RCM）是指以心室壁僵硬增加、舒张功能降低、充盈受限而产生以右心衰竭症状为特征的一类心肌病，确诊后 5 年生存期约 30%。

【病因】

限制性心肌病属于混合性心肌病，一半为特发性，一半多为心肌淀粉样改变。

【病理】

由于心肌纤维化、炎性细胞的浸润及心内膜瘢痕形成使心室壁变僵硬、充盈受限，心室舒张功能降低，心房后负荷增加，静脉回流受阻，静脉压升高。

【诊断要点】

（一）临床表现

1. 症状 活动耐力下降、乏力、呼吸困难，随着病情加重出现肝大、水肿、腹腔积液。

2. 体征 颈静脉怒张、肝大、下肢凹陷性水肿，听诊可闻及奔马律。

（二）辅助检查

（1）实验室检查。

（2）心电图。

（3）超声心电图。

（4）X线、CT、磁共振。

（5）心导管检查。

（6）心内膜心肌活检。

【治疗】

限制性心肌病目前无特异性治疗方法，主要为避免呼吸道感染、劳累加重心力衰竭的诱因，对症处理。

四、心肌病患者的护理

【主要护理问题】

1.气体交换受损　与心力衰竭有关。

2.活动无耐力　与心力衰竭、心律失常有关。

3.体液过多　与心力衰竭引起水钠潴留有关。

4.舒适的改变：心绞痛　与肥厚心肌耗氧量增加，而冠状动脉供血相对不足有关。

5.焦虑　与慢性疾病，病情反复并逐渐加重，生活方式改变有关。

6.潜在并发症　栓塞、心律失常、猝死、受伤。

【护理目标】

（1）患者呼吸困难明显改善，发绀消失。

（2）能说出限制最大活动量的指征，遵循活动计划，主诉活动耐力增加。

（3）水肿、腹水减轻或消失，体重减轻。

（4）患者主诉心绞痛发作次数减少、患者能运用有效方法缓解心绞痛。

（5）患者焦虑情绪缓解。

（6）患者未发生相关并发症，或并发症发生后能得到及时治疗与处理。

【护理措施】

心肌病患者的护理措施见表 6-1。

表 6-1　心肌病患者的护理措施

心理护理	（1）对患者多关心体贴，予鼓励和安慰，帮助其消除悲观情绪，增强治疗信心
	（2）β₂ 受体拮抗药容易引起抑郁，应注意患者的心理状态
	（3）注意保持休息环境安静、整洁和舒适，避免不良刺激
	（4）对睡眠形态紊乱者酌情给予镇静药物
	（5）教会患者自我放松的方法
	（6）鼓励患者家属和朋友给予患者关心和支持
休息与活动	（1）根据患者心功能评估其活动的耐受水平，并制订活动计划
	（2）无明显症状的早期患者，可从事轻工作，避免紧张劳累
	（3）心力衰竭患者经药物治疗症状缓解后可轻微活动
	（4）合并严重心力衰竭、心律失常及阵发性晕厥的患者应绝对卧床休息
	（5）长期卧床及水肿患者应注意皮肤护理，采取措施防止压疮形成
饮食	（1）进食低脂、高蛋白和维生素的易消化饮食，避免刺激性食物
	（2）对心功能不全者应予低盐饮食
	（3）每餐不宜过饱
	（4）应戒除烟酒
	（5）同时耐心向患者讲解饮食治疗的重要性，以取得患者配合
病情观察	（1）观察患者有无心累、气紧
	（2）危重患者密切观察生命体征，尤其是血压、心率及心律

续表

病情观察	（3）心功能不全、水肿、使用利尿剂患者注意对出入量和电解质的观察
	（4）使用洋地黄者，密切注意洋地黄毒性反应，如恶心、呕吐、黄视、绿视及有无室性期前收缩和房室传导阻滞等心律失常
	（5）了解解大便情况，保持大便通畅
	（6）每日监测体重和尿量
吸氧护理	（1）呼吸困难者取半卧位，予以持续吸氧，氧流量根据患者病情酌情调节
	（2）每日应清洁鼻腔和鼻导管，每日更换湿化瓶内无菌用水，每周更换鼻导管
	（3）注意观察用氧效果，必要时做血气分析

【健康宣教】

详见表 6-2。

表 6-2 心肌病患者的出院宣教

饮食	高蛋白、高维生素、富含粗纤维素的清淡饮食，避免高热量和刺激性食物，忌烟酒，不宜过饱
活动	根据心功能情况，适当活动。避免劳累、剧烈活动、情绪激动、屏气用力或提取重物，有晕厥史者或猝死家族史者应避免独自外出活动
防感染	保持室内空气流通、防寒保暖
用药与病情监测	坚持服用抗心律失常、心力衰竭等药物，说明药物名称、用法、剂量并教会患者和家属对药物疗效及不良反应的观察，告知尿量和体重测量、记录的准确的重要性
随访	定期门诊随访，以便随时调整药物剂量。有病情变化或症状加重时立即就医

【并发症的观察及护理】

详见表 6-3。

表 6-3　心肌病患者并发症的观察及护理

常见并发症	临床表现	处理
感染	肺部感染：发热、咳嗽、咳痰 感染性心内膜炎：发热，心脏杂音，动脉栓塞，脾大，贫血	静脉使用抗生素 肺部感染应定时翻身、拍背，促进排痰，必要时可行雾化吸入 感染性心内膜炎宜及时手术治疗
栓塞	脑栓塞：偏瘫、失语 肺栓塞：胸痛、咯血 肾栓塞：血尿 下肢动脉栓塞：足背动脉搏动减弱或消失	遵医嘱给予抗凝治疗 指导患者正确服药 观察疗效和不良反应
心律失常	患者诉心悸不适，乏力、头昏。心电图示：室性心动过速、房室传导阻滞、心动过缓、心房颤动等	洋地黄中毒者，及时停用 用 β 受体拮抗药和钙通道阻滞剂时，有心动过缓，应减量或停用 高度房室传导阻滞时，安置心脏起搏
猝死	突然站立或劳累后晕厥	猝死发生时行心肺复苏等抢救措施 发生心室颤动，立即采取电除颤 快速性室上速必要时电转复律预防猝死 非持续性室速可使用胺碘酮 肥厚心肌病使用 β 受体拮抗药和钙通道阻滞剂 对药物治疗无效的顽固性室性心动过速，可安置埋藏式心脏除颤器 均应避免体力活动

【前沿进展】

1. 心力衰竭的心脏再同步治疗 心脏再同步治疗（CRT）是通过左心室造影置入带有左心室电极的起搏器，同步起搏左、右心室使双心室的收缩同步化，是一种治疗 DCM 的重要方法，能有效地改善患者的症状、提高生活质量，降低住院率和病死率，其治疗机制是利用心脏起搏的原理，通过心房同步双心室起搏装置来纠正心肌收缩运动不同步，从而改善左心室充盈时间和充盈压、减少二尖瓣反流面积，提高左心室射血分数和心排血量。

2. 心脏除颤器植入术 HCM 猝死的危险因素包括有已知基因型的倾向、持续性的室性心动过速或有心搏骤停先兆的、反复的晕厥、伴有运动性低血压及室壁厚度达 30 mm 或者更厚的极度肥厚患者，特别是青少年或年轻人中更容易发生。具有猝死高危的亚组患者，可以从植入心脏除颤器获益，通过植入第三代植入式心脏复律除颤器能有效地控制恶性心律失常，预防猝死，提高生存率。

3. 室间隔化学消融术 1995 年 Sigwart 首次发明这项技术，他使用乙醇部分消融室间隔。通过一特殊的导管送入冠状动脉间隔支，注射无水乙醇，从而造成该供血区域心室间隔坏死，理想的终点是减轻部分患者左心室流出道梗阻和二尖瓣反流，从而改善心力衰竭症状。

4. 外科治疗 外科主要为肥厚室间隔切开、切除术，适用于药物治疗无效，症状明显，左心室流出道压差在静息或运动时大于 50mmHg，可考虑行室间隔切除术，手术可明显减轻流出道梗阻和并发的二尖瓣反流，术后 70% 患者症状明显改善，但至少 10% 患者仍继续存在显著的症状。外科心肌切除术也能成功减轻右心室流出道梗阻。手术病死率在有经验的医院中仅为 1% ~ 2%。

HCM 患者若有与梗阻无关的严重的二尖瓣反流，可行二尖瓣置换术。极少数二尖瓣疾病患者可行二尖瓣修补术。但各种内科和外科治疗均无效时，可考虑心脏移植。

5. 展望 HCM 的遗传学研究已获重大线索，在 10 个有意义的基因中，任何基因突变和每个心肌基节的编码蛋白突变都可导致 HCM。这使发生了基因突变且正在迅速进展的患者临床前诊断成为可能，并能够将确诊这种疾病的患者进行分类，然后选择恰当的治疗方法。笔者相信，致病基因的发现，将使其治疗发生革命性的改变。

【知识拓展】

植入式心脏复律除颤器（ICD）治疗
心脏性猝死临床应用进展

心源性猝死是现代医学面临的一个重要问题，在美国每年夺去大约 40 万生命。心源性猝死的主要原因以前一直不清楚，直至心电图监测技术的应用，证实了医院外心脏停搏者多数是由心室颤动引起的，大部分患者（大于 80%）先出现室性心动过速，持续恶化发生心室颤动。因为心室颤动（室颤）自行转复非常少见，因此，一个最重要的决定心室颤动患者生存的因素是：从心室颤动发生至得到除颤治疗的时间。医院外心脏停搏的总病死率很高（高于 75%），主要由于不能得到及时有效的除颤治疗。

由 Mirowski 最早设计的埋藏式自动除颤器，为恶性室性心律失常的治疗提供了一个确实有效的治疗方法，开辟了一个新的治疗领域。体内自动除颤器可以在心律失常发生 10～20s 内释放电击除颤，在这段时间除颤成功率几乎 100%，这种装置可以对自发性心室颤动作出有效的反应，感知危及生命的恶性室性心律失常，并进行有效的治疗防止心源性猝死的发生。在过去十多年的应用中，植入式心脏复律除颤器（implantable cardioverter-defibrillator，ICD）已经被证明了其防止院外心源性猝死的效果。

植入式心脏复律除颤器技术发展非常迅速，具有诊断和多种治疗功能的新一代植入式心脏复律除颤器开始在临床应用。植入式心脏复律除颤器的临床适应证也不断放宽，对于缺血性心肌病伴或不伴心力衰竭患者，植入式心脏复律除颤器治疗降低了病死率，未来植入式心脏复律除颤器将会朝多功能方面发展，从目前单一治疗室性快速心律失常治疗向各种心律失常包括房性心律失常、缓慢性心律失常等多种治疗发展，有望不远的将来应用于临床。

（徐　英）

第二节　心肌炎患者的护理

【概述】

心肌炎是指心肌的实质或间质的炎性反应。呈局限性或弥漫性，也可分为急性、亚急性或慢性。发病年龄以儿童和青少年多见，年龄越小，往往病情越重，男性多于女性。

【病因】

心肌炎可原发于心肌，也可成为全身性疾病的一部分。病因可分为感染性和非感染性，病毒性心肌炎发病率明显高于其他。起病急缓不定，少数病例呈爆发性从而导致急性心力衰竭或猝死。病程多有自限性，也可发展为扩张型心肌病。

（一）感染性心肌炎

感染性心肌炎为由病毒、细菌、真菌、原虫、蠕虫、螺旋体等感染引起心肌炎。而多种病毒可以引起心肌炎，包括柯萨奇 B 组病毒，脊髓灰质炎病毒、孤儿（Echo）病毒等为常见病毒，其中柯萨奇 B 组病毒是最为常见致病因素，占 30%～50%。

（二）非感染性心肌炎

非感染性心肌炎包括毒物、药物、放射、结节病、结缔组织病等。

【发病机制与病理】

病毒性心肌炎的发病机制可分为以下两种。

（1）病毒的直接作用。

（2）病毒与机体的免疫反应共同作用，包括急性病毒感染及持续病毒感染对心肌的直接损害；而病毒介导的免疫损伤，主要由 T 淋巴细胞介导的损伤。此外还有其他多种细胞因子和一氧化氮等介导的微血管损伤和心肌损害。这些改变均可损害心肌的组织结构和功能。

【诊断要点】

（一）临床表现

1. 症状 病毒性心肌炎患者临床表现取决于病变的广泛程度与部位，轻者可完全没有症状，重者甚至出现心源性休克及猝死。多数患者常常在发病前 1～3 周内出现过类似"感冒"症状，如发热、全身倦怠感、咽痛等症状，或者恶心、呕吐等症状。随后出现胸闷、心前区隐痛、心悸、气促等，重者出现恶性心律失常、心力衰竭及心源性休克。

2. 体征 ①心律失常：常以房性与室性期前收缩及房室传导阻滞多见。②心界扩大及杂音：心界扩大为暂时性的，心肌炎好转随之好转；可闻及第三、第四心音或奔马律，也有部分患者心尖部可闻及收缩期吹风样杂音。心力衰竭患者可查见颈静脉怒张、肺部湿啰音、肝大等体征。重者出现血压降低、四肢湿冷、体温不升等心源性休克等体征。

（二）辅助检查

1. 胸部 X 线检查 可见心影正常或扩大，合并心包积液时呈现烧瓶样改变。

2. 心电图 常见 ST-T 改变，合并心包炎时 ST 段可见广泛抬高，出现严重心肌损害时可出现病理性 Q 波，需与心肌梗死鉴别。可见各型心律失常，常见室性心律失常和房室传导阻滞。

3. 超声心动图 心脏大小正常或者左心室增大，室壁运动减弱，左心室收缩功能降低，附壁血栓等。合并有心包炎者可见心包积液。

4. 实验室检查 急性期心肌损害标准物检查可见心肌肌酸激酶（CK-MB）及血清肌钙蛋白（T 或 I）增高，白细胞总数轻度升高，血沉轻至中度增快，中性粒细胞偏高，起病 2～4 周后可出现柯萨基病毒抗体 B-IgM 抗体及抗心肌抗体阳性。

5. 心脏磁共振 对心肌炎诊断具有较大价值，典型表现为钆延迟增强扫描见心肌片状强化。

6. 心内膜心肌活检 除心肌炎诊断外同时还有助于

病情及预后的判断。因其有创，本检查一般不常规检查。

【治疗】

（一）原发病的治疗

如是病毒感染予以抗病毒药物，如干扰素、利巴韦林、阿糖胞苷等终止或者干扰毒素复制与扩散，但疗效不定，中药如板蓝根、黄芪、金银花等对某些病毒有一定的抑制作用。如伴细菌感染者，予以抗生素。

（二）对症治疗

针对患者的体征及症状给予相应的积极治疗，如心力衰竭、心律失常及休克等。

（三）激素治疗

常使用的激素药有地塞米松、氢化可的松等，其目的是改善心肌的微循环，减轻心肌的炎性反应，如水肿，同时减少心肌的瘢痕形成。但是在病毒的急性感染 10d 内应当避免使用激素药物，以免造成病毒扩散，加重病情。

（四）促进心肌的恢复

使用改善心肌代谢的药物以促进心肌细胞的恢复，阻止病情进展，减少并发症的发生。常有药物有：①能量激化液。包括氯化钾、胰岛素、葡萄糖，为心肌提供能量，促进心肌代谢，加快修复。②口服辅酶 Q_{10}、肌苷等，改善心肌代谢，修复心肌细胞。③大剂量维生素 C。维生素 C 具有氧化还原反应、抗病毒作用，促进心肌细胞代谢，加强心肌对葡萄糖的利用，利于受损心肌细胞修复。

（五）体外膜肺氧和治疗

体外膜肺氧和（extrcorporeal membrane oxygenation,

ECMO)是一种持续体外生命支持疗法，主要通过人工离心泵和体外模拟肺氧和器代替受损的心脏或丧失功能肺脏作功，满足机体重要脏器和组织的氧供与二氧化碳排出，从而使受损肺脏得到足够休息和缓冲，争取抢救时机，逐渐恢复受损脏器。近年来体外膜肺氧和在治疗爆发性心肌炎上得到大力的推广，但由于费用昂贵，因此受到一定的制约。

【主要护理问题】

1. 活动无耐力 与心肌炎性病变、疲劳、虚弱有关。
2. 自理能力受限 与虚弱、无力、限制性卧床有关。
3. 潜在并发症 心律失常、心力衰竭。
4. 焦虑 与患者担心疾病的恢复、疗效等有关。
5. 知识缺乏 缺乏心肌炎的预防、保健相关知识。

【护理目标】

（1）患者能积极配合治疗、休息与活动计划。
（2）患者活动时疲劳、虚弱、无力感减轻或者消失。
（3）患者对疾病的恢复及疗效担忧减轻或消失、心理舒适程度增加。
（4）患者对疾病相关知识如病因、诱因、康复知识有一定了解。

【护理措施】

（一）创造良好的修养环境
保持病室环境安静，空气清新，限制探试时间及人数，减少不必要的干扰及院内感染率，保证患者充分的休息和睡眠。

（二）心理护理

及时与患者沟通，了解心理动态反应，避免不良情绪加重心脏负荷，耐心解释病情，说明休息、营养的重要性。通过主动关心患者、沟通交流、协助生活护理，减轻患者的焦虑，使其主动配合治疗、护理，使病情得到缓解。

（三）休息与活动

应反复解释该病在急性期需决定卧床休息的重要性，如休息可以减少心肌的耗氧，减轻心脏负荷，有利于心功能的恢复，防止病情恶化或转为慢性病程。急性期需绝对卧床一个月，加强营养。重症或伴有心律失常、心功能不全者需绝对卧床休息至症状消失和心电图检查恢复正常后，方可起床轻微活动。

（四）饮食护理

摄入清淡易消化、富含蛋白质和维生素食物，多吃新鲜蔬菜和水果，禁烟、酒，禁饮咖啡、浓茶。当患者出现心功能不全时，应给予低热量饮食和低盐饮食。

（五）加强心电监护和巡视

加强床旁巡视，观察并询问患者有无不适。备好抢救物品及药品，一旦发现生命体征不稳定或者发生严重心律失常，立即通知医生，准备抢救。

（六）活动中监测

患者病情稳定后，与患者及家属共同实施每日活动计划，严密监测活动时心律、心率、血压变化，若活动后出现呼吸困难、心悸、胸闷等，应立即停止活动，以此作为限制最大活动量的标准。

【并发症的处理与护理】

心肌炎的并发症有心力衰竭、心律失常、心源性休克，一旦出现这些现象应及时的处理（表 6-4）。

表 6-4　心肌炎并发症的处理与护理

常见并发症	处理	护理措施
心力衰竭	吸氧	（1）给予高流量鼻导管氧气吸入（6 ~ 8L/min），可用 20% ~ 30% 的乙醇湿化
		（2）病情严重时可给予无创呼吸机辅助呼吸
	镇静	出现烦躁不安时，应给予吗啡等镇静剂。吗啡有一定抑制呼吸的作用，使用时需谨慎，特别是老人、休克患者、神志不清和呼吸抑制患者需慎用，可选哌替啶
	强心治疗	（1）心肌炎时，心肌对洋地黄敏感性增加，耐受性降低，易发生中毒，宜选用收效迅速且排泄快的制剂，如地高辛或毛花苷丙，并予小剂量（常用量的 1/2 ~ 2/3）开始
		（2）用药期间应密切观察尿量，同时心电监护，观察心率和心律的变化
	利尿治疗	选用强效速效利尿剂，使用过程中需监测血钾并及时补钾，预防电解质紊乱
	血管扩张剂	及时给予血管扩张剂降低心室前和（或）后负荷，改善心功能。常用制剂包括硝酸甘油、硝普钠等，可单用也可与多巴酚丁胺或多巴胺等正性肌力药合用
心律失常	严密观察，早发现早处理	（1）若发生多源性、频繁性或者联律的室性期前收缩时，遵医嘱使用胺碘酮、利多卡因等药物治疗，必要时行电复律
		（2）对于交界性或者房性期前收缩可根据患者情况选用普萘洛尔或者地高辛等药

续表

常见并发症	处理	护理措施
心律失常		（3）阵发性室上性心动过速可刺激咽喉部、按压颈动脉窦引起恶心等刺激迷走反射，也可使用洋地黄或心律平等治疗。在使用药物过程中应严密监测患者心率、血压及心电图变化，密切观察药物的疗效及不良反应，询问患者有无不适主诉，根据患者情况调整用药剂量和种类
心源性休克	积极处理	（1）如发现患者四肢湿冷、血压下降等微循环障碍的早期表现，应入住心脏重症监护室（CCU）24h严密监护，并遵医嘱立即给予吸氧、阵痛、纠正心律失常和酸碱平衡失调等抗休克治疗，观察患者意识、血气分析和血氧饱和度的变化
		（2）如患者出现呼吸困难，低氧血症和严重肺水肿时需使用无创机械通气
		（3）若患者胸痛或焦虑不安，遵医嘱给予镇静治疗，如静脉注射吗啡或者口服地西泮等
		（4）准确记录出入量，注意补液量，避免增加心脏负荷
		（5）一旦出现肺水肿应积极使用利尿剂，也可据病情选用血管扩张剂（硝酸甘油或硝普钠）以减轻左心室负荷
		（6）严密观察心电图变化，发现异常及时处理

【预防】

（1）避免呼吸道感染、剧烈运动、情绪激动、寒冷、饱餐。

（2）心力衰竭使用强效利尿剂时注意电解质紊乱，

尤其是低血钾的发生。

（3）使用镇静剂时防止呼吸抑制。

（4）由于限制性卧床，预防压疮的发生。

【特别关注】

（1）加强锻炼增强抵抗力，预防病毒感染，预防复发。

（2）早期症状的观察与处理。

（3）并发症的观察与处理。

【前沿进展】

近年通过临床实验表明，病毒感染早期使用皮质激素等免疫抑制剂，虽然可减轻心肌中单核细胞浸润，但心肌中病毒滴度升高，心肌病变加重。因此，是否选用免疫抑制疗法关键是无法判断体内病毒消除情况。以往认为病程超过 2 周不能从心肌组织中分离出病毒，但目前认为慢性病毒性心肌炎的心肌组织活检中仍可以找到病毒或病毒核酸。如机体内存在病毒核酸持续感染，则禁忌免疫抑制疗法。因此，抗病毒联合免疫调节疗法将是治疗病毒性心肌炎的发展方向。

【知识拓展】

病毒性心肌炎患者在急性期时红细胞超氧化歧化酶（SOD）降低，从而导致细胞内活性氧自由基增多，心肌细胞核酸断裂，血中脂质过氧化物（LPO）增高造成线粒体氧化磷酸化作用改变和心肌细胞膜损伤，最终造成心肌损伤。恢复期 SOD 升高，LPO 降低，因此，抗氧化剂治疗心肌炎会有一定效果。此外，如患者病毒感染后仍持续过度劳累、从事重体力劳动与剧烈运动、紧张，或者营养不良都易诱发心肌炎。心肌炎反复发作可发展成慢性心肌炎、心肌病或使病情加重，引发严重并发症，危及生命。

（陈长春）

第七章 先天性心血管病患者的护理

第一节 常见先天性心血管病患者的护理

【概述】

先天性心血管病（congenital heart disease）是指心脏及大血管在胎儿时期发育异常，在出生的时候即已经存在的疾病，简称先心病，是先天性畸形中最常见的一种。常见的有室间隔缺损（VSD）、房间隔缺损（ASD）、主动脉缩窄、动脉导管未闭（PDA）、大血管错位、肺动脉口狭窄、法洛四联症和动脉干永存等。

【病因】

引起胎儿心脏发育畸形的原因有很多，目前认为是由遗传因素和子宫内环境因素相互作用形成。遗传因素主要包括染色体异常及单基因突变等遗传缺陷。子宫内环境因素主要包括有子宫内病毒感染，尤以风疹病毒感染为突出；羊膜病变；药物；高原环境；早产；妊娠早期先兆流产；高龄（35岁以上）、患糖尿病、营养不良的母亲；胎儿受压；放射线的使用等。

【分类】

先天性心脏病的种类有很多，并且可能会有两种及其两种以上畸形并存，因此临床上可根据左右两侧及大血管之间有无分流分为3类。

（一）无分流类

左右两侧血液循环途径之间无异常的沟通，不产生血液的分流，也无发绀。包括：单纯肺动脉口狭窄、肺动脉瓣关闭不全、主动脉口狭窄、主动脉瓣关闭不全、右位心、异位心等。

（二）从左至右分流类

左右两侧血液循环途径之间有异常的沟通，使动脉血从左侧心腔的不同部位分流入静脉血中，无发绀。包括：房间隔缺损、室间隔缺损（包括左心室-右心房沟通）、动脉导管未闭、心内膜垫缺损、心房心室联合缺损、室间隔缺损伴动脉导管未闭等。

（三）从右至左分流类

左右两侧血液循环途径之间有异常的沟通，使静脉血从右侧心腔的不同部位分流入动脉血中，故有发绀，其中有些又同时有左至右分流。包括：法洛四联症、大血管错位、艾森曼格综合征等。

【诊断要点】

（一）临床表现

1. 症状　左向右分流患者在缺损小、分流量小时可无主观症状。

（1）呼吸困难：左向右分流患者在缺损较大，左向右分流量多时有乏力，出现劳力性呼吸困难；右向左分流型（法洛四联症）患者活动耐力差，稍一活动就有呼吸困难。无分流型患者严重时活动后也存在心悸、呼吸困难。

（2）晕厥、猝死：可见于严重肺动脉瓣狭窄患者及法洛四联症患者严重缺氧时。

（3）其他：主动脉缩窄患者部分可出现下肢无力、麻木、发凉甚至有间歇性跛行。

2. 体征

（1）杂音：大多数先天性心脏病患者可在胸骨前沿闻及典型杂音。

（2）发绀：由于右向左分流而使动静脉血混合。在鼻尖、口唇、指（趾）甲床最明显。

（3）蹲踞：患有紫绀型先天性心脏病的患儿，特别是法洛四联症的患儿，常在活动后出现蹲踞体征，这样可增加体循环血管阻力从而减少心隔缺损产生的右向左分流，同时也增加静脉血回流到右心，从而改善肺血流。

（4）杵状指（趾）和红细胞增多症：紫绀型先天性心脏病几乎都伴杵状指（趾）和红细胞增多症。杵状指（趾）的机制尚不清楚，但红细胞增多症是机体对动脉低氧血的一种生理反应。

（5）发育障碍：先天性心脏病的患儿往往发育不正常，表现为瘦弱、营养不良、发育迟缓等。

（6）四肢血压异常：见于主动脉缩窄患者，表现为上肢血压有不同程度的增高，下肢血压下降。肱动脉血压高出腘动脉血压 20mmHg 以上，颈动脉、锁骨上动脉搏动增强，而股动脉搏动微弱，足背动脉甚至无搏动。

3. 并发症 心力衰竭、感染性心内膜炎、心律失常、肺部感染。

（二）辅助检查

（1）心脏超声：作为先天性心脏病首选检查，三维超声、组织多普勒、超声灌注影像可用于功能评估。

（2）CMR：可提供清晰的解剖结构图像，当心脏超声不能获得准确清晰图像时可作为替代检查。

（3）心电图。

（4）心导管检查和心血管造影。

（5）CT。

【治疗】

（1）保守治疗：病变轻者可不必手术，少数缺损可在儿童期自行闭合。

（2）外科手术治疗：可选择外科手术纠正畸形，最好在学龄前儿童期施行，严重的需在婴幼儿期手术。

（3）介入治疗：参见本章第二节。

【主要护理问题】

1. 活动无耐力　与心脏畸形导致的心输出量下降有关。

2. 营养失调——低于机体需要量　与疾病导致的生长发育迟缓有关。

3. 潜在并发症　包括心力衰竭、肺部感染、感染性心内膜炎、心律失常。

4. 知识缺乏　缺乏疾病相关知识。

【护理目标】

（1）患者活动耐力有所增加。

（2）患者营养状况得到改善或维持。

（3）未发生相关并发症，或并发症发生后能得到及时治疗与处理。

（4）患者或家属能说出有关疾病的自我保健方面的知识。

【护理措施】

（一）一般护理

无症状或症状较轻患者可像正常人一样生活，但应该避免参加剧烈运动，避免重体力劳动。有症状患者应多卧床休息，限制活动范围。先天性心脏病患儿应尽量保持安静，避免过分哭闹，保证充足的睡眠。大些的孩子生活要有规律，动静结合，既不能在外边到处乱跑（严格禁止跑跳和剧烈运动），也不必整日躺在床上，晚上睡眠一定要保证，以减轻心脏负担。

（二）饮食护理

应给予高蛋白、高维生素、高热量营养丰富的饮食。出现心力衰竭时应进食低盐饮食，限制入水量，指导进食含钾丰富的食物如香蕉、橘子等，并注意预防便秘。

（三）心理护理

先天性心脏病患者因自幼患病，导致心理发育不良，社会适应能力差，易产生依赖、焦虑、抑郁、自卑、恐惧等心理问题，应积极给予心理支持，帮助其形成良好的社会支持系统，并鼓励其参加力所能及的活动，提高自尊与自信；并应注意关心、爱护患者，尽量满足患者的合理要求，帮助患者配合治疗。

（四）出院指导

（1）指导患者或家属根据病情建立合理的生活制度和活动量，避免剧烈运动和重体力劳动。

（2）注意预防感冒、肺炎、外伤等，成人先天性心脏病患者避免文身或穿耳洞。

（3）加强营养、合理饮食、增加抵抗力。

（4）加强小儿早期教育，促进其心理和智力的正常发育，减少疾病对小儿的影响。

（五）并发症的观察及护理

见表7-1。

表7-1 先天性心脏病并发症的观察与护理

常见并发症	临床表现	护理
肺炎	咳嗽、气促	（1）遵医嘱使用药物 （2）做好皮肤护理及口腔护理 （3）协助拍背、排痰，保持呼吸道通畅 （4）给予清淡易消化饮食，并注意补充足够的水分 （5）注意保持安静的环境，保证患者的休息
心衰	活动能力下降、心跳增快，呼吸急促，频繁咳嗽，喉鸣音或哮鸣音，肝大，颈静脉怒张和水肿	（1）根据心功能情况注意休息、吸氧 （2）遵医嘱使用药物，并观察药物作用与不良反应 （3）记录好出入量 （4）给予低盐低脂高维生素饮食，指导进食含钾丰富的食物，限制饮水，避免便秘
感染性心内膜炎	高热、寒战、呼吸急促，皮肤出现瘀点，出现栓塞现象	（1）病情观察，监测体温，有无心力衰竭、脏器栓塞的出现，观察有无皮肤淤点等 （2）正确留取血培养标本 （3）高热患者卧床休息，给予物理降温，并注意皮肤的护理 （4）给予高热量、高蛋白、高维生素、易消化的饮食 （5）遵医嘱使用抗生素，观察用药效果

续表

常见并发症	临床表现	护理
心律失常	心悸、气促,心电图可表现出各种快速性心律失常,如心房扑动、心房颤动、室上性心动过速、室性心动过速等	(1)卧床休息,必要时吸氧 (2)病情观察,注意患者的心率及心律、血压的变化,注意心电图的变化 (3)遵医嘱使用抗心律失常药物,注意观察药物作用与不良反应 (4)根据病情可选择射频消融术以解决心律失常问题,并按照相关要求进行护理

第二节 先天性心血管病患者介入治疗的围手术期护理

【概述】

先天性心血管病的介入治疗大致分为两大类:一类是利用各种封堵装置堵闭缺损或异常通道;另一类是用球囊扩张或支架的方法解除瓣膜或血管的狭窄。

(一)经导管封堵术

房间隔缺损、室间隔缺损及动脉导管未闭的患者可选用创伤性较小的介入封堵治疗来纠正畸形。

(二)球囊瓣膜成形术

经皮球囊肺动脉瓣成形术(percutaneous balloon pulmonary valvuloplasty,PBPV)已成为单纯肺动脉瓣狭窄的首选治疗方法;经皮球囊主动脉瓣成形术(percutaneous balloon aortic valvuloplasty,PBAV)用于治疗儿童与青少年主动脉瓣狭窄始于1983年。由于其操作上难度较大，术中并发症较多，远期疗效也不十分理想，再狭窄的发生率也较高。总的推广应用和疗效评价低于PBPV。PBAV在国内报道较少，需规范慎重应用该技术。

（三）其他介入治疗术

对于不能手术纠正的某些先天性心脏病或者暂时不宜手术者，可通过有些介入治疗缓解症状，争取今后手术时机或姑息治疗以减轻症状，如经皮球囊动脉扩张及支架植入术、人工房间隔造口术、异常血管弹簧圈堵闭术。

【先心病介入治疗的围手术期护理】

（一）术前护理常规

详见表 7-2。

表 7-2 常规护理内容

完善术前检查	出凝血时间、肝肾功能检查、X线片、超声心动图
心理护理	解释手术的目的、意义、必要性、安全性等
备皮	肚脐平面至大腿上 1/3，包括会阴部
术前宣教	术前禁食 6h，禁水 4h
	练习床上大小便
	术前一晚保证充足睡眠

（二）术后主要护理问题

1. 舒适的改变 与术后制动引起的腰痛、腹胀有关。

2. 自理受限 与术后要求卧床有关。

3. 潜在并发症 出血、感染、封堵器脱落、心律失常、心脏压塞等。

（三）术后护理措施

1. 术后护理常规 详见表 7-3。

表 7-3　常规护理内容

术后护理常规	了解麻醉和手术方式、术中情况、穿刺处情况
	根据病情给予心电监护
	床档保护防坠床
	严密监测生命体征
穿刺处观察及护理	给予沙袋压迫穿刺处 6～8h
	穿刺处有无渗血渗液
	观察穿刺处有无血肿或搏动性肿块
	观察足背动脉搏动是否良好
用药护理	心房间隔缺损（ASD）患者术后 6h、18h 分别注射低分子肝素 100IU/kg，口服阿司匹林 3～5mg/kg·d，共 6 个月
	封堵术患者遵医嘱术后常规使用抗生素 1d
排尿护理	观察患者能否自行床上小便，若不能自解小便，应及时给予诱导排尿，必要时可给予留置导尿，避免尿潴留
饮食护理	术后卧床期间应给予清淡易消化饮食，避免产气食品如牛奶、豆浆、甜食等。起床活动后可正常进食，但应避免辛辣、油腻等饮食
基础护理	做好口腔护理、尿管护理、患者清洁等工作

2. 体位与活动　详见表 7-4。

表 7-4　患者体位与活动

时间	体位与活动
全身麻醉清醒前	去枕平卧位，头偏向一侧
全身麻醉清醒后至术后 8h 以内	平卧位，穿刺侧肢体制动
术后 8h 以后	卧床休息，可适度床上活动
术后 24h 以后	可下床活动，避免穿刺侧肢体用力
术后第 3d 起	适当增加活动度，3 个月内避免剧烈活动

注：活动能力应当根据患者心功能情况，循序渐进。

3. 并发症的预防及处理　详见表 7-5。

表 7-5 先心病介入术后常见并发症的预防及处理

常见并发症	临床表现	预防及处理
穿刺口出血或血肿	穿刺处出血浸湿敷料或穿刺处周围可触及肿块，并且皮肤张力高	术后嘱患者平卧，穿刺侧肢体制动6~8h，避免过早活动。加强巡视，一旦发现出血立即通知医生进行有效压迫止血，并重新进行加压包扎；血肿可以给予50%硫酸镁或六和丹湿敷，促进血肿吸收；对局部出血明显或血肿过大者，配合医生考虑行外科手术修补及血肿清除
假性动脉瘤	穿刺处周围可触及动脉搏动一致的搏动性肿块，患者有疼痛感	较小的假性动脉瘤（小于2.5cm）可按压20~30min，待假性动脉瘤体消失后再用无菌纱布及绷带加压包扎2~3d，同时患肢制动，多数可消失；对于压迫包扎效果不佳者，可在超声引导下将用生理盐水稀释后的凝血酶（100~400IU/ml）注入假性动脉瘤腔内，以致形成血栓堵住破口；假性动脉瘤瘤体较大者，可外科手术治疗
穿刺动脉夹层及闭塞	患者足背动脉搏动减弱或消失，穿刺侧肢体有麻木、疼痛感，皮肤苍白，触及皮温较对侧低，动脉血管造影与彩色多普勒超声检查可确诊	术后注意观察足背动脉，穿刺侧肢体的活动情况等，遵医嘱使用抗血小板药，并注意观察药物的作用及不良反应
封堵器脱落	可在术中，也可在术后24h内发生。常见心房间隔缺损（ASD），其次心室间隔缺损	术中和术后注意观察。术后3个月应避免剧烈活动和用力咳嗽，防止发生封堵器的脱位。如发生脱位，可积极配合医生，行外科手术取出封

常见并发症	临床表现	预防及处理
封堵器脱落	（VSD），少见动脉导管未闭（PDA）。封堵器脱落常常进入肺循环，患者可出现胸痛、呼吸困难、发绀等	堵器并给予重新安置
心脏压塞	所有先心病介入治疗过程中均可发生，最常见于心房间隔缺损封堵术，表现为患者突发胸闷、胸痛等症状，常伴有心律增快，血压下降。B超检查可以确诊	术中及术后严密观察随访病情。心包积液量少，患者一般状况良好，严密监测血压、心率，采取保守治疗。大量心包积液时应立即行心包穿刺，如心包穿刺仍不能缓解急性心脏压塞的症状，应尽早外科手术处理
心律失常	最常发生在心房间隔缺损和心室间隔缺损的介入治疗患者，心室间隔缺损更为多见，传导阻滞发生率最高，包括左束支传导阻滞、右束支传导阻滞、三度房室传导阻滞、二度Ⅱ型房室传导阻滞。传导阻滞可发生于手术操作过程中，或术后1～10d，多发生于术后1周以内。患者可有胸闷、心慌、视物模糊、头晕、甚至晕厥等	注意观察患者有无心悸、头晕、黑矇等表现，注意心电图的变化。术后常规使用激素3～5d，对发生心率缓慢的交界心律可静脉泵入异丙肾上腺素，维持心律在80～90次/分。出现三度房室传导阻滞，除使用激素外，可用维生素C及营养心肌药物，并酌情置入临时起搏器

续表

常见并发症	临床表现	预防及处理
残余分流与溶血	常见于动脉导管未闭和心室间隔缺损封堵术患者。溶血主要表现为小便酱油或红色	术后有残余分流者应严密观察尿量及颜色，并查血、尿常规。严重溶血内科保守治疗无效、血红蛋白持续下降者，可用异物钳取出封堵器或用弹簧圈再次封堵残余漏；上述方法无效或难以施行者需外科手术治疗
三尖瓣受损及继发性肺动脉瓣关闭不全	可见于肺动脉瓣狭窄行肺动脉瓣球囊扩张术患者，右心室容量超负荷，严重时可加重右心衰竭	轻者无需特殊治疗，出现严重肺动脉瓣反流者，应做瓣膜置换术

4. 出院宣教　详见表7-6。

表7-6　先天性心脏病介入术后患者的出院宣教

饮食	营养丰富，避免刺激性食品
活动	根据病情，适当活动，避免劳累
用药	遵医嘱服药，避免自行停药或更改
复查	术后每1、3、6、12个月复查一次

【前沿进展】

（一）先天性心脏病镶嵌治疗技术

近年来，随着介入心脏病学的发展，先天性心脏病的介入治疗逐渐被外科医生所接受，并且逐步形成了介入与手术联合治疗的新方法，拓宽了先天性心脏病治疗人群，最大限度的提高治疗效果，减少并发症、降低手术的病死率，让患者最大受益。这种内外科联合治疗称为"镶嵌"治疗。2002 年，先天性心脏病镶嵌治疗（hybrid procedure，又称杂交治疗）理念被明确提出，该技术尤其适用于介入或外科手术单独无法取得满意结果的病种和情况。近年来由于"一站式"杂交手术室的建立，这项新技术得到迅速发展。

（二）封堵器的研制与创新进展

近年来，随着我国对先天性心脏病封堵器材的深入研究和不断改进，研制出了陶瓷膜（cera）封堵器，是指在原先镍钛合金封堵器表面包裹一层陶瓷膜（氮化钛 TiN），这种陶瓷膜将大大提高封堵器的耐腐蚀性和生物组织及血液相容性，有效减少术后血栓发生的风险。目前，生物陶瓷膜封堵器在国内 13 家医院进入临床试验阶段。

BioSTAR 生物降解封堵器研制并成功的应用于临床，为先天性心脏病封堵器材研制提供了新的方向。BioSTAR 是采用 MP35N 和镍钛合金材料作为骨架，封堵材料降解后，金属骨架仍存留在体内，这样势必存在一定的风险。因此，采用生物可吸收材料作为骨架，研究全生物降解封堵器将是未来的发展趋势。

【特别关注】

（1）先天性心脏病介入术后活动指导。
（2）术后并发症的早期观察及处理。

【知识拓展】

介入治疗与先天性心脏病

先天性心脏病（先心病）是常见的心血管疾病，其发病率为 8‰～ 12‰。我国每年出生的新生儿中患各种先心病有 15 万～ 20 万。传统的治疗方法是外科手术，但是外科手对机体损伤较大，有一定手术并发症且留有瘢痕，影响患者的身心健康、成家与立业。

1967 年 Porstmann 应用泡沫塑料塞子堵闭动脉导管未闭以来，先后发明了多种封堵装置，因操作复杂，应用范围小，并发症多而未能在临床上推广应用。

1997 年 Amplatzer 发明了镍钛合金的封堵器（图7-1），并成功应用于临床。结果显示其具有安全性好、操作简便、可控制性强、并发症少的优点。特别是国产镍钛合金封封堵器的研制成功，使先天性心脏病的介入治疗方法在我国迅速推广与普及，并随着治疗例数增加和随访时间的延长，其优势逐渐显现。

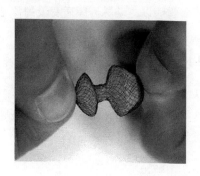

图 7-1　Amplatzer 封堵器

目前，先天性心脏病的治疗方式正在发生重大转变，动脉导管未闭（PDA）接近 100%、房间隔缺损（ASD）约 80%、室间隔缺损（VSD）至少 60% 可以通过介入治疗方法完成。介入治疗已经成为有适应证的患者的首选治疗方案。

（贺　莉）

第八章 心瓣膜病患者的护理

心脏瓣膜病是指心脏瓣膜的结构和（或）功能发生异常的一组重要的心血管疾病。病变可累及一个瓣膜，也可累及两个或以上的瓣膜，后者称为多瓣膜病。风湿炎症导致的瓣膜损害统称为风湿性心脏病，简称风心病。随着生活质量和医疗条件的改善，风心病人群的患病率正在下降，但在我国心脏瓣膜病仍以风心病最为常见。另外，黏液样改变及老年瓣膜退行性改变所致的心脏瓣膜病也日益增多。不同的病因累及的瓣膜也不一样，风心病患者以二尖瓣病变最为常见，其次为主动脉瓣；而老年退行性瓣膜病以主动脉瓣膜病变最为常见，其次为二尖瓣。

【病因】

（一）风湿热

风湿热主要是 A 组 β 溶血性链球菌感染导致的一种反复发作的全身性结缔组织炎症。

（二）先天性畸形

先天性畸形常见于主动脉瓣二叶式畸形、肺动脉瓣二叶式畸形。

（三）退行性病变

退行性病变主要为与年龄相关的主动脉瓣退行性病变导致的主动脉瓣狭窄。

（四）其他

还包括感染性心内膜炎。

【病理】

二尖瓣狭窄时，左心房血液射入左心室障碍，左心房压升高致肺静脉压升高，肺顺应性降低，发生劳力性呼吸困难，进一步发展导致肺动脉高压，右心室肥厚，右心衰竭。

二尖瓣关闭不全时，左心房血容量因血液反流而增多，致左心房扩大与肥厚，左心房过多的血液在心室舒张时流回左心室的量也增多，引起左心室扩大与肥厚，最终导致心功能不全。

主动脉瓣狭窄时，左心室射血受阻使左心室肥厚导致左心室功能障碍，重度狭窄可造成冠状动脉血流量减少与脑供血不足。

主动脉瓣关闭不全时，左心室在舒张期同时接受左心房和主动脉反流的血液，使血容量增多，产生代偿性扩张与肥厚，最终发生左心室衰竭。

【诊断要点】

（一）二尖瓣狭窄

1. 症状　最先为劳力性呼吸困难，严重时呈夜间阵发性呼吸困难或端坐呼吸，甚至出现急性肺水肿，咳嗽、咳血丝痰或咯较大量鲜血。右心衰竭时出现食欲缺乏、腹胀、水肿等。

2. 体征　二尖瓣面容。右心衰竭时有体循环淤血体征。心尖区可闻及舒张期杂音。

3. 辅助检查　X线检查、心电图、超声心动图、心导管检查等。

（二）二尖瓣关闭不全

1. 症状　轻者无症状，较重可有乏力、劳力性呼吸困难等。

2.体征 心尖冲动，收缩期杂音。

3.辅助检查 X线检查、心电图、超声心动图、左心室造影等。

（三）主动脉瓣狭窄

1.症状 轻者无明显症状，重者可出现呼吸困难、心绞痛、晕厥。

2.体征 主动脉瓣区可有收缩期杂音，向颈部传导，收缩压和脉压可降低。

3.辅助检查 X线检查、心电图、超声心动图、心导管检查等。

（四）主动脉瓣关闭不全

1.症状 可长期无症状。病理明显者可有心悸，头颈部搏动感。少数人有心绞痛。晚期出现左心衰竭表现。

2.体征 心尖冲动可向左下移位，舒张期杂音，脉压增大，颈部搏动明显、毛细血管搏动症、水冲脉等。

3.辅助检查 X线检查、心电图、超声心动图、心血管造影、磁共振显像等。

【治疗】

（一）内科治疗

内科治疗主要针对并发症进行预防和治疗。

（二）经皮球囊瓣膜成形术

二尖瓣仅适于单纯的瓣膜狭窄患者，其禁忌证包括近期（3个月）内有血栓史，伴有中、重度二尖瓣关闭不全及脊柱畸形等。主动脉瓣狭窄主要治疗对象为有心力衰竭高龄高危患者，用于改善左心功能和症状。

（三）外科手术常用方法有以下两种

（1）闭式分离术或直视分离术。

（2）人工瓣膜置换术。

【主要护理问题】

1. 活动无耐力 与氧供需失调、心功能差、久病所致虚弱无力有关。

2. 气体交换受损 与左心功能不全导致的肺淤血有关。

3. 清理呼吸道无效/低效 与肺淤血导致咳嗽咳痰有关。

4. 舒适的改变 与胸痛、乏力、心悸、晕厥、咳嗽、咳痰有关。

5. 焦虑及恐惧 与患者担心预后、对手术的恐惧有关。

6. 知识缺乏 缺乏疾病相关的知识及健康教育。

7. 潜在并发症 猝死、心力衰竭、栓塞、急性肺水肿、感染性心内膜炎、心房颤动等。

【护理目标】

（1）活动耐力增加，能根据自己的病情和体力恢复日常自理能力。

（2）呼吸和缺氧症状缓解，能自行咳嗽咳痰及咳嗽咳痰症状减轻。

（3）患者主诉不适感减轻或消失。

（4）恐惧及焦虑情绪减轻，积极配合治疗和护理。

（5）患者能说出相关疾病的症状、治疗、用药知识及诱因的预防。

（6）无相关并发症发生，或并发症发生后能及时得到治疗与处理。

【护理措施】

（一）心理护理

（1）鼓励患者表达自身的感受。

（2）解释手术的必要性、手术方式及注意事项。

（3）针对个体情况进行针对性的心理护理，教会患者自我放松的方法。

（4）鼓励家属和朋友给予关心和支持。

（二）活动与休息

根据心功能情况合理安排活动，以不感心慌气紧或劳累为度，协助患者取舒适卧位，以减轻呼吸困难。

（三）吸氧

根据呼吸困难的程度和血氧饱和度，必要时根据动脉血气分析结果确定吸氧方式及氧流量，并观察缺氧情况有无改善。

（四）饮食

（1）给予高热量、高蛋白、高维生素、易消化饮食，如鱼、肉、蛋、奶等，多食蔬菜水果，并少量多餐。

（2）限制钠盐及水分的摄入，以减轻心脏负荷。

（3）对抗凝药物有影响的食物不宜过多或长期食用，如菠菜、大蒜、生姜、洋葱、海藻、豆腐、胡萝卜，以及蛋黄、猪肝、绿茶等。

（五）预防感染

感染可诱发心力衰竭，尤其是肺部感染。心功能差的患者应避免感冒，以免加重心脏负担。

（六）病情观察

（1）监测生命体征。观察主诉、体温、血压、呼吸、心律及心率，必要时观察血氧饱和度。

（2）注意观察电解质、心脏大小、心脏杂音及心脏射血指数情况。

（3）风湿性心瓣膜病患者注意观察有无风湿活动的表现。

（4）加强对并发症的观察，及时发现并采取相应的治疗和护理措施。

（5）根据心功能情况监测出入量。

（6）用药观察：加强对洋地黄类药物、利尿剂、抗凝药、抗心律失常等药物疗效及不良反应的观察。

（七）介入术前护理

详见表 8-1。

表 8-1　介入术前护理

健康教育	向患者及家属介绍疾病相关知识、手术的方法和意义，以及手术的必要性和安全性，以缓解患者的紧张情绪、指导患者床上大小便
完善相关检查	包括血常规、血型、出凝血时间、电解质、肝肾功能、大便及小便常规、胸部 X 线、心电图、超声心动图
皮肤准备	根据需要进行术区备皮，包括双侧腹股沟及会阴部
饮食	局部麻醉患者术前不需要禁食，全身麻醉患者术前 12h 禁食；8h 禁饮

（八）介入术后护理

详见表 8-2。

表8-2 介入术后护理

病情观察	观察生命体征及主诉、观察肢端循环，防止穿刺时损伤动脉而影响下肢血供
穿刺部位	观察穿刺处情况，伤口有无出血、有无皮下血肿，沙袋压迫静脉4～6h/动脉8～12h，若穿刺动脉注意观察有无并发动脉瘤
休息与体位	嘱患者卧床休息24h，避免穿刺侧的下肢屈曲活动

（九）健康宣教

详见表8-3。

表8-3 心瓣膜疾病患者健康教育

饮食	（1）低盐饮食
	（2）少量多餐，减轻心脏负担
	（3）保证摄入充足的营养，增强机体的抵抗力
	（4）摄入适量的蔬菜、水果等粗纤维食物，保持大便通畅
休息与活动	（1）保证充足的睡眠
	（2）生活有规律，保持情绪稳定、乐观
	（3）根据心功能适当活动，以不引起心慌、气促、胸闷或休息数分钟能缓解为限
用药指导	（1）长期服用洋地黄制剂，有洋地黄中毒应报告医生并停药
	（2）长期服用抗凝药，注意出血倾向
	（3）长期服用利尿剂，注意补钾
	（4）房颤患者避免屏气和突然用力、剧烈咳嗽，预防血栓脱落
出院指导	（1）预防风湿热反复发作避免寒冷和潮湿，预防呼吸道感染，防治扁桃体炎、咽喉炎
	（2）育龄期妇女积极避孕，避免诱发和加重病情
	（3）长期服用地高辛的患者，出院后应严格按医嘱服药，指导自我监测脉搏，病情变化及时就诊

（十）并发症的处理及护理

详见表 8-4。

表 8-4　并发症的处理及护理

常见并发症	临床表现	处理
心房颤动	心悸、呼吸困难	电复律并配合药物维持窦性心律；控制心室率
血栓栓塞	脑动脉栓塞(头痛、偏瘫、失语，重者意识障碍)；外周动脉栓塞(疼痛，感觉异常，运动功能障碍，肢体动脉搏动消失或减弱，皮肤改变)；肺栓塞(呼吸困难、胸痛、咯血、晕厥等)	华法林抗凝，阿司匹林抗血小板凝集；外科手术治疗
心力衰竭	呼吸困难、咳嗽、咳痰、咯血，乏力、头晕、心慌等。肺部湿啰音。右心衰时腹胀、食欲缺乏，恶心、呕吐，水肿、颈静脉怒张、肝脾肿大	控制或去除心力衰竭诱因；使用洋地黄类药、利尿剂、血管扩张剂等药物
急性肺水肿	突然出现严重呼吸困难和发绀，端坐位，咳大量白色或粉红色泡沫痰，双肺布满湿啰音及哮鸣音	端坐位、吸氧、使用吗啡、快速利尿剂、血管扩张剂、洋地黄类药物、正性肌力药等
感染性心内膜炎	发热、心脏杂音、瘀点、动脉栓塞、脾大、贫血	内科：抗生素治疗 外科：手术治疗

【特别关注】

（1）并发症的预防及处理。

（2）抗凝药物治疗的观察与护理。

（3）患者自我监护。

【前沿进展】

（一）介入治疗的新进展

介入治疗的新进展包括经皮主动脉瓣植入术、经皮肺动脉瓣植入术、经皮二尖瓣修复术、经皮二尖瓣瓣环成形术等。

（二）外科治疗的新进展

外科治疗的新进展包括经心尖主动脉瓣植入术、利用机器人手术进行瓣膜置换。

（三）新材料的研究

关于机械瓣低强度抗凝研究已有初步结果。随着生物医学工程发展，3D打印技术已逐渐在心脏瓣膜中使用。

【知识拓展】

经皮主动脉瓣植入术（TAVI）

主动脉瓣狭窄是老年人最常见的心脏瓣膜病，其病理变化呈现为慢性炎症，瓣膜钙化等，大多数患者在患病初期通常没有任何症状。其每年病死率可高达50%。目前治疗方法以外科行瓣膜置换术为主。但对于高龄、高危同时合并肺部疾病、肝肾功能异常、贫血及肿瘤患者，往往不能选择外科瓣膜置换术。

1992年起，有Andersen等多名学者先后报道了经皮主动脉瓣置换的动物试验，并对置入器械进行逐步改进。自2002年法国医生Cribier等实施首例人体TAVI术以来，TAVI发展迅速，截至目前，全球已有超过10 000多例患者接受了TAVI治疗。关于国内医生的探索，我国长海医院秦永文教授等在2008年起即开展了相关动物试验。2010年10月3日，葛均波教授也成功实施了我国首例人体TAVI术。TAVI的开展不但为严重主动脉瓣狭窄的治疗开拓了新领域，同时给那些不适合进行外科手术的患者带来希望。随着材料学的进步和介入手术技术的不断发展，医生经验的积累，主动脉瓣膜病患者在不久的将来一定能从这种治疗方法中获得更大的益处。

（何　娟）

第九章　心包疾病患者的护理

第一节　急性心包炎患者的护理

【概述】

心包是包绕在心脏外面的双层囊袋结构，由脏层心包和纤维壁层构成，两者之间形成心包腔，含有15～50ml起润滑作用的质膜液。心包具有固定心脏解剖位置、防止心脏收缩对周围血管的冲击、防止由于运动和血容量增加导致心腔迅速扩大的作用。

急性心包炎（acute pericarditis）是心包脏层和纤维壁层的急性炎症性疾病，可以是某种全身疾病累积心包的表现，也可以单独存在。

【病因】

急性心包炎最常见病因是病毒感染。其他病因包括：细菌感染、自身免疫性疾病、肿瘤侵犯心包、尿毒症、主动脉夹层、急性心肌梗死后心包炎、胸壁外伤、放射和心脏手术后。部分患者即使经过详细检查仍无法明确病因的，称之为特发性急性心包炎或急性非特异性心包炎。急性心包炎的患者约25%可复发，少数患者甚至反复发作。

【发病机制及病理】

（一）纤维蛋白性

急性心包炎早期为心包脏层和纤维壁层的炎症反应，当出现含有纤维蛋白沉积和多核白细胞聚集而成的黏液时，称为纤维蛋白性心包炎。急性纤维素性心包炎的渗出物可完全溶解吸收，但也可以机化为结缔组织瘢痕，甚或引起心包钙化，发展成为缩窄性心包炎。

（二）渗出性

由于不同的病因和病程的进展，炎性渗出物增加，渗液可为纤维蛋白性、浆液血性或脓性，渗液量100～3000ml，称为渗出性心包炎，心包积液在短时间内增多，可导致心包腔内压力迅速上升，限制心脏舒张期的血液充盈和收缩期心排血量，当超过心代偿能力时，可出现心脏压塞，发生休克。急性心包炎的炎症反应一般可累及心包下的表层心肌，严重者可累及深部心肌，称为心肌心包炎。心包积液一般数周至数月内吸收，心包炎愈合后可遗留不同程度的粘连，抑或残留细小斑块。

【诊断要点】

（一）临床表现

1. 症状 急性心包炎的典型症状是胸骨后、心前区疼痛，常见于纤维蛋白渗出期。疼痛性质为尖锐痛，与呼吸运动相关，常因咳嗽、深呼吸、体位变换或吞咽加重，可放射至颈部、左肩、左臂，有的可达上腹部。若患者出现心脏压塞，可出现呼吸困难、水肿，甚至发绀、面色苍白等症状。患者同时可出现与急性心包炎病因相关的临床表现，如感染性引起的发热，自身免疫性疾病引起的皮疹等。

2. 体征

（1）心包摩擦音：是急性心包炎最具诊断价值的体征，多位于心前区，以胸骨左缘第3、4肋间最明显。典型的心包摩擦音呈搔刮样粗糙高频音，为三相摩擦音（与心房收缩、心室收缩和心室舒张相一致的3个成分）。深吸气、身体前倾位或将听诊器胸件加压可听到摩擦音增强。心包摩擦音由于病情进展速度不同，可持续数小时、数天甚至数周，当心包积液增多，使两层心包分开且无粘连时，摩擦音消失。

（2）心包积液：①心界向两侧增大，相对浊音界消失，患者从坐位变换为卧位时第2、3肋间的心浊音界增宽；②心尖冲动减弱；③心音遥远、心率增快；④Ewart征：大量心包积液压迫左肺，在左肩胛骨下区出现浊音和支气管呼吸音。

（3）心脏压塞：心包积液聚集速度较慢时，出现亚急性或慢性心脏压塞，出现体循环静脉淤血（颈静脉怒张，吸气时更明显，静脉压升高、肝大伴压痛、腹水、水肿等）、奇脉（触诊桡动脉搏动，吸气时减弱或消失，呼气时恢复的现象）等；快速的心包积液，即使只有200ml，即可引起急性心脏压塞，出现心排血量骤然下降，收缩压降低、脉压变小、脉搏细弱，严重者出现休克、急性循环衰竭。

（二）实验室及辅助检查

1. 血清学检查 不同的原发病可以查不同的血清学检查，如感染性心包炎查血常规可有白细胞计数和中性粒细胞计数增加，查红细胞沉降率增快等；自身免疫性疾病可出现免疫指标的阳性；尿毒症患者查肾功能可发现肌酐明显升高。

2. 胸部X线片 早期可无异常发现，若心包积液增多，可见心影增大，但敏感性较低，通常成人心包积液少于250ml、儿童少于150ml时难以检出。

3. 心电图 常规12导联心电图可出现：①窦性心动

过速；②除 aVR 和 V$_1$ 导联出现 ST 段压低外，其余导联出现 ST 段弓背向下型抬高，可于数小时至数日后恢复；③随 ST 段回到基线，逐渐出现 T 波低平及倒置，可于数周至数月后恢复，也可长期存在；④心包积液量大可出现 QRS 电交替。

4. 超声心动图　对确诊有无心包积液、判断积液量、协助判断临床血流动力学改变是否由心脏压塞所致非常重要，同时超声心动图还可以引导心包穿刺引流，提高成功率和安全性。

5. 心脏磁共振显像（CMR）　该技术可以清晰显示心包积液容量和分布情况，可用于分辨积液的性质、测量心包厚度、判断心肌受累情况。延迟增强扫描可见心包强化，对诊断心包炎较敏感。

6. 心包穿刺　对积液性质和病因诊断有一定帮助，可对心包积液进行常规、生化、病原学、细胞学等检查。

7. 心包活检　对明确病因很重要。

【治疗】

治疗原则：及时解除心脏压塞，积极治疗原发疾病，改善症状，对症支持治疗。

（一）解除心脏压塞

大量渗液或有心脏压塞症状者，需要及时施行心包穿刺术抽液减压，必要时持续引流（参见本章第二节）。

（二）积极治疗原发疾病

感染性急性心包炎应给与针对不同病原体的抗感染治疗，化脓性心包炎还需要积极引流，必要时心包腔内注射抗菌药物，如疗效不佳，应尽早行心包腔切开引流术，防止发展为缩窄性心包炎；自身免疫性疾病所致的急性心包炎应行免疫抑制治疗；非特异性心包炎，症状较重者可考虑给予糖皮质激素治疗；尿毒症性心包炎应加强透析。

（三）改善症状及对症支持治疗

急性期应卧床休息，直到胸痛消失和发热消退。胸痛明显者可给予非甾体类消炎药止痛，效果不佳可给吗啡类药物。加强对症支持治疗。

【主要护理问题】

1. 最危险的并发症 与心脏压塞有关。

2. 疼痛 与心包纤维蛋白性炎症有关。

3. 气体交换受损所致呼吸困难 与肺淤血和肺组织受压迫有关。

4. 心排血量减少 与大量心包积液阻碍心室的充分舒张和充盈有关。

5. 发热 与感染和炎症反应有关。

6. 情绪障碍 焦虑或焦虑状态最为常见，与住院影响患者的工作、生活，以及疗效不佳、病情加重、住院时间延长等有关。

7. 活动耐力下降 与心排血量减少、气体交换受损、疼痛、卧床时间延长、发热消耗等均有关。

【护理目标】

（1）减少并发症的发生，尤其是预防和及早发现心脏压塞的出现。

（2）积极处理已经出现的心脏压塞，预防休克发生。

（3）减少心包穿刺术后的并发症。

（4）疼痛减轻或消失。

（5）气体交换改善，呼吸困难减轻或消失。

（6）心排血量提高，满足机体需要，心力衰竭、肺淤血、水肿的症状减轻或消失。

（7）体温降至正常范围。

（8）焦虑减轻或情绪稳定。

（9）活动耐量增强，胜任日常生活的体力需求。

【护理措施】

（一）一般护理

1. 病房环境　保持环境安静、卫生、温湿度适宜和体感舒适。

2. 饮食及能量供给　饮食以高热量、低动物脂肪、低胆固醇、富含维生素和膳食纤维、适量蛋白质为主，避免刺激性食物、烟酒；进食主张少食多餐，避免饱餐；有肺淤血、心功能不全、水肿等症状的患者，应给予低盐饮食。

3. 吸氧　有呼吸困难或胸痛的患者，可给予持续吸氧，流量：2～4L/min，并嘱患者休息为主。

4. 疼痛　有心前区疼痛症状者，应评估疼痛的部位、性质和加重缓解因素，观察变化情况，有无合并心包摩擦音。需指导患者卧床休息，嘱其勿用力咳嗽、突然改变体位或进行深呼吸，保持情绪稳定。可遵医嘱给予解热镇痛药，并注意胃肠道不良反应和出血等。患者疼痛剧烈者应密切监护心率、血压，观察患者状态，预防高迷走反射的发生。

5. 感染的预防与护理　无感染的患者，应预防感染，避免受凉，防止呼吸道感染，以免加重呼吸困难。存在感染且有畏寒或发热的患者，应注意保暖；患者出现高热应给予积极的降温措施，包括物理降温和药物退热，并注意观察患者能量和容量需求，及时补充液体，必要时补充营养；及时擦干汗液、更换贴身衣物、床单，防止受凉；给予感染的病因治疗，如抗菌、抗结核等治疗。

6. 心理护理　应加强与患者的心理护理，注重沟通，同患者家属共同做好对患者的思想疏导工作，鼓励患者表达内心感受和需求。

（二）病情观察

（1）密切监测和记录生命体征。

（2）当患者出现呼吸困难、口唇发绀、面色苍白、血压明显下降、心率过快、皮肤湿冷甚至休克时，应及时向医师报告，做好心包穿刺及引流的准备。

（3）对心力衰竭症状明显、肺淤血、水肿明显和应用利尿剂治疗的患者，应密切观察患者的症状、体征及实验室检查指标的动态变化。

（三）部分护理问题对应的护理措施

详见表 9-1。

表 9-1　护理问题及其对应措施

护理问题	对应措施
疼痛	（1）加强沟通，详细评估，要鉴别心包炎疼痛和心肌缺血性的疼痛
	（2）嘱患者卧床休息，其勿用力咳嗽、突然改变体位或进行深呼吸，保持情绪稳定
	（3）适时对患者解释疼痛的原因和应对方式，缓解患者的情绪障碍
	（4）轻、中度疼痛，可指导患者通过听音乐和使用其他电子产品娱乐等方式分散注意力，也可指导其正确呼吸，采用自我放松的技术减轻疼痛
	（5）重度疼痛，可遵医嘱给予解热镇痛药物，评价药效，必要时升级使用镇痛药物，注意药物的胃肠道和出血等不良反应
	（6）给予病因治疗，如抗感染、抗肿瘤、免疫抑制等治疗

护理问题	对应措施
气体交换受损	（1）吸氧：2～4L/min 持续吸氧，嘱患者减少说话，减少耗氧。保持吸氧管道的通畅，做好氧气管的护理和氧气的湿化。积极控制疼痛，以减少疼痛对呼吸功能的影响 （2）协助患者以舒适的体位休息，可适当抬高床头，取半坐位，增大呼吸面积，增加换气量，若出现心脏压塞症状，应取前倾坐位，可提供床头桌、靠枕等增加患者舒适度，拉起床档，防止坠床 （3）保持病室内空气新鲜、流通，禁吸烟，注意保暖 （4）指导患者学习有效的呼吸技巧，如采用腹式呼吸 （5）遵医嘱给予利尿剂、扩血管药物纠正肺淤血、心力衰竭等 （6）加强巡视，适当给予患者解释和安慰，缓解其紧张、焦虑、恐惧等负面情绪
心排血量减少	（1）密切监护，观察生命体征变化，尤其是早期发现血压下降、心率增快等 （2）给予患者适当的体位，减轻心脏负荷 （3）吸氧 （4）减少活动，休息为主，协助生活护理 （5）控制输液速度 （6）水肿、肺淤血、心力衰竭明显者，遵医嘱使用利尿剂，并准确记录出入量，用药期间需要观察药物的效果和不良反应，尤其是预防低钾血症，注意观察有无乏力、恶心呕吐、腹胀、心律不齐等现象，及时复查血清钾，出现低钾血症时遵医嘱给予补充氯化钾，并监测血钾，根据尿量、饮食等调整补钾方案
体温升高	（1）患者出现畏寒、寒战时，应注意保暖，监测体温变化 （2）出现高热时，积极给予物理降温和遵医嘱给予药物退热。注意观察药物疗效、不良反应，密切监测体温变化，并注意患者有无出汗，及时更换贴身衣物、床单，防止受凉 （3）注意补充容量，观察患者的热量需求，调整饮食和补液 （4）保证营养，发热患者应适当提高食物的热量、蛋白，给予易消化的食物，增加患者的抵抗力。可指导患者饭前漱口，增进食欲

护理问题	对应措施
体温升高	（5）患者需行心包穿刺引流术，则要注意严格的无菌操作，防止二重感染或感染加重，同时注意心包引流管的护理，避免导管相关的感染

【并发症的处理及护理】

急性心包炎的常见并发症包括心律失常、电解质紊乱和心脏压塞引起的休克。常见并发症的处理和护理如下（表9-2）。

表 9-2 常见并发症的护理

常见并发症	对应措施
心律失常	（1）及时报告医师，密切监测床旁心电图，及时记录心律失常的性质，尽量获取心律失常发作的12导联心电图，以利于进一步分析 （2）针对心律失常的诱因和原因进行相关治疗和护理 （3）遵医嘱及时正确地使用抗心律失常药物（尤其注意药物的剂量、配伍、注射时间等），注意观察药物的效果及不良反应 （4）合并严重心律失常导致心功能障碍者，应绝对卧床休息；出现恶性心律失常时，应及时给予心肺复苏、电除颤等处理
电解质紊乱	（1）指导患者正确的饮食 （2）定期检查和监测电解质变化，并了解患者的主诉症状是否可能是电解质紊乱的表现 （3）使用利尿剂的患者，应注意观察有无乏力、恶心呕吐、腹胀、心律不齐等现象，及时查看血清钾，出现低钾血症时遵医嘱给予补充氯化钾，可鼓励患者通过饮食稳定血钾，富含钾的食物包括香蕉、柑橘、甜瓜、马铃薯等

续表

常见并发症	对应措施
电解质紊乱	（4）出现低钾血症的患者，应遵医嘱给予正确处理，并积极复查血钾，调整补钾方案
休克	详见本章第二节

【预防】

急性心包炎患者出院后，应做好健康宣教，除了教会患者如何继续进行院外康复以外，应告知患者如何预防急性心包炎的再次发生，同时告知其疾病的预后、转归和应对措施。主要的健康宣教项目如下（表 9-3）。

表 9-3　急性心包炎患者出院健康宣教

健康宣教项目	具体内容
饮食	患急性心包炎的患者往往机体抵抗力减弱，应注意充分休息，适度锻炼，加强营养，提高机体抵抗力，恢复初期可以高热量、高蛋白质、高维生素饮食为主，之后可恢复正常饮食，但要注意低脂、低胆固醇饮食，戒烟戒酒，多摄入膳食纤维和易消化饮食，限制钠盐摄入。自身免疫性疾病引起心包炎的患者，还应避免诱发免疫反应的一些食物，如芹菜、香菇等
药物	嘱患者应遵医嘱，坚持足够疗程的药物治疗，继续病因治疗，防止复发，切勿擅自停药、调药，应遵医嘱进行药物的调整
休息与锻炼	患急性心包炎的患者应充分休息，适度活动，锻炼强度宜量身定夺，避免剧烈运动和长时间运动，避免诱发心力衰竭等
预后	（1）急性心包炎的预后取决于病因、是否早期诊断和正确治疗，一般除肿瘤所致心包炎外，大部分的急性心包炎预后良好，可以痊愈。结核性心包炎病程较长，需要较长时间（约 1 年）的抗结核治疗；急性非特异性心包炎容易复发，部分可演变为缩窄性心包炎

续表

健康宣教项目	具体内容
预后	（2）部分心包炎可能因炎症渗出吸收不良，逐渐发展成为缩窄性心包炎，应告知患者可能需要心包切除术，告知其手术治疗的必要性，解除其顾虑，尽早接收手术治疗，告知其术后约75%的患者可获得持久稳定的血流动力学和临床症状的明显改善。鼓励患者正确面对疾病，正确选择治疗方式
随访和复查	嘱患者重视定期随访，并遵医嘱进行复查。一般需要复查的项目包括超声心动图、心电图等，长期用药或需要长期抗结核治疗的患者，还需要定期检测肝肾功能

【特别关注】

（1）急性心包炎的病因、临床表现及处理。

（2）急性心包炎的正确护理。

（古丽丹）

第二节　心包疾病及心脏压塞患者的护理

【概述】

心包疾病可以是心包的原发疾病，也可以是其他因素累及心包，而两者均可以造成心包渗出和心包积液（pericardial effusion），当积液迅速或积液量达到一定程度时，可造成心排血量和回心血量明显下降，进而产生临床症状，即心脏压塞（cardiac tamponade），这是心包疾病最为棘手的并发症。

【病因】

心包积液最常见的三大原因是：肿瘤、特发性心包炎和肾衰竭。其他原因包括：严重的体循环淤血造成的漏出性心包积液；穿刺伤、心室破裂等造成的血性心包积液。迅速或大量的心包积液可引起心脏压塞。

【发病机制及病理】

正常情况下，心包腔的平均压力接近于零，或低于大气压，当吸气时呈轻度负压，呼气时近于正压。心包内本身含有少量起润滑作用的液体，即使积液稍微增加也一般不会影响血流动力学，而当液体迅速增多，即使仅仅达到200ml，也可以因为心包不能迅速伸展适应，而使心包内压力急剧升高，这会引起心脏受压，从而导致心室舒张期充盈受阻，周围静脉压升高，最终使心排血量显著降低，血压下降，出现急性心脏压塞的临床表现。当心包积液是慢性增多时，由于心包逐渐伸展适应，积液量可以达到2000ml而未出现心脏压塞的表现，可见，发生心脏压塞的关键词原因是心包积液的迅速增加，而与积液量并无绝对关系。心包积液的性质可因发病原因不同，而呈漏出性、渗出性或血性。

【诊断要点】

（一）临床表现

1. 症状　心包积液时最突出的表现是呼吸困难，可能与支气管、肺组织、大血管受到压迫引起的肺淤血有关，严重者可呈端坐呼吸，身体前倾、呼吸浅快、面色苍白、口唇发绀。若心包积液压迫气管、食管，可产生干咳、声嘶及吞咽困难的症状。静脉压升高可导致上腹部疼痛、肝大、全身水肿、胸腹腔积液。严重者出现休克。

2. 体征　心尖冲动减弱，难以扪及；心脏叩诊浊音界向两侧增大，且成为绝对浊音区；心音低钝而遥远。

当心包积液量增大压迫肺组织时，可于左肩胛骨下出现叩诊浊音，听诊呈支气管呼吸音，成为 Ewart 征。大量心包积液导致收缩压降低，而舒张压变化不大，因此脉压变小。脉搏可出现减弱或出现奇脉。当大量心包积液影响静脉回流后，可出现体循环淤血表现，出现颈静脉怒张、肝颈静脉回流征、肝大、胸腹腔积液及体位低垂部位的水肿。

3. 心脏压塞 短期内出现大量心包积液就会发生心脏压塞，其典型临床特征称之为 Beck 三联征：低血压、心音低弱、颈静脉怒张。同时还有窦性心动过速、脉压变小、奇脉等。奇脉除通过脉搏搏动来判断外，还可以通过测量血压来诊断，即吸气时动脉收缩压较吸气前下降 10mmHg 或以上。

（二）实验室及辅助检查

心脏压塞情况通常较为紧急，因此应该选择容易实现的床旁检查手段来紧急检查。

1. X 线检查 可见心影向两侧增大呈烧瓶状，透视下心脏搏动减弱或消失，尤其是心脏显著增大但肺野清晰，提示是心包积液可能性大，而非心力衰竭。

2. 心电图 由于心包积液的影响，心电图可出现肢体导联 QRS 波低电压，大量积液时可见 P 波、QRS 波、T 波电交替现象，常伴窦性心动过速。

3. 超声心动图 是最简单易行，迅速可靠的检查手段。当出现心脏压塞时，超声表现是：舒张末期右心房塌陷，舒张早期右心室游离壁塌陷，吸气时室间隔左移，出现右心室内径增大，左心室内径减少。同时超声心动图还可以用于引导心包穿刺引流术的实施，因此是面对心脏压塞这一棘手问题的首选辅助检查。

4. 心包穿刺引流及积液性质检查 首先是治疗目的，迅速的缓解心脏压塞，同时对采集的心包积液可送实验室进行常规、生化、脱落细胞、病原学等相关检查，以明确病因。

【治疗】

解除心脏压塞是最要紧的治疗，而心包穿刺引流则是解除心脏压塞最简单有效的手段。对于所有急性心脏压塞出现血流动力学不稳定表现的患者，均应紧急行心包穿刺引流，外科可行心包开窗引流。穿刺前可行床旁超声定位，了解进针途径和穿刺处的积液厚度，常用的穿刺部位有：①左胸第5肋间，心浊音界内侧1～2cm处，患者取坐位，穿刺针方向为向内、向后推进，指向脊柱；②胸骨剑突与左肋缘形成的夹角处（剑肋角），患者取半坐位，针尖向上、略向后，紧贴胸骨后推进；③对怀疑有右侧或后侧包裹性积液的患者，可选择胸骨右缘第4肋间处垂直进针，或于右背部第7、第8肋和肩胛骨中线的交界处进针，在心电图示波器或超声的监测下穿刺，但需要严格检查绝缘是否可靠，以免患者触电。穿刺困难者或预计困难者，可选择"有孔超声探头"，穿刺针经由探头孔刺入，在超声监测下进行穿刺，可以观察穿刺针尖在积液腔中的位置和移动情况，较为安全。

对于合并休克的患者，需要扩容治疗，恰当的扩容可以增加右心房及左心室舒张末期压力，以增加心排血量，提高血压。对于血流动力学稳定的心包积液患者，或经心包穿刺引流后相对稳定的患者，均应设法明确病因，继而针对原发疾病给予相应的治疗，同时密切监测患者的病情变化和血流动力学情况。

【主要护理问题】

1. 休克 与心脏压塞引起的心排血量下降有关。

2. 呼吸困难 与肺组织受压、肺淤血、胸腔积液等有关。

3. 情绪障碍 可能出现焦虑甚至恐惧情绪,与呼吸困难、循环障碍、心包穿刺术等有关。

4. 心包穿刺引流术 穿刺术围术期和术后引流管的护理。

【护理目标】

(1)预防休克的发生,已发生休克者减少休克持续的时间,迅速纠正休克。

(2)呼吸困难减轻或消失。

(3)焦虑和恐惧感减轻,情绪稳定。

(4)不发生心包穿刺引流术相关的感染及相关并发症。

【护理措施】

一般的护理措施与急性心包炎类似,由于心脏压塞往往导致患者血流动力学迅速紊乱,出现需要急救的情况,而心包穿刺引流术是最简单有效地解除心脏压塞的手段,因此下面主要针对心包穿刺引流术的护理做详细介绍(表 9-4)。

表 9-4 心包穿刺引流术的护理

围术期阶段	护理措施
术前	(1)及早准备好穿刺和抢救物品
	(2)向患者及家属做必要的解释,取得家属的同意并签署同意书,取得患者的充分配合,嘱其勿剧烈咳嗽和深呼吸
	(3)必要时遵医嘱给予镇静药物,减轻患者的焦虑和恐惧情绪

围术期 阶段	护理措施
术中	（1）时刻给予患者鼓励、支持和安慰 （2）熟练的配合操作医师进行穿刺引流：①配合医师观察患者的心电监护、心电图，如出现ST段抬高或室性期前收缩，提示针尖触及到了心室壁，出现房性期前收缩，提示针尖触及心房，均应提醒医师退针，调整穿刺方向及深度；②穿刺成功后，在抽液过程中注意帮助夹闭引流管，避免空气逆行进入心包腔；③缓慢抽液，若抽出血性液体，应停止抽吸，并判断血性液体来自心包还是心腔内（观察是否迅速凝固，通常不凝血提示为心包内血性积液），若考虑血性液体来自于心包腔，应继续抽液缓解心脏压塞，若考虑来自于心腔内，应退针观察，必要时再次穿刺 （3）术毕拔除穿刺针，穿刺部位消毒、覆盖无菌纱布，胶布固定；若安置了引流管，则需固定固定引流管，消毒，无菌纱布覆盖，胶布固定，并连接引流袋，注意观察引流是否通畅
术后	（1）嘱患者采取舒适体位卧床休息 （2）术后应记录抽液量和积液性质，按要求留置标本送检；若为安置引流管持续引流，应注意观察引流管情况，做好引流管护理和观察记录 （3）密切观察患者穿刺处有无渗血、渗液，保持无菌辅料清洁干燥；密切监护，观察生命体征变化，注意心律的变化，做好记录。发现异常应及时处理和报告医师 （4）若患者因操作刺激出现胸痛或精神紧张影响休息，可遵医嘱适当给予镇静剂 （5）做好引流导管相关护理，观察患者有无畏寒、寒战、发热等，注意导管相关的感染

【并发症的处理及护理】

心包积液最紧急的情况就是血流动力学障碍，即发生休克，出现心脏压塞表现；另外由于心包穿刺术是有创操作，可能发生感染、心外膜和心肌撕裂等严重并发症。具体的处理和护理要点如下（表 9-5）。

表 9-5 常见并发症的护理

常见并发症	护理措施
休克	（1）迅速建立静脉通路，保证输液通畅，必要时建立双通道或者中心静脉通道 （2）准备血管活性药物，遵医嘱用药，密切观察药物疗效及不良反应 （3）密切监测生命体征及患者意识状态，注意有无心动过速、脉搏浅快、颈静脉怒张等 （4）加强巡视，安慰患者，缓解患者的焦虑和恐惧情绪，必要时遵医嘱给予镇静药物 （5）做好心包穿刺引流术的相关准备，操作结束后做好相关护理工作
心包穿刺术相关并发症	（1）密切观察患者生命体征变化和意识状态，注意有无心率的进行性增快和血压的进行性下降 （2）建立双通道或中心静脉通道，保证输液的通畅 （3）遵医嘱使用血管活性药物、止血药物等，密切观察药物疗效及不良反应 （4）做好患者的情绪护理，给予安全感 （5）再次向患者家属取得沟通，取得信任和理解 （6）必要时协助医师联系介入医师、外科医生做进一步紧急处理 （7）若出现导管相关感染，必要时拔管并送检病原学检查，给予退热等对症支持护理，遵医嘱和病原学检查结果给予抗感染治疗

【预防】

心脏压塞的预防重在早期发现端倪，当患者存在发生心包积液的诱因，同时出现呼吸困难、胸闷、出汗等表现时，即因尽快通过体格检查和床旁超声心动图明确诊断，密切监护，尽早处理，预防心脏压塞导致的休克发生。

对再次发生心包积液的预防的其他措施和健康教育，同急性心包炎（参见本章第一节）。

【特别关注】

（1）心脏压塞的临床表现及处理。

（2）心包穿刺引流术的正确护理。

（古丽丹）

第三节　缩窄性心包炎患者的护理

【概述】

缩窄性心包炎（constrictive pericarditis）指心脏被致密增厚的纤维化或钙化心包包围，导致心室舒张期充盈受限而产生一系列循环障碍的疾病，多是慢性发展所致。

【病因】

绝大多数缩窄性心包炎均是各类心包炎逐渐发展所致，在我国，最常见的病因是结核性心包炎所致，其次是急性非特异性心包炎、化脓性心包炎或创伤性心包炎逐渐发展所致。近年来，由于放射性心包炎和心脏手术导致的缩窄性心包炎逐渐增多。自身免疫性疾病、恶性肿瘤、尿毒症、药物等也可能导致心包炎进展为缩窄性心包炎，但较少见。

【发病机制及病理】

多数缩窄性心包炎是由于急性纤维素性心包炎的渗出物未能完全溶解吸收，逐渐机化为结缔组织瘢痕，或引起心包钙化，最终发展而来。心包缩窄会使心室舒张期的扩张受阻，心室充盈减少，心排血量下降，为维持心排血量，机体会代偿性的增快心率。而由于心室回流受阻，可出现静脉压升高、颈静脉怒张、肝大、腹腔积液、下肢水肿等。

【诊断要点】

（一）临床表现

1. 症状 患者既往通常有急性心包炎、复发性心包炎或者心包积液的病史。最典型的症状均和心排血量下降和体循环淤血有关，前者可表现为劳力性呼吸困难、活动耐量下降、乏力，后者导致肝大、胸腹腔积液、下肢水肿等。

2. 体征 心尖冲动减弱或消失，多数还出现收缩期心尖负性搏动，心浊音界可不增大或稍微增大，心音轻而遥远，一般无杂音，有的可闻及心包叩击音（系额外心音，发生在第二心音后，呈拍击样，其成因是舒张期血流迅速涌入舒张受限的心室引起了心室壁振动）。多数患者有心率增快，或出现房性、室性期前收缩，可出现 Kussmaul 征（由于吸气时周围静脉回流增多，而已经发生缩窄的心包使心室无法适应性的扩张，导致吸气时颈静脉压进一步升高，出现更明显的颈静脉扩张）。

（二）实验室及辅助检查

1. X 线检查 心影可偏小、正常，也可轻度增大，左右心缘变直，主动脉弓小或者难以辨认，上腔静脉多有扩张，多数患者出现心包钙化。

2. 心电图 可出现 QRS 波低电压，T 波低平或倒置。可出现心律失常，如房性或室性期前收缩，在病程长和高龄的患者中还可有心房颤动心律。

3. 超声心动图 在诊断缩窄性心包炎时敏感性较低。典型的超声表现是心包增厚，室壁活动减弱，室间隔出现异常运动（室间隔抖动征），下腔静脉增宽并且不随呼吸变化。

4. CT 和 CMR 这两项检查的诊断价值优于超声心动图，CT 可用于定位积液，定量心包增厚的程度和部位，了解是否存在肿瘤。

5. 右心导管检查 特征性表现是肺毛细血管压、肺动脉舒张压、右心室舒张末压、右心房压和腔静脉压显著升高，且趋于同一水平。右心房压力曲线呈现 M 或 W 波形；右心室收缩压轻度升高，呈现舒张早期下陷及高原形曲线。

6. 实验室检查 可出现轻度贫血、肝功能损害、肾功能损害、蛋白尿等。

【治疗】

缩窄性心包炎是进展性疾病，多数会逐渐发展成为慢性缩窄性心包炎，到这个阶段，手术切除心包是唯一有效的治疗。因此，应该尽早施行心包切除术，避免出现心源性恶病质、心肌萎缩、严重肝功能不全等严重并发症。手术时机应选择在心包感染控制后即进行，而结核性缩窄性心包炎患者应在术后继续进行抗结核治疗一年。

【主要护理问题】

1. 呼吸困难 与肺循环压力增高有关。

2. 活动耐量下降 与心排血量下降、呼吸困难等有关。

3. 情绪障碍 主要是焦虑，与生活质量下降，长期患病影响工作、家庭，疗效不佳等有关。另外也对可能的手术治疗存在担心、紧张情绪。

4. 心包切除术围手术期护理 与术前患者的一般情况、心功能有关

5. 潜在的并发症 疾病慢性化，治疗不及时所致的心源性恶病质、严重肝肾功能不全、心肌萎缩等。

【护理目标】

（1）减轻呼吸困难。

（2）提高活动耐量，提高生活质量。

（3）减轻情绪障碍，减少焦虑情绪和紧张情绪。

（4）尽早使患者达到进行手术治疗的条件，缩短术前等待时间。

（5）延缓疾病的慢性化进展，预防疾病恶化所致的并发症发生。

【护理措施】

患者一般情况通常较差，为充分改善心功能、控制感染、减少腹水，降低手术麻醉风险，应详尽评估患者的营养状况、心肺功能、有无感染。其一般护理措施与心包炎患者类似（见本章第一节）。下面重点介绍慢性缩窄性心包炎患者围术期的护理（表 9-6）。

表 9-6　慢性缩窄性心包炎患者围术期护理措施

护理问题	护理措施
营养失调	（1）鼓励患者少食多餐，以易消化食物为主
	（2）肝功能受损所致白蛋白较低的患者，可适当补充白蛋白
	（3）有心力衰竭、腹水者应低盐饮食
心排血量 减少	（1）可给予吸氧，患者可取半卧位或卧位休息
	（2）密切监护患者的心率、血压变化，发生变化及时报告医师
	（3）肾功损害的患者，应密切记录出入量，使用利尿剂者， 　　应注意药物的疗效和不良反应，注意定期复查血清电解质
	（4）注意输液量和输液速度

续表

护理问题	护理措施
心理护理	（1）做必要的解释工作，告知患者治疗的目标和方式，取得患者信任，缓解其紧张、焦虑情绪 （2）术前可遵医嘱给予镇静剂，有利于患者次日的手术治疗
体液过多	（1）嘱患者半卧位休息，可减轻腹水对心肺的压迫，缓解呼吸困难 （2）腹水患者皮肤易受损、过敏，应注意保护。辅助患者翻身，避免褥疮 （3）必要时配合医师进行腹腔穿刺抽液，缓解腹水 （4）密切观察腹水量的变化，监测血白蛋白含量，通过补充白蛋白可使腹水减轻，但需要注意对心功能的影响，必要时输注白蛋白后遵医嘱利尿
术前呼吸道管理	（1）嘱患者戒烟，进行呼吸训练，改善肺功能 （2）预防呼吸道感染 （3）已有呼吸道感染者，应辅助其排痰，注意正确留取痰液标本送检，遵医嘱使用抗生素控制感染
术后观察	（1）术后患者易发生心排血量降低、心力衰竭等，要密切监护，遵医嘱给予强心、利尿等治疗手段，观察药物疗效及不良反应，注意补液量和血电解质的变化 （2）密切监护心率、心律和血压，预防和及早发现心律失常、低心排血量综合征和心力衰竭
术后呼吸道管理	（1）患者术后仍易发生肺部感染，应嘱患者主动和正确的排痰方式，可进行咳嗽训练，辅助其排痰 （2）因切口疼痛所致排痰困难，必要时遵医嘱镇痛
心包引流护理	（1）密切观察引流是否通畅，引流液性质和引流量，做好记录 （2）密切监护，预防心脏压塞发生 （3）注意无菌操作，预防逆行感染

【并发症的处理及护理】

缩窄性心包炎常见并发症是心源性恶病质、严重肝功能不全、心肌萎缩等，若不能通过心包切除术给予纠正，患者可出现病情进展、恶化甚至死亡，因此并发症重在预防，一旦出现，应迅速及时地报告医师，给予尽快纠正，为患者争取手术机会。主要的护理要点（表9-7）。

表 9-7　缩窄性心包炎常见并发症的处理及护理

一般护理	密切监护患者的生命体征；建立静脉通道，必要时建立中心静脉通道
	注意有无心律失常、意识障碍等
	嘱患者多休息，可取半卧位休息
营养支持	患者因长期静脉压升高，胃肠道淤血，食欲不佳，营养不良，应鼓励患者少食多餐，进食差而无法满足能量需求的，应遵医嘱给予胃肠外营养支持
	监测患者的白蛋白水平，必要时给予少量多次的白蛋白输注
控制感染	患者存在感染者，应积极遵医嘱给予抗感染治疗，并辅助患者充分排痰
控制腹水	通过提高白蛋白水平减少腹水，必要时配合医师行腹腔穿刺抽液
	密切监测患者的血清电解质、肝肾功能等，发现异常及时报告医师
纠正心衰	嘱患者采用坐位或半卧位休息
	给予持续吸氧
	遵医嘱给予强心、利尿等药物纠正心力衰竭，观察药物疗效及不良反应
心理护理	对患者进行安慰，缓解其紧张、恐惧、焦虑情绪
	与患者家属进行积极沟通，取得理解和配合
术前准备	做好术前护理准备，一旦手术条件成熟，患者可能需要手术治疗，避免病情反复恶化，失去手术机会

【预防】

缩窄性心包炎的预防主要是早期控制原发的心包炎，积极治疗心包炎，减少心包的粘连、增厚、钙化，减少缩窄性心包炎的发生。

【特别关注】

（1）慢性缩窄性心包炎围术期的护理。

（2）慢性缩窄性心包炎并发症的护理。

【前沿进展】

秋水仙碱治疗非特异性心包炎的研究进展

非特异性心包炎通常呈现急性发作，且患者经多种检查仍无法确定病因，虽经积极对症支持治疗后，大部分患者可痊愈，但仍有一些患者会出现急性心包炎的反复发作，需要再次入院治疗。

2011 年，Massimo Imazio 博士（意大利都灵玛丽亚维多利亚医院）在欧洲心脏病学会（ESC）年会的最新临床试验专场公布了其团队的一项研究（秋水仙碱治疗复发性心包炎实验：CORP）的结果：秋水仙碱似乎是用于快速缓解症状的安全和低成本的药物，可在 1 周内改善缓解率，在常规治疗中增加秋水仙碱可防止心包炎的反复发作。

2014 年，该研究团队在 ACC 的年会上又报告了一项最新的临床试验（CORP-2）的结果：秋水仙碱可减少心包炎的多次复发，对治疗心包炎的急性发作和首次复发有效。该研究结果同时在线发表于《柳叶刀》（Lancet）杂志。

这一系列的研究似乎提示秋水仙碱可能成为治疗非特异性心包炎的一线药物，但是一些学者也提到了该研究的局限性，如研究并未提及秋水仙碱在非特发性心包炎患者中的安全性或疗效问题。此外，研究还留下一个疑问：如果没有常规抗感染治疗的基础，秋水仙碱还能减少心包炎复发吗？这提醒我们，在正式将秋水仙碱用于治疗非特异性心包炎之前，还需要更多的临床数据作为证据。

（古丽丹）

第十章　感染性心内膜炎患者的护理

感染性心内膜炎（infective endocarditis，IE）指心脏内膜或邻近大动脉内膜因细菌、真菌或其他微生物（如病毒、立克次体等）感染而产生的炎症病变，同时伴有赘生物形成。赘生物为大小不等、形状不一的血小板和纤维素团块，内含大量维生素和少量炎性细胞。瓣膜为最常见的累及部位。感染性心内膜炎按临床病程可分为急性和亚急性两类，后者较前者明显多见。根据受累瓣膜材质可分为自体瓣膜感染性心内膜炎和人工瓣膜感染性心内膜炎。根据获得途径又可分为静脉药物依赖者心内膜炎和医源性心内膜炎（NIE）。

【病因】

急性感染性心内膜炎（native valve endocarditris，AIE）主要由金黄色葡萄球菌引起。亚急性感染性心内膜炎主要由草绿色链球菌引起，其次为 D 族链球菌和表皮葡萄球菌。它们均可对损伤的瓣膜具有黏附作用，黏附以后对机体的防御可能产生耐受现象，并可改变局部凝血活性，具有局部增殖能力。

【发病机制及病理】

亚急性病例至少占 2/3 以上，主要发生于器质性心脏病的基础上，以心脏瓣膜病为主，其次为先天性心脏病，但极少发生于房间隔缺损和肺动脉瓣狭窄。受累瓣膜最常见为主动脉瓣和二尖瓣，少见于三尖瓣及肺动脉瓣。发病机制与下列因素有关：①血流动力学因素，主要机制是畸形孔道喷出的血流冲击心内膜面，引起损伤而致病，多发于高速血流处、高压腔至低压腔处；②非细菌性血栓性心内膜炎，内皮受损处形成结节样无菌性赘生物；③短暂性菌血症，循环中的细菌定居在无菌性赘生物上即可引起感染性心内膜炎的发生。急性发病机制尚不清楚。

【诊断要点】

（一）临床表现

临床表现缺乏特异性，不同患者间有很大的差异。

1. 感染的征象 发热为最常见的表现，亚急性者可表现为持续性的低至中度发热，偶有弛张型高热；急性者全身中毒症状明显，可表现为高热，伴有头痛、盗汗、寒战等症状。

2. 心脏损害的征象 可在原有杂音的基础上出现杂音性质的改变或者出现新的杂音是本病的特点。

3. 动脉栓塞 在机体的任何部位均可发生，常见于心、脑、肾、四肢、肺动脉等部位。

4. 感染的非特异性症状 进行性贫血、体重减轻、脾大、杵状指（趾）。

5. 周围体征 多为非特异性，近年已不多见。包括皮肤黏膜可出现瘀点；指和趾垫出现红或紫的痛性结节，即 Osler 结节；指（趾）甲下线状出血；Roth 斑：视网膜的卵圆形出血斑，中心呈白色；Janeway 损害：表现为手掌和足底处直径 1～4cm 的无痛性出血红斑。

6. 并发症

（1）心脏：心力衰竭是最常见的并发症。

（2）细菌性动脉瘤：多见于亚急性患者。

（3）迁移性脓肿：多见于急性患者，常发生于肝、脾、骨髓和神经系统。

（4）神经系统：可出现脑栓塞、脑出血等神经系统受累的表现。

（5）肾脏：大多数患者可出现肾动脉栓塞、肾小球肾炎等肾损害。

（二）辅助检查

（1）血培养，阳性血培养对本病诊断有重要价值。

（2）超声心动图，是临床诊治感染性心内膜炎最基本的方法，首选经胸超声心动图。

（3）血常规。

（4）免疫学检查。

（5）尿液检查。

（三）诊断标准

根据临床表现、实验室检查及超声心动图检查制订了杜克（Duke）诊断标准（表10-1）。

表 10-1　感染性心内膜炎杜克诊断标准

主要标准
（1）2次不同时间血培养阳性，病原菌为同一典型感染性心内膜炎致病菌
（2）超声心动图异常（赘生物、脓肿、人工瓣膜裂开）或新出现的瓣膜反流
次要标准
（1）心脏本身存在易患因素或者静脉药物成瘾者
（2）发热：体温≥38℃
（3）血管征象：细菌性动脉瘤、颅内出血、结膜出血、动脉栓塞、感染性肺梗死、Janeway损害
（4）免疫性征象：肾小球肾炎、Osler结节、Roth斑及内风湿因子阳性
（5）致病微生物感染：不符合主要标准的血培养阳性或者与感染性心内膜炎一致的活动性致病微生物感染的血清学证据
确诊：满足2项主要诊断标准，或1项主要诊断标准+3项次要诊断标准，或5项次要诊断标准
疑诊：满足1项主要诊断标准+1项次要诊断标准，或3项次要诊断标准

【治疗】

（一）抗生素的应用

使用抗生素为最重要的治疗措施。早期、足量、长疗程地使用抗生素，主要以静脉给药的方式，以维持血药浓度在杀菌水平的 4～8 倍以上，疗程至少 6～8 周。抗生素的选择应根据血培养及药敏试验的结果，对于高度怀疑感染性心内膜炎的患者，可在连续 3 次采血，每次间隔 30～60min，并送检以后即可开始抗生素的应用。

（二）药物选择

可选用足量广谱抗生素杀菌剂，联合用药以增强杀菌能力，如万古霉素、庆大霉素等，真菌感染者选用抗真菌药物，如两性霉素 B。而青霉素仍是治疗感染性心内膜炎最常用、最有效的药物。

（三）手术治疗

各种类型的感染性心内膜炎虽然有众多的抗生素的治疗，但是病死率一直为 10%～50%，这与感染性心内膜炎的心脏和神经系统并发症有重要关系。因此，有抗生素治疗无效或严重心脏并发症的患者应该及时考虑手术治疗，可以改善患者的预后。

（四）其他

人工瓣膜心内膜炎治疗均应加庆大霉素，有瓣膜再置换适应证者应早期手术。

【主要护理问题】

1. 体温过高　与感染有关。

2. 营养失调：低于机体需要量　与食欲缺乏、发热导致机体消耗过多有关。

3. 活动无耐力　与发热、乏力有关。

4. 焦虑　与反复发热、担心预后有关。

5. 知识缺乏　缺乏疾病相关检查、预防及治疗的知识。

6. 潜在并发症　心力衰竭、栓塞等。

【护理目标】

（1）患者体温恢复正常、不适感减轻或消失。

（2）患者焦虑程度减轻，配合治疗及护理。

（3）患者了解疾病的治疗、护理及预防感染。

（4）预防或减少并发症的发生。

【护理措施】

（一）体温过高的护理

1. 观察体温及皮肤黏膜的变化　动态监测体温变化情况，每 4 ～ 6h 测量体温，并准确记录体温变化，绘制体温曲线，以判断病情进展及用药效果。评估皮肤有无瘀点、色泽是否改变、指（趾）甲下线状出血等情况及有无消退。

2. 正确采集血标本　应告知患者及家属为提高血培养的准确率，需要多次抽血，且每次采血量较多，在必要时甚至需要暂停抗生素，以取得其理解和配合。急性患者入院后应立即在 3h 内每隔 1h 采血 1 次共 3 次后开始实施治疗，每次采血 10 ～ 20ml，需要同时作需氧和厌氧培养。感染性心内膜炎患者的菌血症为持续性，因此不需要在体温升高时采血。如已使用抗生素的应根据医嘱暂停用药 3 ～ 7d 根据体温情况作血培养。未使用抗生素的患者在第一天连续采血 3 次，第 2d 培养如未见细菌生长应重复采血 3 次后再开始按医嘱实施治疗。如考虑霉菌、厌氧菌、立克次体的患者应作特殊的培养。

3. 发热的护理 急性期患者应卧床休息，病室安静通风，保持适宜的温度和湿度。观察体温变化，保持皮肤干燥舒适，衣服和皮肤之间可以垫软毛巾，便于更换，预防受凉。出汗较多时应注意适当补充水分及电解质，注意身心得到休息，患者发生寒战时应注意保暖。另外，必要时可予温水擦浴或冰袋物理降温或药物降温，如柴胡、安痛定等肌内注射，根据医嘱合理使用抗生素。

4. 饮食护理 发热患者应注意休息，进食高蛋白、高热量、丰富维生素、清淡有味易消化食物，以补充机体消耗。对于食欲差的患者应做好心理护理，解释营养摄取在适应机体代谢及治疗过程中的重要性，鼓励多饮水并做好口腔护理。根据患者的病情及进食能力，制订合理的饮食计划，可少量多餐。准确记录出入量，为患者的治疗提供依据。如合并心力衰竭应按照心力衰竭患者饮食制订计划。

（二）抗生素应用的护理

（1）及时、准确的根据医嘱给予抗生素，严格按照要求时间准时用药。

（2）观察药物作用及不良反应。

（3）注意有无消化道症状、细菌耐药的产生等。对于肝肾功能不全的患者更应密切观察症状及体征，及时反馈，以便及时调整治疗方案。

（4）由于抗生素对血管刺激性较大，应经常更换穿刺部位，注意保护血管，可使用静脉留置针。

（三）心理护理

（1）解释疾病的相关知识、预后及自我护理。

（2）鼓励患者增强战胜疾病的信心。

（3）针对不同的情况采取个性化护理。

（4）指导患者学会自我放松。

（5）指导患者家属及朋友给予积极的支持和关心。

（四）潜在并发症——栓塞

栓塞可发生于机体的任何部位，因此急性期患者应绝对卧床休息，减少活动，避免因活动量过大而引起血栓脱落。注意患者有无腹痛、头痛、腰痛的发生。重点观察神志、瞳孔、肢体活动及皮肤温度等。对于容易发生下肢深静脉血栓的患者尤其要警惕肺栓塞的发生。如出现可疑现象要及时报告医生并积极协助处理。

（五）健康宣教

详见表 10-2。

表 10-2　感染性心内膜炎的出院宣教

生活指导	（1）注意保暖，避免感冒，饮食规律，营养丰富，增强抵抗力
	（2）合理休息，保持口腔和皮肤清洁，定期牙科检查，少去公共场所，勿挤压痤疮等，减少病原体入侵机会
疾病知识	（1）讲解病因、发病机制和致病菌侵入途径、坚持规律用药的重要性
	（2）高危患者在进行侵入检查及治疗手术前应说明病史，以预防性使用抗生素
自我监测	监测自我体温的变化，有无栓塞的表现，定期门诊随访

（六）并发症的观察和护理

详见表 10-3。

表 10-3　感染性心内膜炎并发症观察及处理

常见并发症	临床表现	处理
心力衰竭	左心衰表现为呼吸困难，咳嗽、咳痰和咯血，疲乏无力、尿少等；右心衰表现为上腹饱胀等消化道症状，也有尿少及夜尿等；全心衰可同时存在或以左或右心衰为主要表现	（1）非药物治疗：低盐低脂饮食，戒烟戒酒，控制液体摄入，急性期需卧床，慢性期可适当活动，预防感染 （2）药物治疗：利尿剂、洋地黄及转换酶抑制剂等可联合使用
神经系统并发症	可见脑栓塞、脑出血等	卧床休息，减少活动，注意有无头痛、头晕等症状
细菌性动脉瘤	多见于亚急性者，受累动脉依次为近端主动脉、脑、内脏和四肢	（1）检查：血管彩超 （2）注意有无四肢麻木、局部疼痛等症状

【特别关注】

（1）体温过高的护理。

（2）抗生素应用的护理。

（3）健康宣教。

【前沿进展】

超声心动图对诊断感染性心内膜炎的重要性

超声心动图对感染性心内膜炎的诊断、治疗、评价疗效和随访都具有很大的价值，一旦怀疑都应该进行超声心动图的检查。超声心动图分为经胸部（TTE）和经食管（TEE）检查，主要诊断标准是：①赘生物，可直观的检查出大小、形态及附着部位等；②脓肿的大小、形态、部位等；③特异性瓣膜破坏，如瓣膜穿孔，人工瓣膜裂开等。TTE 敏感性为 40% ～ 63%，TEE 敏感性为 90% ～ 100%，TEE 的敏感性和特异性均高于 TTE。

欧洲心脏病协会（ESC）2009 年感染然性心内膜炎的预防、诊断与治疗指南中指出 TTE/TEE 的适应证包括：①一旦怀疑患者有感染性心内膜炎可能，TTE 是首选的影像学技术，应尽早检查（Ⅰ类推荐，B 级证据）；②高度怀疑感染性心内膜炎而 TTE 正常时，推荐 TEE 检查（Ⅰ类推荐，B 级证据）；③ TTE/TEE 呈阴性结果但临床上仍高度怀疑感染性心内膜炎的患者，应在 7 ～ 10d 后再行 TTE/TEE 检查（Ⅰ类推荐，B 级证据）；④感染性心内膜炎治疗过程中一旦怀疑出现新的并发症（新杂音、持续发热、心力衰竭、脓肿等），应立即重复 TTE/TEE 检查（Ⅰ类推荐，B 级证据）；⑤抗生素治疗结束时，推荐 TTE 检查以评价心脏和瓣膜的形态学及功能（Ⅰ类推荐，C 级证据）。

【知识拓展】

预防性使用抗生素与感染性心内膜炎

目前认为对于普通心脏病患者来说，在进行一些侵入性检查或操作（胃肠镜检查、牙科手术等）前可不必要预防性使用抗生素。因为预防性使用抗生素以避免菌血症的发生，从而预防感染性心内膜炎的策略从未得到过临床实践的证明，同时使用抗生素还可能产生各种不良反应，甚至是严重的不良反应。因此，目前除了高危患者外均不主张预防性使用抗生素。ESC 指南中高危患者包括：既往有感染性心内膜炎的病史，使用人工心脏瓣膜者，紫绀型先天性心脏病患者，先心病采用人工材料行修补术后 6 个月内，修补术后置入部位持续存在残留缺损。ESC 指南中还将下列情况列为中危患者：除房间隔缺损以外的其他非紫绀型先天性心脏病、二尖瓣脱垂并反流或者瓣膜已经严重增厚者；心脏瓣膜病患者和肥厚型心肌病患者。中危患者可根据实际情况合理使用抗生素。如在进行口腔检查、牙科手术前应选择针对链球菌的抗生素，生殖系统检查及手术前应选择针对肠球菌的抗生素。而预防感染性心内膜炎的最有效的措施是良好的口腔卫生习惯和定期的牙科检查，在任何侵入性检查或其他有创性操作过程中都必须严格无菌技术操作。

（刘雪慧）

第十一章　心搏骤停与心脏性猝死

心搏骤停（cardiac arrest）是指心脏射血功能的突然终止，大动脉搏动不能扪及与心音的消失，重要器官的严重缺血、缺氧所最终导致的生命终止。

心脏猝死（sudden cardiac death，SCD）系指由于心脏原因所致的突然死亡。可发生于原有或无心脏病患者中，常无任何危及生命的前期表现，突然的意识丧失，在急性症状出现后 1h 内死亡，属非外伤性自然死亡。特征为出乎意料的迅速死亡。而心搏骤停常是心脏性猝死的直接原因。

【病因】

绝大多数发生在有器质性心脏病患者。

（1）冠心病及其并发症占 80%，其中有 75% 患者有心肌梗死病史，主要是心肌梗死后左室射血功能降低，频发与复杂性室性心律失常有关。

（2）其次是各种原因的心肌病引起的：各种心肌病引起的心脏性猝死占 5%～15%，如致心律失常型右室心肌病、肥厚型心肌病。

（3）其他原因包括离子通道病：先天性与获得性长QT 综合征、Brugada 综合征等。

【病理生理】

（1）心脏性猝死主要为致命性心律失常所致。

（2）严重缓慢性心律失常和心脏停搏是心脏性猝死的另一个重要原因。

（3）无脉性电活动，过去称电 - 机械分离，是引起心脏性猝死的相对少见原因，可见于：急性心肌梗死时心室破裂、大面积肺梗死时。

（4）非心律失常性心脏猝死所占比例较少，常由心脏破裂、心脏流入和流出的急性阻塞、急性心脏压塞等导致。

【临床表现】

（1）先兆症状：部分患者发病前有心绞痛、胸闷、气促和极度疲乏感等非特异性症状。也可无前驱表现，瞬间发生心搏骤停。

（2）意识丧失，伴有局部或全身性抽搐。

（3）大动脉搏动不能扪及（如颈动脉、股动脉等）、血压测不出、心音消失。

（4）呼吸断续，呈叹息样或短促痉挛性呼吸，随后呼吸停止。

（5）皮肤苍白或发绀，瞳孔散大，对光反射减弱或消失，由于尿道括约肌和肛门括约肌松弛，可出现两便失禁。

（6）心电图表现：①心室颤动或心室扑动约占91%；②无脉性电活动，有宽而畸形、低振幅的 QRS，频率 20～30 次 / 分，不产生心肌机械性收缩；③心室静止，呈无波的一直线，或仅见心房波，心室颤动超过4min 仍未复律，几乎均转为心室静止。

【治疗】

（一）尽快恢复有效的血循环

1. 胸外心脏按压　将患者仰卧在地面或垫硬板上，实施按压者将双手掌重叠，双肘撑直，保持肩、手肘、手掌在一直线，按压患者的胸骨中、下 1/3 交界处，成人一般按压深度至少为 5cm、儿童约 5cm、婴儿约 4cm。频率至少为 100 次 / 分。

2. 电除颤、复律与起搏治疗   心电监测显示为心室颤动，应立即用行非同步电除颤。如采用双向波除颤一般选择 150 ～ 200J；如使用单向波除颤应选择 360J；若无效可立即进行第二次和第三次除颤，能量应与第一次相当或提高。对有症状心动过缓患者及严重的房室传导阻滞患者则应进行起搏治疗。而对心搏停止的患者不推荐使用起搏治疗。

3. 药物治疗   肾上腺素可作为首选药物，常规静脉注射 1mg，肾上腺素可每隔 3 ～ 5min 重复一次，可增加剂量到 5mg。血管升压素也可作为一线药物，严重低血压也可给予去甲肾上腺素、多巴胺、多巴酚丁胺等药物。

4. 其他   给予 2 ～ 3 次除颤加 CPR 及肾上腺素之后仍是心室颤动 / 无脉室性心动过速，可考虑给予抗心律失常药物，常用药物胺碘酮，也可考虑利多卡因、溴苄胺、普鲁卡因胺等药物。一般治疗剂量：胺碘酮 150mg 缓慢静脉注射（10min），或 1mg/min 维持；利多卡因 1.5mg/kg 静脉注射，3 ～ 5min 重复；溴苄胺 5mg/kg 静脉注射，5min 重复 10mg/kg；普鲁卡因胺 30mg/min 静脉滴注，最大总量 17mg/kg，药物除颤与电除颤交替使用，能提高复苏成功率。

（二）呼吸支持

1. 开放气道   将患者头后仰，抬高下颌，清除口腔中的异物和呕吐物。

2. 人工呼吸   口对口的人工呼吸，对患者牙关紧闭不能开口的也可行口对鼻人工呼吸。使患者胸廓隆起伏为有效，吹气一般为 12～16 次／分，人工呼吸需与胸外心脏按压以 2：30 频率交替进行。

3. 吸氧 一般选择面罩吸氧。

4. 自主呼吸不能恢复时 应尽快气管插管建立人工通气，可使用挤压简易球囊辅助呼吸或呼吸机进行机械通气，纠正低氧血症。

（三）防止脑缺氧和脑水肿

脑复苏是心肺复苏最后成功的关键。

1. 降温 应密切观察体温变化，积极采取降温退热措施。体温以 32～34℃ 为宜。

2. 脱水 应用渗透性利尿剂配合降温处理，以减轻脑组织水肿和降低颅内压，有助于大脑功能恢复。

3. 防治抽搐 通过应用冬眠药物控制缺氧性脑损害引起的四肢抽搐及降温过程的寒战反应。

4. 高压氧治疗 通过增加血氧含量及弥散，提高脑组织氧分压，改善脑缺氧，降低颅内压。

5. 促进早期脑血流灌注 抗凝以疏通微循环，用钙通道阻滞剂解除脑血管痉挛。

（四）纠正水、电解质紊乱和酸碱失衡，防治继发感染

【主要护理问题】

1. 循环障碍 与心脏收缩障碍有关。

2. 清理呼吸道无效 与微循环障碍、缺氧及呼吸形态的改变有关。

3. 皮肤完整性受损的危险 与昏迷后长期卧床皮肤受压有关。

4. 潜在并发症 脑水肿、胸骨骨折、感染有关。

【护理目标】

（1）抢救患者的生命。

（2）减少并发症的发生。

【护理措施】

复苏后的护理措施如下（表 11-1）。

表 11-1　复苏后的护理措施

基础护理	（1）保持床单位清洁、干燥、平整、无渣屑
	（2）加强晨晚间护理，每日进行温水擦浴，必要时可热敷按摩受压部位，改善血液循环
	（3）根据病情，每 30min ~ 2h 翻身一次，避免拖、拉、推、患者等动作，以免皮肤磨损
气道管理	（1）保持气道通畅，及时拍背、排痰
	（2）如为气管插管内吸痰，需严格无菌操作，预防感染
	（3）如人工气道应主要气道的温湿化管理
	（4）吸痰前后给予高浓度氧通气 2 ~ 3min，每次吸痰不应超过 15s。痰液较多的患者应该给氧、吸痰交替进行，避免低氧血症
	（5）定时予气管插管气囊放气，一般 4 ~ 6h，放气 10 ~ 30min，避免气管黏膜受压过久坏死
	（6）呼吸机管道每周更换
鼻饲护理	（1）遵医嘱给予高蛋白、低脂肪、高维生素、高热能流质。温度适宜不宜过冷或过烫
	（2）鼻饲要定量、定时，一般 4 ~ 5次 / 日，200 ~ 300ml/ 次。也可根据心功能情况，鼻饲温水 200 ~ 300ml/ 次，4 ~ 5次 / 日
	（3）每次鼻饲前应先检查确认胃管是否在胃内，鼻饲前后应用温水冲洗胃管，鼻饲后胃管末端应反折用无菌纱布包裹
	（4）鼻饲液应该现配现用，配制好的营养液放冰箱保存不得超过 24h
	（5）长期鼻饲的患者胃管应每周更换一次，在末次灌注后拔出，次晨更换，双侧鼻孔交替进行。每日应清洁鼻腔，加强口腔卫生，以预防并发症

续表

尿管护理	（1）安置保留尿管时应严格无菌操作
	（2）准确记录尿量、性状、颜色
	（3）尿管护理2次/日
	（4）尿袋每周更换2次，尿管每月更换一次
尿管护理	（5）保持尿管的通畅防止受压、扭曲，防止逆行感染
	（6）必要时可遵医嘱进行膀胱冲洗
口腔护理	（1）口腔护理2次/日，保持口腔的清洁剂湿润
	（2）对长期使用抗生素者，应观察口腔黏膜有无霉菌感染。如有可遵医嘱使用制霉菌素
	（3）发现口腔黏膜溃疡时可局部涂抹碘甘油或冰硼散
	（4）如有口唇干裂可涂抹唇膏或液体石蜡
眼部护理	由于昏迷患者多数眼睑关闭不全，定时用生理盐水擦洗眼部，可遵医嘱予眼药膏或凡士林油纱布遮盖眼部，保护眼角膜。预防角膜干燥及炎症
亚低温疗法的护理	（1）定时检查冰帽的温度，保持有效的降温效果
	（2）亚低温治疗是否有效，有无并发症的发生与体温的控制情况密切相关，所以必须做好体温护理
	（3）用干毛巾保护双耳，避免冻伤耳部
	（4）严密观察患者使用后的反应，有无寒颤，如果发生可遵医嘱使用镇静剂和解痉剂或短效肌肉松弛剂
心理护理	（1）昏迷患者对外界仍有感知能力，鼓励家属能多与患者说话，给患者听一些舒缓的音乐。促进患者的早日苏醒
	（2）患者清醒后，主动关心患者，向患者指导讲解各项健康教育。消除患者顾虑，增强信心，促进康复

【知识拓展】

亚低温治疗

亚低温治疗的定义：应用冬眠药物和物理降温的方法，使患者体温处于一种可控制的低温状态以达到治疗疾病目的一种方法。

因脑缺氧耐受的时限只有 5min，因此多数研究者提倡尽早尽快实施亚低温治疗。降温应尽可能在复苏后立即开始，有数据表明在患者复苏后 4～6h 开始诱导亚低温治疗也能获得显著效果。有研究证明 33℃是缺血损伤保护效果最佳的温度，目前，临床亚低温治疗的中心体温维持在 32～34℃，并持续 12～24h。

亚低温技术根据其原理可分为：药物和物理降温，根据其途径不同可分为：体表降温、体腔降温和血液降温 3 类。

药物降温：一般使用冬眠药物进行。

物理降温：

（1）体表降温：可用冰水侵浴或冰帽、冰毯降温，临床上多见用冰袋及冰帽置于患者的头部和大血管浅在部位，这种方法简单易行。但单独使用体表降温常很难达到降温效果，常需要使用环境温度控制（应在 18～20℃）、麻醉药物、呼吸机控制呼吸等措施配合。

（2）体腔降温：用冷却的无菌生理盐水灌入胸腔或腹腔进行灌洗降温。此方法常用于手术中的降温。

（3）血液降温：①静脉滴注 4℃的林格液或 0.9%氯化钠注射液；②体外循环法；③血管内热交换法等。

复温分为自然复温和主动复温两种。对已经恢复正常的热调节机制及内分泌功能的亚低温患者而言，可使用自然复温方法。即停止降温措施，将患者放置在 25～26℃房间内，并提供充足的保护，每 4h 升高 1℃。自然复温不利之处是内部温度回升较慢。所以需要密切观察复温过程中患者的体征变化。主动复温包括体外和体内复温。体外复温是指直接温暖皮肤，然后通过已恢复正常的循环系统将体表的温度通过血液转运至内部。体外复温可通过温水袋、加盖被子、暖风系统等实现。

体内升温由于创伤性和潜在的并发症，一般在自然复温和体外复温都失败时应用，可采用40℃温暖氧气进行气道升温，或滴注40℃的葡萄糖、0.9%氯化钠注射液，或回输体外复温的血液。

亚低温疗法在治疗过程中也可能产生一些并发症，主要包括：呼吸道感染、心律失常、凝血功能障碍、高血糖、电解质紊乱等。因此亚低温治疗期间，应对患者做好体温、凝血功能、电解质及体液平衡、血糖、血压、血常规及胸片的监测。同时做好生活护理预防压疮及冻疮的发生。

（曾　娟）

第十二章　主动脉夹层患者的护理

【概述】

主动脉夹层（aortic dissection，AD）是指主动脉腔内的血液通过主动脉内膜撕裂口进入主动脉中膜，并沿主动脉长轴方向扩展，造成主动脉真假两腔分离的一种病理改变，因继发改变呈瘤样，故被称为主动脉夹层动脉瘤。它可导致一系列撕裂样疼痛表现。发病率和年龄呈正相关，高发年龄在 50 ～ 70 岁，男性高发于女性。此病为心血管疾病的灾难性危重急症，若未及时诊治，48h 病死率高达 50%。死亡的首要原因为主动脉破裂出血，可破裂至胸、腹腔和心包腔，进行性纵隔、腹膜后出血，以及急性心力衰竭或肾衰竭等（图 12-1）。

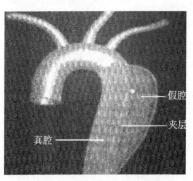

图 12-1　主动脉夹层、假腔示意图

【病因】

主动脉夹层病因详见表 12-1。

表 12-1　主动脉夹层病因

先天性	（1）马方综合征（marfan syndrome，MFS）
	（2）ED 综合征（ehlers danlos syndrome，EDS）
	（3）主动脉瓣二叶畸形（BAV）
	（4）先天性主动脉瓣狭窄
	（5）先天性主动脉发育不良
	（6）Turner 综合征
	（7）家族性胸主动脉瘤等
后天性	（1）高血压
	（2）特发性主动脉中膜退行性变化
	（3）主动脉粥样硬化
	（4）妊娠
	（5）梅毒
	（6）外伤、医源性损伤等

【发病机制】

（1）特有组织病理学改变：囊性中层坏死、纤维化、弹力纤维变脆等。

（2）主动脉异常中膜结构和异常血流动力学相互作用，导致主动脉夹层。

影响血流动力学的主要因素是血管的顺应性、离心血液的初始能量。血流动力学对主动脉管壁的主要作用因素是血流的应力（包括剪切应力与残余应力），常用可测指标是血压变化率。当各种原因造成血管顺应性的下降，使得血流动力学对血管壁的应力增加，不断造成血管管壁的进一步损伤，从而形成恶性循环，直至主动脉夹层形成。夹层形成后，进入假腔的血流只进不出，假腔不断扩大，造成周围组织器官被压迫，也导致真腔的血流量减少，供血需求无法满足，而发生脏器缺血。

（3）撕裂口好发于主动脉应力最强部位。

【分类】

（一）根据发病

1. 急性 发病在 2 周内。有学者将急性期分为急性早期（< 24h）和急性晚期（≥ 24h）。

2. 慢性 无急性病史或发病超过 2 周。

（二）根据起源和夹层累及范围分类

详见表 12-2。

表 12-2 主动脉夹层动脉瘤分类系统

类型	受累主动脉起源部位及程度
De Bakey 型	（图 12-2）
Ⅰ型	内膜裂口起源于升主动脉或弓部，主动脉夹层累及范围自升主动脉到降主动脉甚至到腹主动脉。此型最多见
Ⅱ型	起源于升主动脉。累及范围局限于升主动脉
Ⅲ型	起源于降主动脉左锁骨下动脉开口远端。如向下未累及腹主动脉者为 Ⅲ a 型；累及腹主动脉者为 Ⅲ b 型
Stanford 型	
A 型	无论起源于哪个部位，只要累及升主动脉为 A 型。相当于 De Bakey Ⅰ型和Ⅱ型（近端型），未经治疗者，50% 以上患者 1 周内死亡，75% 以上患者 1 个月内死亡，90% 以上患者 1 年内死亡
B 型	起源于胸降主动脉，且未累及升主动脉，相当于 De Bakey Ⅲ型（远端型）。内科保守治疗长期存活率 5 年为 60% ～ 80%，10 年为 40% ～ 45%

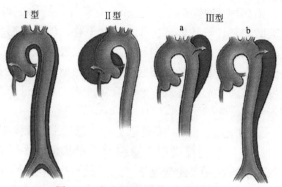

图 12-2　主动脉夹层 De Bakey 分型

【诊断要点】

（一）临床表现

1.疼痛　最常见的临床症状，占 74%～90%。患者烦躁不安，大汗淋漓，胸前或胸背部可发生剧烈的、持续性的胸痛，呈撕裂样或刀割样。疼痛可放射至肩背部、腹部及下肢。De Bakey Ⅰ型和Ⅱ型疼痛顺序，起先为胸前区，然后是颈部；Ⅲ型为胸背部，继而转移到腰腹部。疼痛可反复，提示夹层继续演变中，症状不能缓解者，预后多不良。需注意，马方综合征、激素治疗者及其他极少数病例，在发生夹层动脉血肿时曾出现过无疼痛的情况。

2.休克与血压变化　95% 以上的患者合并高血压。双上肢和上下肢血压均相差较大，若出现心脏压塞、血胸或冠状动脉供血受阻而引起心肌梗死，则会出现低血压。严重休克仅见于夹层血肿破入胸膜腔大量内出血。

3. 心血管系统

（1）主动脉瓣关闭不全和心力衰竭：夹层血肿涉及主动脉瓣环，导致瓣环扩张、瓣叶下移、瓣叶或瓣环撕脱，会引起约半数的Ⅰ型和Ⅱ型夹层患者出现主动脉瓣关闭不全，故在主动脉瓣区会出现舒张期叹气样杂音，且发生充血性心力衰竭。心力衰竭过重或心动过速时杂音不明显。

（2）心肌梗死：多见于急性下壁心肌梗死，因少数近端夹层的内膜破裂下垂物遮盖冠状窦，多影响右冠状动脉窦之故。此情况下严禁抗凝治疗和溶栓，否则引起大出血，病死率往往高达71%，故应严格鉴别，警惕之。

（3）心脏压塞：当心包积液聚集较慢时，表现为体循环淤血、奇脉等；快速心包积液（仅100ml）即可引起急性心脏压塞，表现为急性循环衰竭、休克等。其征象为：①体循环静脉淤血表现为颈静脉怒张、吸气时明显、静脉压升高、肝大伴压痛、皮下水肿、腹水等；②心排血量下降引起收缩压降低、脉压变小、脉搏细弱，重者心排血量降低发生休克；③奇脉指大量心包积液，触诊时，桡动脉呈吸气性显著减弱或消失，呼气时声音复原的现象。心脏听诊表现为心率增快心音弱而遥远，并有心浊音界扩大等。

4. 脏器或肢体缺血

（1）神经系统缺血症状：夹层累及到颈总动脉、无名动脉向上扩展造成动脉缺血，均引起脑、脊髓急性供血不足，临床表现为头晕、一过性晕厥、失语、意识模糊、定向力障碍、腱反射减弱或消失，病理反射（＋）、同侧失明、眼底检查呈现视网膜苍白等，严重时出现缺血性脑卒中。夹层压迫颈部交感神经，出现 Horner 综合征；压迫左侧喉返神经，出现吞咽困难，声音嘶哑；向下延伸到第 2 腰椎水平，可累及脊髓前动脉，出现截瘫和大小便失禁。

（2）四肢缺血症状：常累及腹主动脉和髂动脉，引起急性下肢缺血。临床表现为脉搏减弱、消失，肢体发凉、发绀。

（3）内脏缺血症状：累及肾动脉供血时，出现血尿、少尿和其他肾功能损害症状；累及肠系膜上动脉，可出现肠坏死；累及肝动脉缺血时，引起黄疸和血清氨基酶转移酶升高。

5. 夹层动脉瘤破裂 升主动脉破裂，血液进入心包腔产生急性心脏压塞，多数患者几分钟内猝死。胸主动脉破裂，血液进入左侧胸腔膜引起胸腔积液；血液进入食管、气管内，出现呕血、咯血等症状及相应体征；腹主动脉破裂，血液进入腹膜后间隙，引起休克等。

（二）辅助检查

1. X 线和心电图 一般无特异性诊断。胸片有主动脉增宽，一般无特异性 ST-T 改变，除在很少数急性心包积血时有急性心包炎改变，或累及冠状动脉时可出现下壁心肌梗死的心电图改变。故急性胸痛患者的心电图常作为与急性心肌梗死鉴别的重要手段。

2. 超声心动图 可识别真、假腔或查获主动脉的内膜裂口下垂物，其优点为，可在床旁检查，敏感性为 59% ～ 85%，特异性为 63% ～ 96%。经食管超声心动图检测更具优势，敏感性 98% ～ 99%，特异性 94% ～ 97%。但对局限于升主动脉远端和主动脉弓部的病变因受主气道内空气的影响，超声探测可能漏诊。

3. CT 血管造影和磁共振检血管造影 均有很高的

诊断价值,敏感性与特异性可达98%左右。

4. 数字剪影血管造影(DSA) 对Ⅲ型主动脉夹层的诊断价值可与主动脉造影媲美,对Ⅰ、Ⅱ型的分辨力较差。

【治疗】

本病为危重病症,病死率高,不处理约3%猝死,De Bakey Ⅲ型较Ⅰ、Ⅱ型预后好。

(一)立即处理

严密监测血压、心率、心律和出入液量平衡等血流动力学指标。心力衰竭和低血压者需监测心排血量、中心静脉压和肺毛细血管楔压。

绝对卧床,强效镇静、镇痛,必要时静脉注射较大剂量吗啡或冬眠治疗。

(二)随后治疗决策的原则

1. 急性期 在做任何手术前,均应给予强化内科药物治疗。

(1)降压:减少主动脉壁所受压力,收缩压降至100～120mmHg之间或更低,可静脉滴注或静脉微量泵硝普钠。

(2)减慢心率:使用β受体拮抗药,静脉给药,将心率减慢至60～70次/分,降低心室收缩力和张力,控制夹层发展。

2. 急诊外科手术——A型夹层 夹层累及升主动脉,特别是波及主动脉瓣或心包内有渗液者。手术方式有升主动脉置换、主动脉瓣成形、Bentall术、Cabrol术、David术、Wheat术、全弓置换+象鼻支架置入术等。

3. 内科保守治疗或介入治疗——B型夹层 夹层只

累及降主动脉。

（1）病变血管直径≥5cm 或有血管并发症时，争取介入治疗置入支架。

（2）病变范围不大，且未见特殊血管并发症时，行内科药物保守治疗，用药一周后未缓解，或发生特殊并发症，如疼痛顽固、血压控制不佳、夹层扩展或破裂、出现神经系统损害或膈下大动脉分支受累等，立即行介入或手术治疗。

【主要护理问题】

1. 舒适的改变　与疼痛有关。

2. 自理能力下降　与活动受限有关。

3. 活动无耐力　与心脏功能不全有关。

4. 焦虑/恐惧　与患者对环境陌生、缺乏心理准备、担心手术效果和预后、术后并发症、缺乏家庭支持有关。

5. 知识缺乏　与缺乏疾病和康复知识有关。

6. 潜在并发症　心脏压塞、左侧胸膜腔积液、腹膜后血肿、心肌缺血、心肌梗死、左心衰竭、休克等。

【护理目标】

（1）患者疼痛和缺氧症状减轻或消失。

（2）使患者身心舒适。

（3）患者焦虑/恐惧心理减轻或消失。

（4）使患者了解主动脉夹层相关知识。

（5）无便秘的发生，或发生便秘后能得到及时正确地处理。

（6）教会患者怎样进行自护，对于潜在并发症早发现、早处理，避免猝死。

【护理措施】

（一）常规护理

详见表 12-3。

表 12-3　常规护理

项目	内容
休息活动	（1）急性期，绝对卧床 （2）避免剧烈咳嗽、深呼吸或突然改变体位 （3）因活动量的变化，严密监测心电、血压、心率、呼吸等生命体征
生活护理	（1）安静、舒适的环境，减少不良刺激 （2）做好晨、晚间护理，皮肤清洁护理 （3）采取舒适体位，定时协助床上翻身，翻身时动作应轻柔，减少用力，避免加重病情 （4）软垫保护受压部位，避免压疮 （5）保持大便通畅，防便秘，必要时予通便药，避免因用力排便造成血压骤升，而至夹层动脉血肿破裂
药物护理	（1）予哌替啶、吗啡、曲马多止痛，保证患者卧床休息，注意应用止痛剂的效果。若疼痛骤然减轻，提示血肿破入血管腔 （2）控制心率，使用 β 受体拮抗药，观察心率、心律变化，< 50 次 / 分减量或停药 （3）控制血压，目前多使用硝普钠，应注意硝普钠现配现用，避光；配液后，保存与应用不超过 24h。大剂量或长时间使用，易产生代谢产物氰化物，应注意观察患者面色，有无恶心、呕吐、头痛、精神错乱、嗜睡、昏迷、低血压、脉搏消失等
饮食护理	（1）低盐、低脂饮食 （2）多饮水，进食新鲜水果、蔬菜 （3）清淡、易消化、富含维生素的流质或半流质食物
心理护理	（1）因剧烈疼痛，患者易产生烦躁不安，紧张焦虑的情绪，应加强与患者沟通，消除负面情绪 （2）予相关知识宣教，缓解因患者不了解病情而带来的焦虑不安

续表

项目	内容
心理护理	（3）鼓励患者表达内心想法 （4）与患者家属沟通，争取家庭支持系统

（二）症状护理

详见表 12-4。

表 12-4 症状护理

项目	内容
疼痛的护理	（1）疼痛产生的刺激，会导致交感神经张力增加，血压升高，加快夹层动脉血肿破裂。应立即停止活动，卧床休息 （2）耐心倾听患者对疼痛的主诉，尽力协助患者减轻疼痛，尽力满足患者对舒适的要求，指导舒适的卧位 （3）必要时，遵医嘱使用镇静镇痛药物，用药后观察并记录药效。注意药物不良反应，如有无呼吸抑制、心率减慢、呕吐等 （4）疼痛有所缓解后，指导患者通过听轻柔舒缓的音乐等方式进一步分散对疼痛的注意力
缺氧症状护理	（1）吸氧，一般为 2～4L/min 持续吸氧。嘱患者少说话，以减少氧耗。保持氧导管通畅，做好氧气管护理 （2）若出现心脏压塞宜采取前倾坐位，使呼吸面积扩大，换气量增加，利于呼吸，可提供床头桌增加舒适，床档保护 （3）保持室内空气新鲜，开窗通风，注意保暖，禁吸烟 （4）加强巡视，安慰患者，缓解其紧张、恐惧的情绪
高血压的护理	（1）遵医嘱，在最短时间内，尽可能使用起效快的降压药物，使血压维持在（90～120）/（60～90）mmHg （2）避免血压反复，血压忽升忽降产生的压力会增加血液对破裂口的撕裂 （3）严格控制药物的速度和输入，严密监测血压
低血压的护理	（1）患者出现低血压时，为急救指征 （2）低血压不伴休克，需排除锁骨下动脉受累，测量对侧肢体血压，进行确认

续表

项目	内容
低血压的护理	（3）低血压伴休克，立即通知医生，根据低血压出现的原因进行急救，如药物升压、心包穿刺等
其他症状	出现头晕、头痛、视物模糊、失语、偏瘫、肢体麻木无力、大小便失禁、晕厥、意识丧失等症状时，按脑血管意外常规护理

（三）出院健康宣教

详见表12-5。

表12-5　出院健康宣教

项目	内容
活动	按时休息，活动应循序渐进，劳逸结合，活动后无心累、气紧，以自我感觉良好为度
饮食	饮食规律、少食多餐、进优质蛋白、高维生素、高纤维素、低盐低脂饮食；忌刺激性食物、忌坚硬食物、忌易胀气食物、戒烟戒酒
用药指导	坚持服药，控制血压，勿擅自调整用药剂量，学会自我检测血压、心率和脉搏
心理	指导患者学会调整自我心理状态，控制不良情绪，避免情绪激动，获得家庭情感支持
复查	定期门诊随访，复查时间为出院后的1月、3月、6月、1年。复查内容包括体格检查、B超、CT等以了解脉夹层情况。再次出现胸、腹、腰痛及持续发热情况及时就诊
其他	保持大小便通畅

【特别关注】

（1）警惕血肿破裂的危险。

（2）严格控制血压和心率。

（3）定期门诊随访。

【前沿进展】

自从 1955 年 De Bakey，Cooley 等首次报道以手术治疗主动脉夹层动脉瘤获成功以来，人工血管主动脉重建术一直是治疗该病的经典术式。尽管手术安全性逐年增加，但目前即使在最权威的血管外科中心，仍有 2%～10% 的手术的病死率，且手术操作复杂，创伤大。这就迫使我们寻求一种安全、简捷、疗效确实的新术式。

（1）腔内隔绝术（endovascular graft exclusion，EVGE）是指经动脉导入人工血管，以内支架固定于动脉壁上，将血液和瘤壁隔绝，使瘤壁免受血流冲击，以达到治疗目的的一种介入治疗方法。

从临床资料分析，这一方法创伤性小，减少了围手术期并发症和死亡风险，技术成功高达 90% 以上。目前有新的观点是：直径大于 5cm 或有并发症的急性期及慢性期 B 型是腔内治疗首选指征；A 型腔内隔绝术治疗虽存在争议，但可以有条件的进行附加手术的腔内隔绝术。但急、慢性期 A 型近端开口累及冠状动脉窦、无名动脉的胸主动脉夹层（TAD）不适合进行常规腔内隔绝术；并存其他疾病寿命不超过一年者也不适合此术。

（2）Hybrid 技术常被译作"复合"技术、"镶嵌"技术或"杂交"技术。传统概念的 Hybrid 技术是 1996 年由英国学者 Angelini 提出，当时是指分期冠脉支架植入和搭桥手术用于治疗冠心病，随后又开始应用于先天性心脏病，近年来，开始应用于主动脉夹层，目前主要围绕弓上分支血管和内脏动脉的重建问题展开，主要有全主动脉弓替换＋支架"象鼻子"技术，适用于 Standford A 型夹层；全主动脉弓替换＋远端支架血管植入术，适用于 Standford B 型夹层。虽然存在一些问题，如头向血流血管间的旁路手术并发症无法完全避免，也未能完全避免近端Ⅰ型内漏的发生，但Hybrid技术解决了复杂的病变，缩小了手术范围，减少了手术时间，也避免了外科手术的巨大创伤，从而降低病死率和围手术期并发症。故Hybrid技术还有值得研究和探讨的空间。

【知识拓展】

欧洲专家对于急性A型主动脉夹层的共识

急性主动脉综合征是累及主动脉组织病变的一类临床急诊病例，临床表现均由于产生主动脉壁间血肿、穿透性溃疡、主动脉壁层分离等导致急性主动脉夹层（AD）（图12-3）。

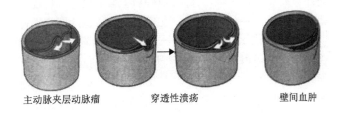

主动脉夹层动脉瘤　　　穿透性溃疡　　　壁间血肿

图12-3　急性主动脉综合征的类型

急性主动脉夹层由于血管壁内出血，导致血管中层破裂，血管壁分离及分离后形成互通或不互通的真腔、假腔。近期牛津血管研究调查急性A型动脉夹层（AAD）的年发病率估计为6/100 000，男性发病率高于女性，并随年龄增长。65%～75%患者由于高血压控制不理想发病。在交通事故死亡尸检报告中，20%的患者有主动脉破裂。

突然发作严重的胸、背部疼痛是最典型的症状。患者疼痛的部位是胸部占80%，背部40%，腹部25%。胸前区疼痛是 A 型夹层最常见症状，而 B 型夹层疼痛多见于背部、腹部。主动脉瓣反流约占 A 型夹层75%，20% A 型夹层发生心脏压塞。由于假腔扩张使冠状动脉受压，冠状动脉闭塞或夹层撕裂至冠状动脉，故急性 A 型夹层患者10%～15%会出现心肌缺血或心肌梗死。主动脉破裂是少见而致命的并发症。

值得注意的是，在 AAD 的发病中，急性心力衰竭和心源性休克的患者较少出现持续和严重的胸痛，这可能会延迟 AAD 的诊断。晕厥是 AAD 重要的初始症状，约占 A 型夹层的15%，在 B 型夹层少于5%。AAD 患者中发生神经系统症状为15%～40%，当患者以神经系统症状为首发症状时，往往掩盖病情。最近一项关于急性 A 型夹层脑损伤（昏迷和脑卒中）和缺血性脊髓损伤的发病率报告表明其发生率分别少于10%和1%。约5%A 型夹层患者发生肠缺血，在夹层患者中出现腹痛和乳酸升高时，需高度怀疑肠系膜缺血的可能。有肠系膜缺血的住院病死率是无肠系膜缺血的3倍。出现肾衰竭的情况占 A 型夹层的20%。

无论患者是否需要其他干预，药物治疗控制疼痛和血压是必须的。所有 AAD 患者应首选手术治疗，但围手术期病死率（25%）和神经系统并发症发生率（18%）仍较高，当主动脉瓣基本正常时，由急性 AAD 所致主动脉瓣关闭不全可通过修复主动脉根部而保留主动脉瓣。任何累及主动脉窦部的夹层，不能只置换升主动脉，最好行主动脉根部替换术，否则后期会引起主动脉窦扩张和主动脉瓣反流，再次手术的风险会很高。象鼻支架植入术提供了完整的修复方案，降低了晚期再干预的概率。急性 AAD 患者30%出现脏器缺血症状，此时应考虑行外科或杂交手术治疗。而术后死亡的重要因素有：昏迷、心脏压塞继发休克、冠状动脉或外周动脉灌注不良、脑卒中等。

（梁　婧）

第十三章 心血管神经症患者的护理

心血管神经症是指以心血管疾病的有关症状为主要表现的临床综合征。大多发生于中、青年，20～50岁较多见；女性多于男性，尤多见于更年期妇女。临床上无器质性心脏病的证据。近年来发现心血管疾病和精神心理问题共存，两种疾病互为因果相互影响。患者临床症状多变，表现不典型，由于合并精神心理问题，难以实现真正意义上的康复，反复就诊，严重影响患者的工作和生活。

【病因及发病机制】

心血管神经症病因尚不清楚，可能与个体的神经类型、环境因素和性格有关。患者神经类型多为焦虑、抑郁、忧愁型。当精神上受到外界环境刺激，或压力较大、工作紧张，难以适应时可能导致发病。部分患者缺乏对心脏病的认识，对疑似症状产生过度忧虑而诱发本症。

各种原因导致中枢神经系统对自主神经调节功能的失调是本病发生的主要因素。常有内分泌系统和神经系统功能失调，交感神经功能亢进，交感与副交感神经功能失平衡。精神心理问题可以通过导致血管内皮功能异常、促进炎症反应及血小板聚集、诱发凝血功能异常、促发心律失常、加速动脉粥样硬化发展、不良行为增加（包括缺乏体育锻炼、吸烟、治疗依从性差等）等导致心血管疾病发生风险增加。

【诊断要点】

（一）临床表现

心血管神经症患者主诉症状较多，而且多变，症状之间缺乏客观证据。

1. 心悸　自觉心脏搏动增强，常在情绪紧张或疲劳时加重。

2. 心前区痛　疼痛部位不固定，多为心前区；疼痛性质被描述为针刺样、牵扯痛或刀割样疼痛；多数发生在静息状态时，与劳力活动无关；持续时间长短不等，一般较长；含硝酸甘油不能缓解。

3. 呼吸困难　胸闷，呼吸不畅，常感空气不够。多数患者经常做深呼吸或叹息样呼吸来缓解症状，导致过度换气，引起呼吸性碱中毒，使症状加重。

4. 其他　自主神经功能紊乱的症状：焦虑、多梦、失眠、头晕、耳鸣多汗、手足发冷、食欲缺乏、双手震颤、便秘或大便次数增多、尿频等；心血管疾病合并心理问题者的症状：心绞痛、心力衰竭、抑郁、压抑、不安、易怒、易疲劳、焦躁不安等，急性发作如惊恐障碍可表现为心悸、呼吸困难、胸痛、头痛、头晕、出汗发抖等。

（二）体格检查

心血管神经症常缺乏有重要病理意义的阳性体征，与较多症状不相适应。多呈焦虑状态或紧张表情，心脏听诊时可有心率增快，心音增强，可有短促收缩期杂音，偶有期前收缩、血压轻度升高，腱反射较活跃。

（三）辅助检查

心电图可表现为窦性心动过速、窦性心律不齐、房性期前收缩或室性期前收缩，部分患者有非特异性 ST 段压低或水平性下移，T 波低平、双相或倒置，多在 II、III、aVF 或 $V_4 \sim V_6$ 导联出现；心脏 X 线及心脏超声检查未见明确异常。

心血管神经症的诊断宜慎重，注意排除器质性心脏器和内分泌性疾病。如冠心病、心绞痛、心肌炎、甲状腺功能亢进、二尖瓣脱垂综合征及嗜铬细胞瘤等。

【治疗】

（1）心理治疗为主，重在了解病因，解除患者顾虑，帮助患者调整心态，生活规律，适量活动，积极进行危险因素干预。可采用心理疏导、放松及暗示等方法进行治疗。

（2）药物治疗为辅，根据患者具体症状用药。失眠严重患者可使用咪达唑仑或佐匹克隆等；症状明显的焦虑患者可选用抗焦虑药物，如氯硝西泮、劳拉西泮等。伴抑郁的患者可选用阿米替林、多塞平或氟西汀、舍曲林等。无论心血管神经症还是器质性心血管疾病合并精神心理问题者，提倡双心医学的治疗模式。

【主要护理问题】

1. 焦虑　与担心疾病预后有关。

2. 舒适的改变　与心悸、心前区痛等症状有关。

【护理目标】

（1）患者紧张、焦虑程度减轻，能进行适当自我调整。

（2）患者主诉不适症状减轻或消失。

【护理措施】

护理措施见表 13-1。

表 13-1 心血管神经症患者护理措施

心理护理

（1）护士仪表整齐，言谈和谐，举止端庄，以热情、诚恳的态度接待患者，取得患者信任

（2）尊重患者，耐心倾听患者的诉说，鼓励、启发患者提问；重视体态语言的作用。使其感到被关心、理解和支持，建立良好的护患关系

（3）掌握语言沟通技巧，运用安慰性、鼓励性、劝说性和暗示性语言缓解患者的负面情绪。根据不同的患者采取有效的心理疏导，耐心、谨慎地回答患者问题，切忌简单、不耐烦及轻视态度

（4）做好病情解释工作，消除疑虑心理。在完善相关检查，排除器质性病变的基础上，以客观检查结果为依据，引导患者正确认识本症，树立战胜疾病的信心

（5）采用音乐疗法和放松训练法，改善患者紧张、忧郁等心理状况

（6）应特别注意对患者关心和同情要恰如其分，以免造成病情严重的错误暗示

用药护理

（1）遵医嘱进行药物治疗，指导患者按时服药，缓解疾病症状

（2）向患者说明药物的作用及用药目的

（3）密切观察用药后的反应，增加患者安全感

环境护理

（1）重视环境对患者情绪的影响，创造舒适的环境

（2）保持环境安静、整洁、光线适宜、空气流通，以调节患者紧张情绪

（3）制订合理的病房探视制度并严格执行，避免探访者过多而造成环境嘈杂，干扰患者情绪

饮食护理

（1）饮食要有规律，少食多餐，忌暴饮暴食

（2）多摄取富含维生素 C 及钙的食物，如水果、蔬菜、牛奶、虾皮等

（3）可多食用有安神作用的食物，如百合、桂圆、核桃、莲子、小麦等

（4）避免食用刺激性食物及饮料，戒烟、酒

睡眠护理

（1）提供舒适、安静的睡眠环境。晚上休息时注意熄灯、开地灯，避免强光刺激影响患者睡眠

（2）养成良好的睡眠习惯，早睡早起

（3）合理安排治疗、护理时间，避免打扰患者睡眠

（4）必要时遵医嘱口服镇静安眠药，保证患者睡眠质量

续表

活动指导
（1）帮助患者建立健康、有规律的生活方式，合理安排学习和工作，积极参加社会活动
（2）根据患者年龄、性格、身体状况、兴趣爱好等选择适合的运动及锻炼方式

避免诱因
与患者共同分析病因及诱因，找出症结，避免不良刺激，帮助患者适应和改善环境，预防疾病复发

家庭支持
（1）耐心向家属解释患者病情，争取家庭的支持，给予患者足够的关心和陪伴，避免抱怨、指责、歧视患者
（2）本症具有反复性，多考虑患者经济情况，减轻其经济负担，提高家庭支持力

【特别关注】

（1）心血管神经症的临床表现。

（2）心理护理的方法技巧。

【前沿进展】

中西医结合治疗心血管神经症

近年来中医药在心血管神经症中的治疗作用已渐渐被肯定，有越来越多的研究表明包括中药、按摩、针灸等中医治疗方法在心血管神经症疗效良好，且不良反应小，但治疗后容易复发，原因是该病发生的诱因没有得到根本的控制，心血管神经症的发生与精神、情志等因素关系密切，治疗中调节情志、心理疏导也很重要。因此，在中医治疗的基础上，配合心理治疗和必要的西药治疗，已成为目前心血管神经症治疗的有效方法和发展方向。

【知识拓展】

放松训练与神经官能症

放松训练是治疗神经官能症的常用方法，主要通过将注意力集中在呼吸、声音、想象等方面来降低患者对周围环境的感应能力，以降低交感神经的活动，使肌肉松弛，心理放松。

1. 呼吸放松法 首先深深地缓慢吸气，使胸腔充满空气，接着屏气约 4s，然后呼气，让气体缓慢从口中呼出，循环上述步骤 10 次以上。

2. 肌肉放松法 首先选择宽松的衣裤，以自己觉得最舒服的姿势靠或坐下；第二步闭上眼睛，集中注意力；第三步逐步放松身体的各个部位，具体做法是将注意力依次集中于头部、下颌、肩部、手臂、双手、腹部、腿部、足部，使其肌肉先紧张再放松。如把注意力集中于双手，双手用力握拳，直到发麻、酸痛后再放松地放在感觉舒适的位置上。最后，保持全身放松的状态 2～3min，每日 2～3 次。

（贺泽霞）

第十四章　心脏介入诊疗的护理

心脏介入诊疗作为心脏疾病的一种治疗手段,因其具有适应性广、操作简单、创伤小、疗效确切及恢复快等优势,越来越多地得到临床工作者和患者的认可,近年来得到了快速发展。心脏介入治疗临床主要疾病包括:冠状动脉粥样硬化性心脏病、心律失常、先天性心脏病、心脏瓣膜病、梗阻性肥厚型心肌病等,本章就临床应用最多的心脏介入诊疗技术的护理分别进行阐述。

第一节　冠心病介入诊疗护理

一、冠状动脉的解剖

心的形状如一倒置的、前后略扁的圆锥体,如将其视为头部,则位于头顶部、几乎环绕心脏一周的冠状动脉恰似一顶王冠,由此我们形象地称之为冠状动脉(coronary artery)。冠状动脉分布在心外膜下和心肌壁内、外,并将血液转运到毛细血管床部分的血管,可将其分为两组:一组为分布在心外膜下和心肌壁外的部分,这部分血管较粗大,冠状动脉造影可充分显现;另一组为分布在心肌壁内的部分,这部分血管细小,分布密集,冠状动脉造影不能充分显现。人类正常的冠状动脉主要有两大支,即左冠状动脉和右冠状动脉。左冠状动脉发自主动脉根部左冠窦,左主干的直径 3 ～ 6mm,然后分出前降支和回旋支,也可在两者之间发出中间支。前降支向下经过前室间沟走向心尖,通常给部分左心室、右心室前壁及室间隔前 2/3 的心肌供血。回旋支向下经过左房室沟，给左心房壁、左心室外侧壁及左心室前后壁的一部分心肌供血。右冠状动脉发自主动脉根部的右冠窦，向下经过右房室沟走向房室交叉部，给右心房、右心室前壁及心脏膈面的大部分心肌供血（图14-1）。

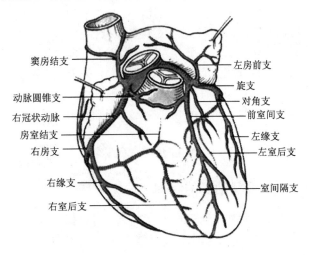

图 14-1　左、右冠状动脉局部解剖图

二、冠状动脉造影及护理

【概述】

冠状动脉造影（coronary angiography，CAG）是指经皮穿刺桡动脉或股动脉，应用影像学的方法，通过送入导管行冠状动脉选择性造影，直观的将冠状动脉的形态显示出来。为临床诊断冠心病提供更为准确的依据，被认为是诊断冠心病的"金标准"。

【适应证及禁忌证】

（一）适应证

1999美国心脏病学院和美国心脏病协会（ACC/AHA）推荐以下患者使用。

（1）稳定型心绞痛或无症状心肌缺血患者。

（2）不稳定心绞痛患者。

（3）急性心肌梗死患者（或疑诊心肌梗死、ST段抬高、新出现束支传导阻滞患者）。

（4）心肌梗死（所有类型）演变期患者危险分层。

（5）非心脏手术患者（疑诊冠心病或已知罹患冠心病）术前评估。

（6）瓣膜疾病患者。

（7）心力衰竭患者。

（二）冠状动脉造影相对禁忌证

1999美国心脏病学院和美国心脏病协会（ACC/AHA）制定以下为禁忌证。

（1）急性肾衰竭。

（2）继发于糖尿病的慢性肾衰竭。

（3）活动性胃肠道出血。

（4）有可能和感染相关的不明原因发热。

（5）尚未治愈的感染。

（6）活动期脑卒中。

（7）严重贫血。

（8）严重、尚未控制的高血压。

（9）伴随有相关临床症状的严重电解质紊乱。

（10）由于心理或者全身疾病使患者无法配合冠脉造影者。

（11）伴随有显著缩短患者生命或者增加介入治疗

风险的严重疾病。

（12）拒绝进行经皮冠状动脉成形术和冠状动脉旁路移植术的患者。

（13）洋地黄中毒患者。

（14）失代偿充血性心力衰竭或急性肺水肿。

（15）严重凝血功能障碍。

（16）主动脉瓣感染性心内膜炎。

【术中护理】

（一）仪器耗材准备

术前护士检查备好多导心电监护仪、除颤仪、麻醉机、主动脉腔内反博机（IABP）、临时起搏器、心包穿刺包、无菌布类包及器械包（表 14-1）。冠脉造影因手术途径不同所需耗材有所不同（表 14-2）。

（二）药品准备

准备好利多卡因、肝素、抗心律失常药、升压药、提高心律药、镇痛药、抗过敏药、扩血管药、抗血小板聚集药、中和肝素药、利尿药及呼吸兴奋剂等药。

（三）患者准备

查看患者术前检查结果，排除禁忌证。检查手术同意书签署是否完整。做好患者的心理护理。

（四）手术体位

手术一般采取仰卧位。

（五）麻醉方式

手术一般采取局部麻醉。

表14-1 心导管室造影无菌手术包

布类包		器械包	
物品	数量	物品	数量 / 个
治疗巾	12 张	大方盘	2
大单	1 张	治疗碗	2
手术衣	2 件	弯盘	2
大纱布	15 张	小药杯	3
小纱布	8 张	巾钳	4
		止血钳	直弯各 2
		卵圆钳	1
		刀柄	1

表14-2 冠状动脉造影术器材

桡动脉			股动脉		
名称	规格	数量 / 个	名称	规格	数量 / 个
桡动脉鞘	5F、6F	1	股动脉鞘	6F、7F	1
0.035 "J" 形导丝	150cm 260cm	1	0.035 "J" 形导丝	150cm 260cm	1
连通板	多通	1	连通板	多通	1
压力延长管	91cm	1	压力延长管	91cm	1
环柄注射器	10ml	1	环柄注射器	10ml	1
造影导管	5FTIG（常用）		造影导管	5F、6F JL	2
	5F、6F JL（备用）	1		5F、6F JR	2
	5F、6FJR（备用）	1		5F、6F AL	2
压力传感器		1	压力传感器		1
0.035 "J" 形超滑导丝	180cm 260cm	1	穿刺针	18G	1
			尖刀片		1

【手术步骤及护理配合】

冠状动脉造影手术步骤及护理配合见表 14-3。

表 14-3　冠状动脉造影术手术步骤及护理配合

手术步骤	护理配合
1. 消毒铺巾：穿刺桡动脉消毒从穿刺点上至肘关节下至指尖，两面全部严格消毒；穿刺股动脉消毒从双侧股动脉穿刺点上至脐下至膝关节，包括会阴部消毒	（1）调节合适的温度 （2）患者取仰卧位，术侧肢体摆放舒适，必要时保护性约束 （3）连接好心电监护，连接电极、血压袖带和氧饱和指套时，应避开穿刺侧肢体。各连线避开心影部位，以免影响造影效果 （4）建立静脉通道，应避开穿刺侧肢体，尽量选择 20～22G 的留置针 （5）消毒时，协助消毒铺巾，注意保护患者隐私
2. 穿刺血管：局部麻醉，穿刺血管，成功后植入鞘管，注入 2000～2500IU 肝素，桡动脉患者据血压注入适量硝酸甘油	（1）准确提供利多卡因、硝酸甘油、肝素及生理盐水，并做好标记 （2）据需要提供穿刺鞘 （3）记录好肝素时间，后每小时追加 1000IU 肝素 （4）严密监测心电图、有创血压及血氧饱和度的变化
3. 造影：经鞘管沿指引导丝将造影导管送至升主动脉根部，轻轻地转动导管，使之滑进冠状动脉开口，从多角度行冠状动脉造影，尽量暴露全部主干及分支，有病变的部位应从不同角度进行评价	（1）护士传递 0.035"J"形导丝、连通板、压力延长管、环柄注射器及造影导管 （2）连接好压力传感器 （3）严密监测心电图、有创血压及血氧饱和度的变化，出现异常及时通知医生并配合处理 （4）遵医嘱用药和补液，准确记录出入量

续表

手术步骤	护理配合
3. 造影：经鞘管沿指引导丝将造影导管送至升主动脉根部，轻轻地转动导管，使之滑进冠状动脉开口，从多角度行冠状动脉造影，尽量暴露全部主干及分支，有病变的部位应从不同角度进行评价	（5）心理护理：因患者采取局部麻醉，在整个过程中意识始终是清醒的，因此护士需跟台多与患者交谈，分散其注意力，以缓解患者对陌生环境的紧张焦虑感等询问不适，及时处理
4. 拔管止血：血管评估完善后，拔出鞘管，压迫止血，局部加压包扎	（1）协助医师拔管，妥善包扎固定 （2）穿刺股动脉患者，沙袋压迫稳妥 （3）完善手术记录

【并发症】

（1）出血、血肿。

（2）心律失常：检查过程中可能出现心动过缓或不同程度的房室传导阻滞。

（3）心绞痛、急性心肌梗死。

（4）栓塞：周围动脉栓塞或者脑栓塞。

（5）感染。

（6）造影剂变态反应。

【健康教育】

（一）饮食指导

冠状动脉无病变且不合并其他疾病患者，可进食普食；冠状动脉有病变不合并其他疾病患者，低盐低脂饮食；如合并其他疾病，遵医嘱饮食；所有冠脉造影患者术后都应当嘱患者多饮水，以利于造影剂的排出。

（二）活动指导

穿刺桡动脉术后，告知患者卧床观察，躯体可以活动，术侧肢体可适当活动，但不能拿重物；穿刺股动脉患者，绝对仰卧位休息，术侧肢体严格制动。

（三）穿刺处护理

穿刺桡动脉的患者，为了预防出血，绷带包扎较紧，护士要告知患者术侧手掌如有麻木、胀痛不适，应立即告知医生护士；穿刺股动脉患者，术侧肢体不适立即告知医生护士，沙袋压迫 8～12h。

（辜 桃 郑明霞）

三、经皮冠状动脉腔内成形术

【概述】

经皮冠状动脉腔内成形术（percutaneous transluminal coronary angioplasty，PTCA）广义上涵盖了所有冠心病的介入方法，狭义上常指传统的冠状动脉球囊扩张术，即指经皮穿刺外周动脉将球囊导管送至冠状动脉狭窄处，加压扩张使管腔内径增大，心肌供血得到改善。1977 年 9 月，Gruentzing 首次成功地进行了经皮腔内冠状动脉成形术，为冠心病的治疗开辟了新的领域。20 世纪 80 年代末此项技术已在全世界得到广泛采用。随着手术经验的积累和设备的改进，使 PTCA 的成功率由早期的 60% 达到了现在的 90% 以上。

【适应证及禁忌证】

（一）适应证

（1）不稳定型心绞痛。

（2）药物治疗效果不佳的慢性稳定型心绞痛。

（3）扩展的适应证。

1）药物治疗有效的心绞痛，但运动实验阳性者。

2）急性心肌梗死。

3）高危心绞痛患者。

4）变异型心绞痛。

5）冠状动脉搭桥术后心绞痛但有严重的固定狭窄。

6）PTCA 术后。

7）慢性稳定型心绞痛或不稳定型心绞痛伴多支血管病变。

（二）相对禁忌证

（1）左主干等同病变。

（2）广泛性弥漫性、多支病变，PTCA 成功率低。

（3）无保护的左主干病变。

（4）冠状动脉病变狭窄程度＜50%。

（5）陈旧性慢性完全闭塞病变。

【术中护理】

（一）麻醉方式及手术体位

麻醉方式：2% 利多卡因局部麻醉。

手术体位：仰卧位，桡动脉入路患者需穿刺桡动脉的肢体贴近躯干。

（二）常用物品

常用心导管室造影无菌手术包（表 14-1）和器材（表 14-4）。

表 14-4　手术器材

物品	型号	数量
动脉鞘	5F、6F、7F	1
0.035 "J" 形导丝	150cm、260cm	1

续表

物品	型号	数量
连接板	多通	1
环柄注射器	10cm	1
压力延长线	91cm	2
造影导管	5FTIG 5F、6F、7FJL	1～2
	5F、6F、7FJR	
	5F、6F、7FAL	
Y阀		1
压力泵	30atm/bar	1
指引导管	6F、7FXB 6F、7FJL	1
	6F、7FAL 16F、7FJR	
0.014 指引导丝	190cm	1
球囊（OTW球囊、快速交换球囊、切割球囊、耐高压球囊）	1.25、1.5、2.0、2.5	根据血管病变情况而定
压力传感器		1

【手术步骤及护理配合】

经皮冠状动脉腔内成形术手术步骤及护理配合详见表 14-5。

表 14-5　手术步骤及护理配合

手术步骤	护理配合
1～3.1～3 同冠状动脉造影	见冠状动脉造影 1～3 护理配合
4. PTCA 术前谈话，签署同意书	（1）核对 PTCA 知情同意书 （2）患者服药情况，包括氯吡格雷和阿司匹林
5. 全身肝素化	（1）每小时追加肝素一次（50～100IU/kg） （2）记录肝素时间 （3）必要时查 ACT

手术步骤	护理配合
6. 选择球囊	核对手术常规耗材（压力泵，Y阀，指引导管，指引钢丝，球囊），并递送到手术台上
7. 球囊扩张	（1）严密观察血流动力学的改变
	（2）心律失常及心电图的改变
	（3）严密监测患者生命体征
	（4）心理护理，加强沟通，以缓解患者的紧张焦虑情绪
8. 拔出球囊	（1）监测患者生命体征
	（2）并发症观察，配合处理
9. 拔管止血	（1）协助医师拔出鞘管
	（2）压迫止血
	（3）局部加压包扎
10. 同冠状动脉造影手术步骤4	同冠状动脉造影手术步骤4的护理配合

【并发症】

（一）冠状动脉痉挛

冠状动脉造影及球囊扩张过程均可诱发冠状动脉痉挛，停止操作可缓解，必要时可使用硝酸甘油或钙通道阻滞剂。

（二）冠状动脉穿孔

（三）冠状动脉夹层

其为操作过程中引导导丝、导管损伤血管所致。

（四）冠状动脉急性或亚急性闭塞

【健康教育】

（一）穿刺处指导

教会患者伤口自我管理及观察，即有无渗血，血肿。

穿刺桡动脉者,告诉患者包扎伤口的绷带常规术后1～2h松一次,4～6h后可更换无菌敷料包扎。

（二）活动指导

教会穿刺桡动脉患者术侧手腕正确活动,手腕勿剧烈活动,下肢可自由活动。

（三）饮食指导

多饮水,易进食低盐低脂,富含维生素食物,限制胆固醇的摄入。

（四）药物指导

告知患者药名、用量及主要作用,长期服药的注意事项和不良反应。

（陈　建　郑明霞）

四、冠状动脉支架植入术

【概述】

冠状动脉支架植入术（coronary stent implantation, CSI）是指穿刺外周动脉,利用冠脉导管和指引导丝,在冠状动脉内未经或已经PTCA扩张的狭窄部位置入金属支架,使狭窄的管腔增大,维持冠状动脉的血流通畅,解决心肌缺血。目前临床上有多种支架（图14-2）,根据支架在支架丝的设计、支架长度、输送、金属成分、血管覆盖程度和释放系统等方面各有不同,可分为:①支架设计,管状行、环型、缠绕型、网状型,现临床上以管状支架最为常见;②支架材料,镍支架、钽支架、钴铬支架和高分子聚合物做成的生物降解支架;③网孔大小,闭环、开环;④置入方式,自膨胀式和球囊膨胀式,目前临床上以球囊膨胀式支架最为常用；⑤特殊支架，带膜支架、涂层支架、生物降解支架、分叉病变支架；⑥药物洗脱支架和非药物洗脱支架，临床上常用依维莫司、西罗莫司药物洗脱支架。冠状动脉支架目前已成为心肌血运重建的主要手段，其主要优势表现在：①置入支架容易操作；②急性期效果好，置入支架后造影的影像好；③支架可以降低再狭窄率，改善患者的长期预后；④创伤小；⑤对于复杂病变，球囊扩张结果往往不理想，置入支架后可以得到满意效果；⑥操作时间短。

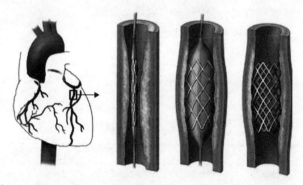

图 14-2　从左至右为冠造动脉分布，支架到达冠状动脉狭窄部位，支架扩张及支架释放

【适应证及禁忌证】

（一）适应证

（1）无症状心肌缺血和稳定劳累心绞痛。

（2）非 ST 段抬高型急性冠脉综合征。

（3）ST 段抬高型心肌梗死。

（二）禁忌证

（1）心功能严重低下，不能平卧者。

（2）有严重肝、肾功能损害或不全者。

（3）感染性疾病尚未控制者。

（4）严重贫血。

（5）活动性胃肠道出血。

（6）精神障碍严重不能配合者。

（7）严重凝血功能障碍。

【术中护理】

（一）麻醉方式及手术体位

麻醉方式：2%利多卡因局部麻醉。

手术体位：仰卧位。

（二）常用物品

常用物品有心导管室造影无菌手术包（表14-1）和器材（表14-6）。

表 14-6　手术器材

物品	型号	数量
血管鞘	5F、6F、7F	1
0.035 "J" 形导丝	150cm、260cm	1
连接板	多通	1
环柄注射器	10cm	1
压力延长线	91cm	2
造影导管	5FTIG 5F、6F、7FJL 5F、6F、7FJR 5F、6F、7FAL	1～2
Y 阀		1
压力泵	30atm/bar	1
指引导管	6F、7FXB 6F、7FJL 6F、7FAL 16F、7FJR	1

续表

物品	型号	数量
0.014 指引导丝	190cm	1
球囊 （快速交换球囊、 切割球囊、耐高 压球囊）	（1.25、1.5、2.0、2.5、2.75、3.0、3.5、 4.0、4.5）mm×（8、12、15、20）mm	备齐
支架	（2.25、2.5、3.0、3.5、4.0、4.5）mm×（8、 12、16、20、24、28、32、38）mm	备齐
压力传感器		1

【手术步骤及护理配合】

详见表 14-7。

表 14-7　手术步骤及护理配合

手术步骤	护理配合
1～8.1～8同冠状动脉球 囊扩张	1～8同冠状动脉球囊扩张手术配合
9. 选择支架	与医生核对支架型号，并传递到手术台上
10. 支架植入	（1）监测患者生命体征 （2）观察血流动力学变化 （3）心电图及患者主诉 （4）指导患者平稳呼吸，勿咳嗽
11. 拔管止血	协助医生包扎伤口

【并发症】

（一）冠状动脉痉挛

（二）冠状动脉穿孔

其为冠状动脉支架植入术中少见的严重的并发

症，常引起急性心脏压塞。

（三）冠状动脉夹层

（四）冠状动脉急性或亚急性闭塞

（五）支架内血栓形成

包括患者个体情况、支架自身、介入手术的技术因素。

（六）慢血流、无再流

（七）支架脱落

【健康教育】

（一）伤口指导

教会患者伤口自我管理及观察，即有无渗血，血肿，沙袋压迫是否稳妥。穿刺桡动脉者，告诉患者包扎伤口的绷带常规术后 1～2h 松一次，4～6h 后可更换无菌敷料包扎。

（二）饮食指导

多饮水，易进食低盐低脂，富含维生素食物，限制胆固醇的摄入。

（三）活动指导

穿刺桡动脉者常规卧床休息 6～12h，并教会术侧手腕正确活动，手腕勿剧烈活动及倒腕等动作，下肢可自由活动。穿刺股动脉者穿刺侧肢体制动。

（四）药物指导

遵医嘱服用抗凝药物，并告知患者药名、用量及主要作用，长期服药的注意事项和不良反应。

（唐　丽　郑明霞）

五、冠状动脉旋磨术介入治疗的护理

【概述】

冠状动脉旋磨术始于 20 世纪 80 年代，早期由 DaridAuth 发明，1988 年初次用于患者的治疗。冠状动脉旋磨术是采用呈橄榄型的带有钻石颗粒旋磨头，根据"差异性切割"或"选择性切割"的原理选择性地在高速旋转下祛除冠状动脉内纤维化或钙化的动脉硬化斑块。冠状动脉旋磨术用物理的方法将动脉硬化斑块去除，以提高即刻效果，并有可能降低远期再狭窄率，使冠状动脉血运重建的一种微创治疗方法，其装置见图 14-3。

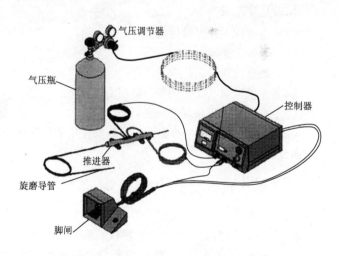

图 14-3　冠状动脉旋磨装置

【适应证和禁忌证】

（一）适应证

（1）主要适合严重钙化病变和严重纤维化病变。

（2）严重狭窄病变或 CTO 病变，球囊导管不能通过病变。

（3）在支架置入前预扩张球囊不能对狭窄病变充分扩张时，可考虑使用冠状动脉旋磨术。

（4）DES 术时，为使支架均匀贴壁，对某些钙化病变可行冠状动脉旋磨术。

（5）冠脉开口处病变。

（6）支架内再狭窄。

（7）血管分叉处病变。

（二）禁忌证

（1）退行性大隐静脉桥病变。

（2）导丝无法通过的病变。

（3）严重成角的钙化病变。

（4）血栓性冠状动脉病变或急性心肌梗死。

（5）有明显内膜撕裂的病变。

（6）病变血管为唯一有血流的冠脉血管并伴有左心室射血分数小于 30%。

【术中护理】

（一）仪器耗材准备

术前护士检查备好多导心电监护仪、除颤仪、主动脉腔内反博机（IABP）、临时起搏器、无菌布类包及心导管室造影无菌手术包（表 14-1）、手术所需耗材（表 14-8）。

表 14-8 冠状动脉旋磨术器材

桡动脉			股动脉		
名称	规格	数量	名称	规格	数量
桡动脉鞘	6F	1	股动脉鞘	6F 或 7F	1
"J"形导丝	0.035×150	1	"J"形导丝	0.035×150	1
连通板	多通	1	连通板	多通	1
压力延长管	91cm	2	压力延长管	91cm	2
环柄注射器	10ml	1	环柄注射器	10ml	1
指引导管	6F	1	指引导管	6F 或 7F	1
压力泵		1	刀片		1
三通止血阀		1	穿刺针	18G	1
操作控制台		1	压力泵		1
推进器		1	三通止血阀		1
高压气体罐		1	操作控制台		1
脚踏控制板		1	推进器		1
旋磨导丝		1	高压气体罐		1
旋磨导管		1	脚踏控制板		1
			旋磨导丝		1
			旋磨导管		1

（二）急救药品准备

急救药品包括抗心律失常药、升压药、镇痛药、抗过敏药、扩血管药、抗血小板聚集药、中和肝素药、利尿药及呼吸兴奋剂等药。

（三）患者准备

查看患者术前检查结果，排除禁忌证。检查手术同意书签署是否完整。做好患者的心理护理。

【手术步骤及护理配合】

见表 14-9。

表 14-9　冠状动脉旋磨术手术步骤及护理配合

手术步骤	护理配合
1. 消毒手术区域，铺巾	（1）协助患者采取仰卧位，保护患者的隐私，保暖 （2）连接心电图、血压、血氧饱和度 （3）建立有效通道
2. 局部麻醉下行冠脉造影，明确病变部位、程度及性质	见冠状动脉造影术护理
3. 氮气压力测试	接好氮气瓶压力表，打开总开关，再打开副气压表，调节减压阀到输出压力为（8～10MPa）
4. 旋磨设备连接	连接机器电源，接好脚踏板连线及氮气连接管，打开机器开关，核对压力显示表
5. 选择指引导管、导丝及旋磨头。旋磨头转速的测试	加压灌注：500ml 生理盐加入肝素 5000IU、硝酸甘油 2.5mg，在旋磨时持续经冠状动脉加压（200mmHg）滴注
6. 对病变部位进行旋磨	（1）递送旋磨导丝、旋磨导管、推进器，并与旋磨主机分别连接 （2）及时通报旋磨时间及旋磨转速 （3）观察生命体征、心电图及压力变化
7. 旋磨结束，退出旋磨头导管，造影	（1）配合术者调整机器低转速 （2）询问患者有无不适
8. 拔管止血、转运患者	协助医生包扎伤口，观察患者生命体征变化，协同中央运输搬运患者，认真填写护理转运单，耗材登记本

【并发症】

（1）冠状动脉痉挛。

（2）慢血流。

（3）心动过缓和房室传导阻滞。

（4）冠状动脉急性闭塞。

（5）冠状动脉夹层。

（6）血压过低。

（7）冠状动脉穿孔。

（8）心绞痛。

【健康教育】

（1）向患者及家属介绍手术的目的、方式、手术时间等相关知识。

（2）告知患者术中配合及注意事项。

（3）询问过敏史。

（4）饮食指导：多饮水，易进低盐低脂、富含维生素食物，限胆固醇的摄入。

1.伤口观察　教会患者伤口自我管理及观察，即有无渗血、血肿。

2.药物指导　告知患者药名、用量及主要作用，长期服药的注意事项和不良反应。

3.活动指导　教会穿刺桡动脉患者术侧手腕正确活动，股动脉患者下肢制动。

（秦　容　郑明霞）

六、冠状动脉内血管超声的护理

【概述】

血管内超声显像（IVUS）技术是将镶有微型化超声

换能器的导管置入血管腔内，再经超声导管内设的电子成像系统显影血管的横截面图像，可观察管腔的形态，还可以观察管壁的结构或病变。IVUS 可以在横断面上对冠脉管腔及血管壁进行定性和定量分析，能清楚地展现斑块的分布及病变的范围，弥补了传统冠状动脉造影的不足。用于成像的超声随工作频率的增加，分辨力增加而穿透力下降，由于 IVUS 技术将换能器直接置于血管腔内探测，显像距离缩短，声能衰减小，因此其换能器的频率可明显高于用于体表显像的超声频率，达到 9 ～ 40MHz，分辨力明显提高。

自 20 世纪 80 年代末该技术问世以来，随着设备及处理软件的不断发展，IVUS 目前已在临床上得到广泛的应用，尤其在冠状动脉疾病的介入诊断和治疗中成为重要的辅助手段，其原理高频超声从血管壁反射回来并返回系统，系统电路处理后形成图像（图 14-4、图 14-5）。

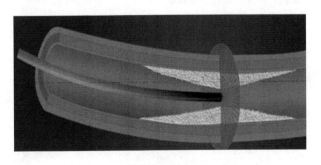

图 14-4　冠状动脉血管内超声示意图

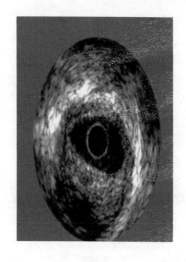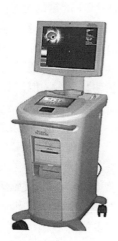

图 14-5　冠状动脉血管内超声图像及仪器

【适应证及禁忌证】

（一）适应证

（1）辨别的特殊影像，如斑块破裂，心肌桥，真性或假性动脉瘤，钙化，血栓，血管夹层及壁内血肿等。

（2）不能准确评价的左主干病变，IVUS 能更准确地提供病变严重程度，病变长度及参照血管大小等信息。

（3）帮助介入医生选择合适的支架。

（4）支架释放以后，IVUS 可以迅速评价支架是否充分膨胀及贴壁，有无支架边缘夹层及血肿等并发症发生，帮助介入医生作进一步的优化处理。

（二）禁忌证

（1）重症心功能不全者。

（2）严重的全身感染或发热。

（3）高龄患者（应视患者全身状况而定），精神病和由于心理或全身性疾病等不能配合手术者。

（4）碘过敏患者，有碘过敏所致休克病史者不宜行冠状动脉造影，但碘过敏仅为轻度皮疹，可在使用激素的前提下或使用非离子造影剂行冠状动脉造影。

（5）活动性胃肠道出血，女性月经期。

（6）急性肾衰竭，继发于糖尿病的慢性肾衰竭。

（7）严重贫血（Hb ＜ 80g/L），严重凝血功能障碍。

（8）伴有相关临床症状的严重电解质紊乱。

（9）洋地黄中毒者，失代偿性充血性心力衰竭或急性肺水肿。

（10）活动期脑卒中。

【术中护理】

（一）心理护理

患者由于对手术缺乏相关知识，担心手术费用及术后疼痛，易导致焦虑情绪。应积极向患者及家属解释手术的必要性及讲解手术是相关知识和术后效果，使患者以良好的心态接受手术，并应通过沟通了解其经济状况，避免因经济问题给患者造成心理压力。

（二）常规检查

患者应在病房完善各项术前实验室检查，以及 X 片、心脏彩超等，并做造影剂过敏试验。

（三）评估动脉情况

检查足背动脉搏动情况，皮肤颜色、温度。术前患肢用记号笔标记足背动脉搏动测量点，以便手术前后对比观察。

（四）皮肤的准备

术前一日清洁皮肤，常规给予双侧腹股沟区备皮。

（五）建立静脉通路

患者入导管室前留置静脉留置针。

（六）核查

（1）核查患者的腕带、科室、床号、姓名、性别、年龄、住院号，以及手术同意书、委托书等。

（2）核查患者的常规实验室检查是否完善，以及患者抗凝及抗血小板药物的使用情况。

（七）麻醉方式及手术体位

冠状动脉内血管超声的麻醉方式和手术体位均与冠状动脉造影术相同，采取局部麻醉方式及平卧体位进行手术。

（八）常用器材和物品

常用 IVUS 仪器的组成包括超声导管和图像处理系统。其他手术用物（表 14-1）及器械（表 14-10）与冠状动脉造影术相同。

表 14-10　冠状动脉造影及冠状动脉内血管超声手术器材准备

器材名称	数量
20ml 空针	3 付
5ml 空针	2 付
穿刺针、11 号刀片	各 1 个
6F 动脉鞘、三连三通、三环空针	各 1 个
6F 造影导管、压力延长线	各 2 根
6F 指引导管	1 根
0.014 指引导丝	1 根
IVUS 超声导管	1 套
IVUS 超声推送器	1 个

【手术步骤及护理配合】

手术步骤及护理配合见表 14-11。

表 14-11　手术步骤及护理配合

手术步骤	护理配合
1~3. 同冠状动脉造影 1~3 手术步骤	护理配合同冠状动脉造影术 1~3 护理配合
4. 根据造影情况选择 IVUS 器材	根据医嘱递送医生所需的 IVUS 相关材料,包括:IVUS 导管、推送器、无菌薄膜套
5. IVUS 主机及导管准备	(1) IVUS 开机,通过自检,输入患者相关信息
(1) 取出导管并检查核心轴位置	(2) 使用无菌技术将导管从双重无菌包装中取出
(2) 排气	(3) 递送 3ml 和 10ml 注射器,抽肝素生理盐水 15ml,协助排气
(3) 马达准备	(4) 配合医生将无菌薄膜套装在马达表面,以便于术中操作
(4) 连接导管	(5) 通过观察显示器上同心圆环的明亮图样,确定导管工作正常
(5) 自动回撤功能检测	(6) 按住马达上的 "RELEASE" 键手动在拖板上前后推移马达,并在马达上按"RESET"键使读数液晶屏上的数自动回撤距离归零
6. 生命体征检测	整个手术过程须密切观察患者生命体征及心电图的变化,注意询问患者有无胸闷、胸痛等症状,如有不适应及时汇报医生,予以处理
7. 手术完毕,拔出鞘管,包扎止血	护理同冠状动脉造影

【并发症】

1. 冠脉痉挛　使用硝酸甘油或维拉帕米,操作轻柔。

2. 夹层及血管急性闭塞　避免粗暴操作,注意导丝是否在真腔。

3. 缺血发作　对有严重狭窄的病变进行预扩再行 IVUS。

4. 超声导管嵌顿　避免过深进入远端小血管，避免头端越过指引钢丝，透视下退出导管。

5. 其他并发症　假性动脉瘤、动静脉瘘、腹膜后出血、前臂血肿、前臂骨筋膜室综合征、颈部及纵隔血肿、血管迷走反应、冠脉穿孔心脏压塞。

【健康教育】

（一）卧床休息

根据不同穿刺部位指导卧床时间。

1. 经桡动脉路径行冠状动脉造影的患者　术后不需要卧床休息，支架植入患者，常规 6 ～ 12h 下床活动。

2. 经股动脉路径手术的患者　应卧床休息 24h，患侧肢体制动 12h，沙袋压迫穿刺点 6 ～ 8h。

（二）教会患者伤口自我管理及观察（即有无渗血、血肿）

1. 伤口自我管理　穿刺桡动脉的患者，若出现伤口出血，教会患者用另一侧手的拇指在穿刺点上方 0.5 ～ 1cm 处压迫，同时呼叫医护人员及时处理。

2. 伤口包扎处松压　告知患者的绷带常规术后 1 ～ 2h 松一次，4 ～ 6h 后可换为普通无菌敷料包扎。

3. 教会患者术侧手腕正确活动　手腕切勿做剧烈运动及倒腕等动作。

（三）饮食

术后患者应进食低盐低脂肪，富含维生素的食物，限制胆固醇的摄入。由于术中需要使用造影剂，术后应嘱患者适当多饮水，以便促进造影剂尽早排出体外。

（四）服药指导

应告知患者，药名、用量、主要作用、长期服药的注意事项和不良反应。

（五）随访

告知患者应在术后6个月随访冠状动脉造影。术后如有不适应及时到门诊或急诊就诊。

（杨　洋　郑明霞）

第二节　先天性心脏病介入诊疗护理

先天性心脏病介入治疗是先天性心脏病诊疗方法之一，是指经皮穿刺动静脉（常用股动脉）插入输送鞘管，在X线透视及心动超声监测下，将封堵器经输送鞘管送至缺损处释放，封堵，达到矫正畸形，恢复正常血流动力学状态的目的治疗手段。先天性心脏介入治疗于20世纪70年代首次用于临床，由于创伤小，术后恢复快，无手术瘢痕，近几年得到快速发展，成为先天性心脏病的一种常规治疗手段，主要适用于动脉导管未闭、房间隔缺损及部分室间隔缺损不合并其他需手术矫正的畸形患儿的治疗，以及复杂先天性心脏病的导管检查（如合并肺动脉高压的先心病、法洛四联症及其他有发绀现象的心脏病）。先天性心脏病：是指在人胚胎发育时期（怀孕初期2～3个月内），由于心脏及大血管的形成障碍而引起的局部解剖结构异常，或出生后应自动关闭的通道未能闭合（在胎儿属正常）的心脏疾病。临床上以心功能不全、发绀及发育不良等为主要表现。除个别小室间隔缺损在5岁前有自愈的机会，绝大多数需手术治疗。

一、房间隔缺损封堵术及护理

【概述】

房间隔缺损封堵术：是指经皮经输送鞘管将封堵器送至房间隔缺损处并释放，封堵缺损部位，以达到纠正畸形，恢复正常血流动力学状态的目的。房间隔缺损是原始房间隔在胚胎发育过程中出现异常，致左、右心房之间遗留孔隙，心房水平存在分流，可引起相应的血流动力学异常。可单独发生，也可与其他类型的心血管畸形并存，女性多见，男女之比约 1 : 3，为临床上常见的先天性心脏病之一。

【适应证和禁忌证】

（一）适应证

（1）年龄通常≥3岁。

（2）直径≥5mm，伴右心容量负荷增加，≤36mm的继发孔型（Ⅱ孔型）左向右分流 ASD。

（3）缺损边缘至冠状静脉窦，上、下腔静脉及肺静脉的距离≥5mm，至房室瓣≥7mm。

（4）房间隔的直径＞所选用封堵伞左房侧的直径。

（5）不合并必须外科手术的其他心脏畸形。

（6）外科术后残余分流。

（二）禁忌证

（1）原发孔型房间隔缺损及静脉窦型房间隔缺损。

（2）心内膜炎及出血性的患者。

（3）封堵器安置处有血栓存在（尤其是左心房或者左心耳血栓），导管插入处有静脉血栓形成的患者。

（4）严重肺动脉高压导致右向左分流的患者。

（5）伴有与房间隔缺损无关的严重心肌疾患或瓣膜疾病的患者。

（6）体型或身体状况导致其不适合心导管术的患者。

（7）大范围先天性心脏畸形、仅能通过心脏手术可完全修复的患者。

【术中护理】

（一）麻醉方式及手术体位

局部麻醉或全身麻醉，双下肢外旋外展 30°。

（二）常用物品和器材

详见表 14-1，表 14-12。

表 14-12　房间隔缺损封堵术器材

名称	规格	数量
股动脉鞘	5F、6F	1
0.035 "J" 形导丝	150cm	1
三联三通	多通	1
压力延长管	91cm	1
造影导管	6FMPA2	1
压力传感器		1
采血针	常规	4
穿刺针	18G	1
尖刀片		1
加硬导丝	Cordis	1
房缺输送鞘		1
房缺封堵器		1

【手术步骤及护理配合】

手术步骤及护理配合详见表 14-13。

表 14-13　手术步骤及护理配合

手术步骤	护理配合
1. 消毒手术区，铺巾	（1）协助患者平卧位 （2）手术室内调节合适的温湿度，预防患者感冒 （3）与患者沟通，取得患者理解配合 （4）消毒时，注意保护患者隐私 （5）18 号留置针建立静脉通道 （6）严格无菌技术操作，消毒铺巾
2. 局部麻醉或全身麻醉下穿刺右股静脉，植入血管鞘，行右心导管检查	（1）局部麻醉药备 4% 的利多卡因 20ml，穿股静脉后 （2）递送手术耗材：① 0.035×150cm 的 "J" 头钢丝；② MPA2 导管；③动脉血气空针；④加硬导 （3）全身肝素化，记录肝素使用时间 （4）协助完成血气分析及测压，并记录
3. 经皮房间隔缺损封堵	（1）选择适宜输送鞘及封堵器，核对后传递给术者 （2）观察病情及生命体征变化 （3）观察有无并发症，并做好急救准备
4. 超声心动图检查评估	行超声再次评估封堵器位置及效果
5. 释放封堵器	询问患者有无不适
6. 拔管止血：血管评估完善后，拔出鞘管，压迫止血，局部加压包扎	协助医师拔管，妥善包扎固定。并沙袋压迫止血
7. 术者完成手术记录	向患者家属交代手术情况及术后注意事项
8. 转运患者	与医生及中央运输共同协助患者至平车，送回病房 /CCU

【并发症】

（1）预防局部出血：局部出血是最常见的介入治疗

并发症。

（2）封堵器脱落：是先天性心脏病封堵术的严重并发症之一，但发生率少。多需急诊外科手术。

（3）较大残余分流：少数需手术重新缝合。

（4）血栓栓塞：造成脑或其他重要脏器损伤。

（5）感染性心内膜炎：封堵器上形成赘生物。

【健康教育】

（1）对患者进行饮食护理，给予患者营养丰富且容易吸收的流质食物，最好少量多餐。

（2）6个月内避免剧烈活动。

（3）预防感冒和感染。

（4）口服抗血小板药6个月。

（5）若有视物模糊，晕厥，心慌等症状及时就医。

（6）定期随访时间，术后1个月、3个月、6个月、12个月以上。

（7）门诊随访，定期检查心电图、胸片及超声心电图。

（曾　义　郑明霞）

二、室间隔缺损封堵术及护理

【概述】

经导管室间隔缺损封堵术，是指经皮穿刺动静脉（常用股动脉）插入输送鞘管，在X线透视及心动超声监测下，将封堵器经输送鞘管送至室间隔缺损处释放，封堵，达到矫正畸形，恢复正常血流动力学状态的目的。室间隔缺损封堵术于2002年动物试验成功后进入临床应用，临床疗效佳，适应范围广，输送系统较细，对血管损伤小，并发症发生率降低等优势，很快得到医患的认可，并在全球范围内推广。室间隔缺损是最常见的先天性心脏病。是在胚胎期发育不全，形成异常交通，在心室水平产生左向右分流，它可单独存在，也可是某种复杂心脏畸形的组成部分。室间隔缺损约为先天性心脏病总数的20%，可单独存在，也可与其他畸形并存，正常心脏解剖，室间隔缺损解剖图及室间隔封堵器见图14-6。

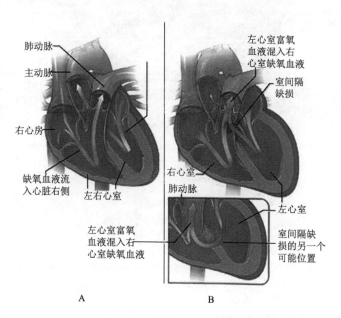

肺动脉
主动脉
右心房
缺氧血液流入心脏右侧
左右心室
左心室富氧血液混入右心室缺氧血液

左心室富氧血液混入右心室缺氧血液
室间隔缺损
右心室
肺动脉
左心室
室间隔缺损的另一个可能位置

A　　　　B

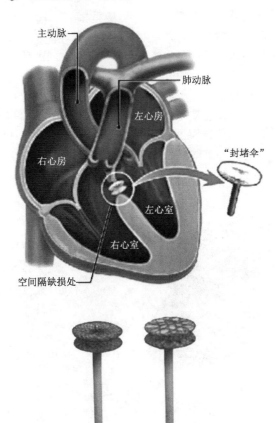

图 14-6　从左至右为正常心脏解剖、室间隔缺损解剖图及室间隔封堵器

A. 正常的心脏；B. 存在室间隔缺损的心脏

【适应证和禁忌证】

（一）适应证

（1）患者通常≥3 岁。

（2）对心脏有血流动力学影响的单纯性室间隔缺损。

（3）室间隔缺损上缘距主动脉右冠瓣≥2mm，无主动脉右冠瓣脱入室间隔缺损及主动脉瓣反流。

（4）肌部室间隔缺损≥5mm。

（5）外科手术后残余分流。

（6）其他：如心肌梗死或外伤后室间隔缺损虽非先天性，但其缺损仍可采用该技术进行封堵。

（二）禁忌证

（1）活动性心内膜炎，心内有赘生物，或引起菌血症的其他感染。

（2）封堵器安置处有血栓存在，导管插入处有静脉血栓形成。

（3）缺损解剖位置不良，封堵器放置后影响主动脉瓣或房室瓣功能。

（4）严重肺动脉高压伴双向分流。

（5）出血性疾病。

【术中护理】

（1）完善术前各种检查（血常规、尿常规；肝肾功能，血电解质，血型、凝血功能，感染性疾病筛查；胸部X线、心电图、超声心动图），了解患者简要的病史，进行必要的心理沟通。

（2）患者术晨禁食水 4h，排空大小便，全身麻醉患儿要禁食水 6h，术前要测体温、脉搏、血压。

（3）皮肤的准备，术前一日清洁皮肤，常规给予双侧腹股沟区备皮。同时检查患者的足背动脉搏动情况，以便于术中术后做搏动情况的对照。

（4）术前晚必要时遵医嘱口服适量镇静剂，以保证充足睡眠，患者入导管室前建立静脉通路，留置静脉留置针。

（5）仪器耗材准备：术前护士检查备好多导心电生理记录仪，心电监护仪、临时起搏器，血压监护仪，气管插管，除颤仪、麻醉呼吸机血氧饱和度检测仪，血氧测量仪，超声心动图仪、高压注射器，心包穿刺包、无菌布类包及器械包（表14-1）、室间隔缺损所需耗材（表14-14）。

（6）药品准备：准备消毒药品，抗心律失常药、镇痛药、抗过敏药、异丙肾上腺素，地塞米松，阿托品，肝素。

表 14-14　室间隔缺损封堵术器材

名称	规格	数量
股动脉鞘	5F 或 6F	2
"J" 形导丝	0.035×150	1
压力延长管	91cm	2
三联三通		1
压力传感器		1
采血针		3
介入注射筒	150ml	1
"J" 超滑导丝	0.032×260	1
造影管	6FPIG，5FFJR3.5，6FMPA2	3
网蓝		1
穿刺针	18G	1
刀片		1
输送鞘		1
封堵器		1

【手术步骤及护理配合】

手术步骤及护理配合表 14-15。

表 14-15　手术步骤及护理配合

手术步骤	护理配合
1. 消毒手术区，铺巾	（1）手术室内温湿度适宜，预防患者感冒 （2）协助患者平卧于手术台 （3）与患者沟通，取得患者理解配合。适当保护骨突出处，约束四肢 （4）协助消毒铺巾时，注意保护患者隐私
2. 局部/全身麻醉下穿刺股动/静脉，植入血管鞘	（1）核对耗材，并递送到手术台上 （2）记录肝素时间 （3）询问患者有无造影剂过敏史
3. 右心导管检查和左心室造影	（1）递送 0.035×150cm "J" 形导丝，6FPIG 造影管 （2）协助医生记录各部位血氧饱和度 （3）监测心率，心律，心电图及动态血压变化 （4）询问患者有无不适
4. 建立动静脉轨道	（1）遵医嘱静脉注射地塞米松 5mg （2）递送造影管，网篮，输送鞘，导丝于手术台上 （3）密切观察心电图等变化
5. 选择合适封堵伞并释放	（1）核对封堵器型号，传导至手术台上 （2）密切监测心电图，动态血压，患者主诉（如有胸闷，胸痛及时告知医生）
6. 超声评估	准备床旁超声机，暴露患者胸前区皮肤
7. 拔管、压迫止血	（1）严密观察心律、血压、主诉 （2）观察有无迷走反射 （3）协助医生妥善包扎固定穿刺处，并沙袋压迫
8. 转运患者	（1）协助患者转移于平车上 （2）向患者家属交代手术情况及术后注意事项，送回 CCU 观察

【并发症】

（1）封堵器脱落：根据室间隔缺损部位、直径、有无合并膜部瘤及其与周边关系，选择合适的封堵器，加之规范化操作可降低或避免封堵器脱落的风险。

（2）心脏压塞：规范操作，动作轻柔可避免该并发症的发生。

（3）血栓栓塞：术中严格需要肝素化。

（4）心律失常：若术中发生三度房室传导阻滞，应终止操作，选择腰部较长的且直径不宜过大的封堵器。

【健康教育】

（1）对患者进行饮食护理，给予患者营养丰富且容易吸收的流质食物，最好少量多餐。

（2）6个月内避免剧烈活动。

（3）预防感冒和感染。

（4）口服抗血小板药6个月。

（5）若有视物模糊、晕厥、心慌等症状及时就医。

（6）定期随访时间，术后1个月、3个月、6个月、12个月以上。

（7）门诊随访，定期检查心电图，胸片及超声心电图。

（唐　红　郑明霞）

三、经导管动脉导管未闭封堵术的护理

【概述】

经导管动脉导管未闭封堵术是指经皮穿刺动静脉（常用股动静脉）将封堵器经输送鞘管植入未闭的动脉导管内并释放，以达到纠正畸形，恢复正常血流动力学状态的目的（图14-8）。1967年，Porstmann首先应用"lvalon"泡沫海绵塞经股动脉途径成功封堵了动脉导管未闭，开创了动脉导管未闭介入治疗的先河。1979 年，Rashkind 发明单面"伞形"海绵封堵器，1991 年，Sideris 推出"纽扣式"封堵器用于临床，1997 年，Masura 采用 Amplatzer 封堵器治疗动脉导管未闭的介入治疗更加简便易行，安全可靠，使 98% 的左向右分流的动脉导管未闭患者都能通过介入治疗而根治。胎儿期动脉导管被动开放是血液循环的重要通道，动脉导管未闭常见于早产儿，在妊娠满 28 周前出生的婴儿中，发生率可占 80%，出生后约 15h 发生功能性关闭，出生后一年在解剖学上应完全关闭。若持续开放，并产生病理、生理改变，即称动脉导管未闭。动脉导管未闭是先天性心脏病常见类型之一，其发病率占 10% ～ 20%，多见于女性，男女比为 1 ∶ 3，动脉导管未闭介入封堵示意图见图 14-7。

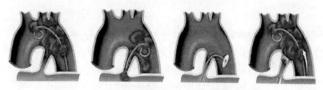

图 14-7 动脉导管未闭介入封堵示意图

【适应证及禁忌证】

（一）适应证

1. Amplatzer 蘑菇伞方法

（1）左向右分流单纯动脉导管未闭畸形，动脉导管未闭最狭直径≤ 1.0mm，体重≥ 4kg。

（2）动脉导管未闭合并可以用介入方法治疗的并存畸形。

（3）外科或介入治疗后残余分流者。

（4）动脉导管未闭合并肺动脉高压，仍为左向右分流者，为介入治疗适应证；动脉导管未闭合并肺动脉高压，为左向右分流为主，并存少量右向左分流者，可试行封堵治疗。

2. 可控弹簧圈法

（1）左向右分流单纯动脉导管未闭畸形，动脉导管未闭最狭直径≤ 2.5mm，体重≥ 2.5kg。

（2）外科或介入治疗后残余分流者。

3. 血管塞（Plug）法　适合于细管状动脉导管未闭。

（二）禁忌证

（1）造影剂过敏或封堵材料过敏者。

（2）依赖动脉导管未闭生存的心脏畸形。

（3）动脉导管未闭合并重度肺动脉高压，右向左分流者。

（4）动脉导管未闭并发严重感染，特别是近 1 个月内发生细菌性心内膜炎者，心内有赘生物。

（5）窗型动脉导管未闭禁用弹簧圈法。

（6）电解质紊乱，洋地黄中毒。

（7）有出血倾向或正在进行抗凝治疗者。

（8）外周静脉血栓性静脉炎。

（9）封堵器安置处有血栓存在，导管插入处有静脉血栓形成。

【术中护理】

（一）仪器耗材准备

术前护士检查备好多导心电监护仪、除颤仪、麻醉机、心包穿刺包、无菌布类包及器械包（表 14-1）、动脉导管未闭所需耗材（表 14-16）。

表 14-16　动脉导管未闭封堵术器耗材

股动脉		
名称	规格	数量
股动脉鞘	5F 或 6F	2
导丝	"J" 形 0.035×150	1
	直头 0.035×260	
连通板	多通	1
压力延长管	91cm	1
造影导管	MPA PIG	1
输送鞘	各种规格、型号	备齐
动脉导管未闭封堵器	各种规格、型号	备齐

（二）急救药品准备

准备好抗心律失常药、升压药、提高心律药、镇痛药、抗过敏药、扩血管药、中和肝素药、利尿药及呼吸兴奋剂等药。

（三）与患者和家属谈话

介绍介入治疗适应证、操作过程、并发症等。与法定年龄患者和家属签订检查手术同意书，做好患者的心理护理。

【手术步骤护理配合】

手术步骤及护理配合详见表 14-17。

表 14-17　手术步骤及护理配合

手术步骤	护理配合
1.消毒手术区，铺巾	（1）协助患者平卧位
	（2）婴幼儿给予保护性约束，建立静脉通道
	（3）铺无菌手术台
	（4）协助消毒铺巾

手术步骤	护理配合
2. 局部麻醉或全身麻醉下（婴幼儿）穿刺股静脉行右心导管检查	（1）核对耗材，并递送到手术台 （2）连接有创压力并效零，记录肺动脉压力 （3）协助完成床旁动脉血气分析 （4）观察患者生命体征及病情变化
3. 封堵器植入：用端侧孔导管将0.035加硬导丝（长260 mm）从肺动脉经动脉导管未闭送入降主动脉。撤出端侧孔导管，再沿加硬导丝将输送鞘管送至降主动脉，选择封堵器，透视下沿输送鞘管将其送至降主动脉，若封堵器位置合适，形状满意，无或少量残余分流，可释放封堵器	（1）递送0.035×260加硬导丝、封堵器、输送鞘 （2）再次记录封堵后肺动脉、主动脉等压力 （3）观察患者的生命体征及主诉
4. 退出输送鞘及动脉鞘管，压迫止血	（1）协助医生拔管，妥善包扎固定。沙袋压迫 （2）观察肢端循环，嘱患者患肢制动 （3）观察患者的心律、血压的变化 （4）协助转运患者回CCU或病房

【并发症】

1. 封堵器脱落　发生率0.3%，操作规范、选择合适的封堵器及输送鞘，有助于避免该并发症的发生。若脱落，可采用介入或外科方法处理。

2. 溶血　发生率＜0.8%，尽量封堵完全可防止该并发症的发生。发生溶血先采用激素保守治疗再介入治疗，若无效应用外科手术。

3. 心脏压塞　心包穿刺或外科手术。

4. 血管并发症　主动脉或肺动脉夹层，规范化操作可防止该并发症的发生，一旦发生可酌情保守或采用覆膜支架。

5. 医源性主动脉缩窄或左肺动脉狭窄　选择合适的封堵器，释放前常规测量升主动脉 - 降主动脉压力阶差，可避免该并发症的发生。

【健康教育】

1. 饮食指导　全身麻醉患者 6h 后进食。

2. 活动指导　指导术后卧床时间及运动量，6 个月内避免剧烈活动。

3. 药物指导　遵医嘱用药。

4. 术后定期随访　术后 1 个月、3 个月、6 个月及 12 个月随访。

（李晓燕　郑明霞）

第三节　心律失常介入诊疗护理

【概述】

心律失常（cardiac arrhthmia）是由于窦房结激动异常或激动产生于窦房结以外，激动的传导缓慢、阻滞或经异常通道传导，即心脏活动的起源和（或）传导障碍导致心脏搏动的频率和（或）节律异常。按照心律失常发生时心率快慢，可分为快速性与缓慢性心律失常两大类。在过去的 50 年，药物是治疗快速性心律失常的唯一方法，从 1981 年心脏介入导管消融应用于快速性心律失常，近年得到快速发展，尤其是心房颤动患者三维射频成为心律失常治疗的热点，得到临床医生及患者认可。而慢性心律失常（如病窦综合征、二度或三度房室传导阻滞），则从 1958 年第一例人工心脏起搏器植入成功后，先后发展了单腔及双腔起搏器、植入式心脏复律除颤器等起搏器，1998 年三腔起搏器（CRT、CRT-D）出现，是治疗心力衰竭的一种方法，具有重要的意义，从而大大提高了人类的寿命，正常心脏解剖图及 X 线透视下射频消融，见图 14-8。

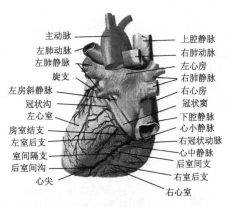

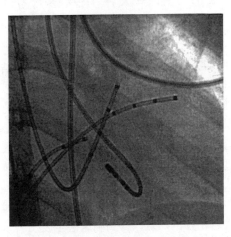

图 14-8 从上至下为正常心脏解剖图及 X 线透视下射频消融

一、经导管射频消融诊疗及护理

【概述】

心脏经导管射频消融术（catheterradiofrequency ablation）是将电极导管经静脉或动脉血管送入心腔特定部位，释放射频电流导致局部心内膜及心内膜下心肌凝固性坏死，达到阻断快速心律失常异常传导束和起源点的介入性诊疗技术，经导管射频消融术向心腔内导入的射频电流损伤范围在 $1 \sim 3mm$，不会造成机体危害，是治疗快速性心律失常一场划时代的革命。它具有创伤小，痛苦少，恢复快，成功率高达 90% 以上。随着医学不断发展及医疗器械的改进，近年来出现新型标测系统即三维标测，如 CARTO 和 Ensite3000 等，该系统利用先进的磁 - 电场精确地寻找心脏病灶部位及射频消融，从而减少手术时间，提高手术效率及成功率，降低手术射线曝光量，为快速性心律失常，尤其是心房颤动、房性心动过速、心房扑动、室性心动过速、室性期前收缩、房性期前收缩等心律失常患者带来了福音，使复杂心律失常的射频消融成为可能。

【适应证及禁忌证】

（一）适应证

（1）房室结折返性心动过速、房室折返性心动过速、无器质性心脏病证据的室性心动过速（特发性室性心动过速）呈反复发作性，或合并有心动过速心肌病，或者血流动力学不稳定和房性心动过速。

（2）预激综合征合并阵发性心房颤动和快速心室率。

（3）发作频繁、心室率不易控制的非典型心房扑动。

（4）发作频繁、心室率不易控制的典型心房扑动。

（5）不适当窦速合并心动过速心肌病。

（6）发作频繁和（或）症状重、药物预防发作效果差的合并器质性心脏病的室性心动过速，多作植入式心脏复律除颤器的补充治疗。

（7）发作频繁，症状明显的心房颤动。

（二）禁忌证

（1）出血性疾病及有严重出血倾向。

（2）严重脏器功能障碍。

（3）细菌性心内膜炎。

（4）全身感染性疾病。

（5）重度电解质紊乱及酸碱平衡失调。

（6）心房内血栓。

（7）恶病质。

（8）疾病临终期。

【术中护理】

（一）仪器耗材准备

术前护士检查备好心电生理标测系统（包括二维多导电生理记录仪和三维标测系统）、功能程控刺激仪、射频消融仪、心电图、血氧饱和度和血压监护仪、心脏电复律除颤器、麻醉呼吸机、气管插管、临时起搏器、心包穿刺包、无菌布类包及器械包（表14-1）、电生理及射频消融所需耗材（表14-18）。

（二）药品准备

包括消毒液（目前使用聚维酮碘），局部麻醉药（常用利多卡因）、异丙肾上腺素、肝素、抗心律失常药、升压药、提高心律药、镇痛药、抗过敏药、扩血管药、抗血小板聚集药、中和肝素药、利尿药及呼吸兴奋剂等药。

表 14-18 电生理和射频消融术器材

物品	型号	数量
穿刺针	18G	2
血管鞘	6F、7F、8F	各 1
冠状窦标测电极	5F、6F	1
心室标测电极	5F、6F	1
普通温控消融大头	6F、7F、8F 各种弯度	1
导航星温控消融大头	7.5F 各种弯度	1
导航星冷盐水温控消融大头	7.5F 各种弯度	1
房间隔穿刺鞘	8F、8.5F	1～2
房间隔穿刺针		1
肺静脉标测导管	15、20	据手术情况而定

（三）患者准备

查看患者术前检查结果，手术同意书签署是否规范，做好患者的心理护理。

【手术步骤及护理配合】

手术步骤及护理配合详见表 14-19。

表 14-19 手术步骤及护理配合

手术步骤	护理配合
1. 消毒手术区域，铺巾	（1）协助医生消毒铺巾 （2）协助患者平卧位，尽可能取舒适的体位，保护骨突处，必要时予四肢保护性约束
2. 局部麻醉下穿刺右侧或左侧股静脉，置入血管鞘，植入四级电生理标测导管置右心室位置	（1）连接心室电极，妥善固定，防止移位，用无菌治疗巾覆盖 （2）并观察患者有无不适

手术步骤	护理配合
3. 局部麻醉下穿刺左 / 右锁骨下静脉或腋静脉、颈静脉，植入血管鞘，将十级电生理标测导管，送入冠状窦位置	（1）连接冠状窦电极，妥善固定，在用无菌治疗巾覆盖 （2）观察患者有无不适
4. 行心内电生理检查 （1）刺激部位：RA、CS、LA、RV、LV （2）刺激方法：S1S1、S1S2、S1S2S3、RS2，找出心律失常的折返的部位	（1）电生理检查前做好患者心理护理 （2）诱发实验：必要时给予异丙肾上腺素 0.5mg+ 生理盐水 500ml 静脉滴注，告诉其药物作用及不良反应
5. 局部麻醉下穿刺右或左侧股静脉或股动脉，植入 8F 血管鞘，并全身肝素化，选择适当弯度的温控消融大头或冷盐水消融大头	核对手术耗材，正确传递各种导管，并记录
6. 消融 （1）标测：激动顺序、起搏记录、拖带、特殊标测 （2）消融方式：点消融、线消融 （3）能量控制：功率、温度、时间 （4）靶点定位用消融大头找出希氏束及消融靶点 （5）消融成功后，观察 15 ～ 30min，再次电生理检查验实，无复发，准备拔管	（1）连接负极板，正确调好射频消融仪各种参数 （2）消融时告之患者此时可能有心前区有胸痛等不适，如有不适，立即通知医生，配合处理 （3）严密观察患者病情及生命体征变化
7. 拔管：拔出导管和血管鞘，指压止血 15 ～ 30min	（1）协助医师拔管，用无菌纱布覆盖，绷带加压包扎固定，沙袋压迫，静脉 4 ～ 6h，动脉 6 ～ 8h，及时观察足背动脉搏动情况 （2）观察患者有无不适，如血压低、心律慢，有无气紧，胸闷，呼吸困难等不适

续表

手术步骤	护理配合
8. 转运患者	（1）正确无误填写各种护理记录单
	（2）患者平车由医生和中央运输护送回病房或 CCU

【并发症】

（1）心律失常：检查过程中可能出现心动过缓或不同程度的房室传导阻滞。

（2）局部出血或血肿，观察或局部压迫，严重时需切开取出血块、处理出血点。

（3）栓塞：周围动、静脉栓塞或者脑、肺栓塞。

（4）心脏压塞，可由心肌穿孔或冠状静脉窦损伤、穿孔所致。

（5）血胸、气胸或血气胸，轻者可不做特殊处理，必要时行穿刺引流或外科手术处理。

（6）动静脉瘘，如穿刺时动静脉损伤。

（7）迷走反射：如低血压、心率慢等。

（8）造影剂变态反应，如心房颤动消融的左心房造影。

【健康教育】

（一）饮食

普通射频消融患者饮食无特殊限制，心房颤动射频消融患者术后进食宜温、软、易消化的食物。

（二）活动指导

患者平卧 6～12h，患肢制动根据穿刺动静脉情况来定（动脉 6～8h，静脉 4～6h）。

（三）穿刺处护理

教会患者自我管理和观察伤口，即有无渗血、渗液、血肿，沙袋压迫是否稳妥等，足背动脉搏动情况。

（四）药物指导

术后口服抗凝药 1 ～ 3 个月。

（冯明华　郑明霞）

二、人工心脏起搏器介入治疗护理

【概述】

心脏起搏治疗是利用脉冲发生器（起搏器 cardiac pacemaker）发放电子脉冲刺激心脏，使之激动收缩，并模拟心脏的冲动发生和传导，从而达到治疗某些心律失常导致的心脏功能障碍的目的。起搏系统由脉冲发生器（起搏器）和电极导线两部分组成。脉冲发生器（起搏器）属于精密的电子仪器，是起搏系统的主体，能源由锂碘电池为其提供。1958 年 10 月，在瑞典斯德哥尔摩植入了人类第一例人工心脏起搏器（图 14-9）。

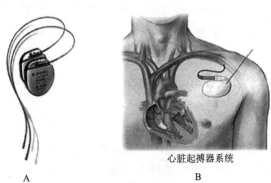

心脏起搏器系统

A　　　　　　　　　　　B

图 14-9　植入式人工心脏起搏器示意图

A. 连接起搏电极的永久起搏器；B. 安植在人体内的常规位置

【适应证及禁忌证】

1. 适应证

（1）窦房结功能障碍。

（2）慢性室内双分支和三分支传导阻滞。

（3）成人获得性完全性房室传导阻滞。

（4）与急性心肌梗死相关的房室传导阻滞。

（5）儿童、青少年和先天性心脏病患者的起搏治疗。

（6）肥厚型心肌病。

（7）长 Q-T 间期综合征。

（8）充血性心力衰竭。

2. 禁忌证　无绝对禁忌证。

【术中护理】

（一）麻醉方式及手术体位

麻醉方式：2% 利多卡因局部麻醉。

手术体位：仰卧位。

（二）常用物品和器材

详见表 14-20，表 4-21。

表 14-20　心导管无菌手术包及起搏器包

布类包		起搏包	
物品	数量	物品	数量
治疗巾	12	大方盘	2
大单	1	小药杯	3
手术衣	2	弯盘	2
大纱布	15	卵圆钳	1
小纱布	8	巾钳	4
		止血钳	直、弯各 4
		中弯	1

续表

布类包		起搏包	
物品	数量	物品	数量
		刀柄	2
		手术剪	直、弯各1
		眼科剪	1
		有齿镊	1
		持针器	1

表 14-21　手术器材

名称	规格	数量
撕开鞘	8F、9F	1～3
电极	心房电极、心室电极	1～3
起搏器	单腔、双腔、三腔	1
带线缝合针包		1
测试线		1
尖刀片		1
圆刀片		1
无菌敷料	10cm×20cm	2

【手术步骤及护理配合】

手术步骤及护理配合详见表 14-22。

表 14-22　手术步骤及护理配合

手术步骤	护理配合
1. 消毒手术区域，铺巾	（1）协助患者取舒适仰卧位，必要时约束四肢；建立静脉通道 （2）协助消毒铺巾，注意患者保暖及隐私保护

续表

手术步骤	护理配合
2. 局部麻醉，穿刺锁骨下静脉，置入引导钢丝	（1）指导患者术中配合，包括头偏向对侧，不能深呼吸，咳嗽时应提前告知 （2）核对手术常规耗材及撕开鞘，并递送到手术台上
3. 制作囊袋，聚维酮碘砂条填塞	（1）囊袋做好前，备好聚维酮碘砂条 （2）核对电极型号并传递
4. 放置电极	（1）传递测试线 （2）严密监测患者心电图、生命体征的变化及主诉
5. 测试电极参数	（1）观察患者主诉及心电图变化 （2）记录电极各项参数，包括阈值、阻抗及 P/R 振幅等 （3）传递带线缝合针包
6. 固定点极	（1）固定电极前，指导患者深呼吸、咳嗽再次验证起搏电极位置 （2）核对起搏器型号并传递到手术台上
7. 连接起搏器与起搏电极	（1）准备乙醇纱条 （2）观察患者心电图的变化
8. 缝合皮下组织及皮肤，乙醇纱条覆盖，粘贴无菌敷料	（1）敷料应顺着皮纹方向，张力适度 （2）1kg 沙袋压迫伤口 24h
9. 存留影像	（1）协助技师存留影像资料 （2）观察患者起搏器电极位置、有无气胸、血胸、心包积液等
10. 转运患者	（1）医生、护士、工人协助患者转运到手术推车上，离开导管室 （2）完成护理书写

【并发症】

（一）心律失常

其常为操作导线所致。这种心律失常常为一过性的，调整导线位置即可消失，很少持续。

（二）心脏压塞

其可由心肌穿孔或冠状静脉窦损伤、穿孔所致。需进行心包穿刺引流，必要时需外科开胸引流。

（三）血胸、气胸或血气胸

因锁骨下静脉毗邻锁骨下动脉、肺尖和神经，若操作不当可引起。

（四）心肌穿孔

其多与患者的临床状况和操作电极导线的手法有关。多发生于右心室。心室壁薄、心脏过大、心功能差者（老年人、扩心病）较易发生。

（五）导线移位

其与心内膜结构光滑、过早活动、导线的设计及操作者的经验有关。

（六）局部出血或血肿

（七）感染

其为起搏器植入后的严重并发症，可表现为囊袋局部红、肿、热痛及局部破溃；静脉应用抗生素，必要时做清创处理。清创无效时，可考虑拔出电极导线。

【健康教育】

（一）伤口指导

（1）教会患者伤口自我管理及观察，即伤口处有无渗血，血肿，沙袋压迫是否稳妥等。

（2）伤口处有发热、疼痛或流夜等症状时，及时告知医生。

（二）饮食指导

患者避免进食胀气食物，吃清淡易消化食物。

（三）活动指导

（1）术后平卧24h，少活动。术后3d尽量在床上活动为宜，3d以后可下床活动，并逐渐增加活动量。

（2）安置起搏器一侧上肢肩关节术后24h制动，肘部以下可适当活动，1～2周内避免外展、上举动作，避免穿太紧的衣服。

（3）不要直接按压起搏器。

（四）定期随访

患者携带起搏器随访本定期复查。

（李　丽　郑明霞）

第四节　瓣膜病的介入诊疗护理

瓣膜病包括房室瓣及半月瓣疾病，多见于狭窄和（或）关闭不全。心脏介入球囊扩张是治疗瓣膜病的一种传统的有效方法，近年来随着医学发展及医疗器材改进，心脏介入治疗得到了蓬勃发展，尤其是经导管行主动脉瓣植入，2002年应用于临床，目前为止近15万患者接受了该手术。该手术方法被公认能够让患者舒适度更高、痛苦创伤更小、手术时间短、并发症少及术后恢复快等优点，成为瓣膜病的重要治疗手段。二尖瓣口面积正常人的为4～6cm²，当瓣口面积减少一半即对跨瓣血流产生影响而定义为狭窄，根据瓣孔缩小的程度分为3种：①轻度狭窄，其长度在1.2cm以上；②中度狭窄，其长度在0.8～1.2cm；③重度狭窄，其长度在0.8cm以下，可小到 0.3cm。根据病变程度，结合临床体征，二尖瓣狭窄可分为隔膜型、隔膜漏斗型和漏斗型 3 种类型。主动脉瓣狭窄（aortic stenosis，AS）是指主动脉瓣膜的损害引起的血流机械性梗阻导致的一系列心脏损害血流动力学的障碍。常见病因有后天获得性（老年退行性病变、风湿性心脏病等）和先天性主动脉瓣结构异常（单叶式、二叶式畸形）。正常人主动脉瓣口面积≥ 3.0cm^2，根据瓣口面积分为：①轻度狭窄，瓣口面积 1.5 ～ 2.0cm^2；②中度狭窄，瓣口面积 1.0 ～ 1.5cm^2；③重度狭窄，瓣口面积≤ 1.0cm^2。

一、二尖瓣狭窄球囊扩张治疗及护理

【概述】

二尖瓣球囊成形术（percutaneous balloon mitral valvuloplasty，PBMV）是治疗二尖瓣狭窄传统且有效的介入治疗方法，它使粘连的二尖瓣叶交界处在球囊扩张的机械力量作用下被分离，从而使瓣口的狭窄程度得到缓解。1984 年及 1985 年 Inove 及 Lock 先后开展了首批二尖瓣球囊成形术。二尖瓣狭窄主要是由于各种原因致心脏二尖瓣结构改变，导致二尖瓣开放幅度变小、开放受限或梗阻，引起左心房血流受阻，左心室回心血量减少，左心房压力增高等一系列心脏结构和功能的异常改变。二尖瓣狭窄病因以风湿性心脏病最常见，在我国南方地区较常见，特别是四川盆地的发病率远高于全国其他的地区，多发生于 20 ～ 40 岁，女性多于男性。二尖瓣球囊成形术可有效缓解二尖瓣狭窄程度，减轻患者临床症状。该手术因患者舒适度高、手术时间短、创伤小、术后恢复快和并发症少等优点，成为重度二尖瓣狭窄患者的重要治疗手段,目前已用于 80 多个国家(图 14-10)。

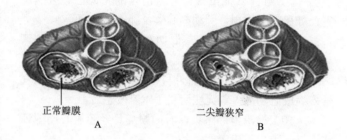

正常瓣膜 A

二尖瓣狭窄 B

图 14-10 心脏瓣膜局部解剖图
A. 正常瓣膜;B. 二尖瓣狭窄

【适应证及禁忌证】

(一)理想适应证

(1)二尖瓣口面积 $< 1.5cm^2$,瓣膜柔软,无瓣下结构异常及钙化。

(2)无风湿活动。

(3)年龄在 50 岁以下。

(4)不合并二尖瓣关闭不全和其他瓣膜病变。

(5)窦性心律,无体循环栓塞史。

(6)有明确临床症状,心功能 NYHA Ⅱ~Ⅲ级者。

(二)相对适应证

(1)二尖瓣叶轻度钙化或弹性较差。

(2)PBMV 术后再狭窄或外科闭式分离术后。

(3)合并轻度主动脉瓣或二尖瓣关闭不全。

(4)心房颤动患者经食管超声证实无左心房血栓者,抗凝治疗 4~6 周后。

（5）合并中期妊娠患者。

（6）合并急性肺水肿患者。

（7）合并其他可施行介入治疗的先天性心脏病患者，如房间隔缺损，肺动静脉瘘及肺动脉狭窄等。

（8）合并其他心胸畸形如右位心或明显脊柱侧弯患者。

（9）合并其他不适合外科手术情况的患者，如因气管疾病或心功能差等无法耐受手术麻醉患者。

（10）已治愈的感染性心内膜炎且经超声心动图证实无瓣膜赘生物患者。

（11）高龄患者。

（三）禁忌证

（1）有活动性风湿病患者。

（2）合并中度以上的二尖瓣关闭不全。

（3）未控制的感染性炎症或其他部位感染疾病患者。

（4）合并中度主动脉瓣关闭不全或狭窄较重患者。

（5）合并左心房血栓患者。

（6）瓣膜条件极差，合并瓣下狭窄患者。

【术中护理】

（一）麻醉方式及手术体位

麻醉方式：2%利多卡因局部麻醉。

手术体位：仰卧位。

（二）常用物品和器材

详见表 14-1，表 14-23。

表 14-23　手术器材

名称	规格	数量
血管鞘	7F	1
房间隔穿刺针		1
房间隔穿刺鞘		1
连通板	多通	1
压力延长管	91cm	1
小三通		1
二尖瓣球囊扩张导管及附件		1
压力传感器		1
穿刺针	18G	1
尖刀片		1

【手术步骤及护理配合】

手术步骤及护理配合，详见表 14-24。

表 14-24　手术步骤及护理配合

手术步骤	护理配合
1. 听诊，了解二尖瓣狭窄情况	协助患者，注意保护患者隐私及保暖
2. 消毒，铺巾	（1）协助患者取舒适卧位，必要时约束四肢 （2）建立静脉通道 （3）协助消毒铺巾
3. 局部麻醉穿刺股静脉	（1）备齐药物：包括麻药、肝素、造影剂 （2）备齐耗材：核对手术常规耗材，鞘管，并递送到手术台上 （3）观察患者有无迷走反射及并发症
4. 房间隔穿刺	（1）准备房间隔穿刺针、穿刺鞘、左心房钢丝 （2）全身肝素化，记录肝素时间 （3）观察有无心脏压塞等并发症

手术步骤	护理配合
5. 监测左心房压力	连接有创压力，校零，准确记录，打印并存病例
6. 球囊扩张	（1）选择适当球囊，核对后传递到操作台 （2）协助医生测试球囊大小 （3）球囊扩张观察患者反应，观察心率及心律的变化，必要时遵医嘱静脉注射阿托品
7. 拔出鞘管，评估球囊扩张效果（成功标准：左心房平均压及二尖瓣跨瓣压差较术前正常值增高的部分下降50%）	（1）听诊，由术前同一医生再次听诊，比较心瓣膜及二尖瓣杂音的变化 （2）测压，比较房间隔穿刺前后的压力差来判定结果 （3）评估病情变化，询问患者胸闷、气紧缓解程度
8. 拔管止血：拔出鞘管，压迫止血，局部加压包扎	协助医师拔管，妥善包扎固定，1kg沙袋压迫穿刺处6～8h
9. 转运患者	（1）检查各种管道是否通畅、固定稳妥 （2）协同中央运输搬运患者至推床上 （3）认真填写护理记录单、出室时间及记账单，送至病房

【并发症】

（一）心律失常

其常为操作导管所致。这种心律失常常调整导管位置即可消失，必要时酌情应用抗心律失常药物。

（二）心脏压塞

其与房间隔穿刺有关。房间隔穿刺定位应准确、导管操作轻柔可避免或减少该并发症的发生。一旦发生心包填塞，可心包穿刺引流或外科手术。

（三）二尖瓣关闭不全

根据患者瓣膜条件选择首次扩张球囊直径，若效果不佳，建议每次增加 0.5mm 球囊直径进行下一次扩张，以防严重二尖瓣反流的发生。

（四）栓塞

术中肝素化不够、操作不规范及球囊导管排气不充分导致该并发症的发生。

（五）房间隔损伤导致的左向右分流

扩张二尖瓣口时，切记过度牵拉球囊导管造成房间隔造口；退出球囊导管时一定要完全伸直后，再从左心房退至右心房。

（六）股动静脉瘘

操作者穿刺股静脉时穿刺到股动脉。

【健康教育】

（1）穿刺处护指导教会患者穿刺处自我管理及观察，即有无渗血、血肿，沙袋压迫是否稳妥。

（2）饮食护指导：多饮水，易消化富含维生素食物。

（3）活动指导：术后卧床 24h，局部沙袋压迫 6h，术肢制动。

（4）药物指导：遵医嘱服用抗凝药物。告知患者药名、用量、主要作用，长期服药的注意事项和不良反应。

（王 琴 郑明霞）

第五节　肥厚型梗阻性心肌病
介入诊疗护理

【概述】

肥厚型梗阻性心肌病目前主要治疗方法为药物治疗,对于药物治疗无效可选择心脏介入治,即经皮室间隔化学消融术,经皮室间隔化学消融术是经导管注入无水乙醇到支配肥厚室间隔的间隔支血管,通过化学方式闭塞间隔支血管,造成肥厚室间隔缺血、坏死、变薄,使其心肌的收缩力下降或丧失,从而使心室流出道增宽、梗阻减轻,明显改善患者症状,疗效可靠,对适合手术的患者可作为首选治疗。肥厚型心肌病(hypertrophic cardiomyopathy,HCM),是原发性心肌病的一种,通常被认为是一种常染色体显性遗传性疾病,根据左心室流出道有无梗阻可分为非梗阻性与梗阻性。在部分 HCM 患者中由于肥厚间隔心肌将左心腔分为左心室心尖部高压区及主动脉瓣下低压区,造成左心室流出道压力阶差。非梗阻性心肌病:静息和负荷运动时,左心室流出道压力阶差均 < 30mmHg;梗阻性心肌病:静息和负荷运动时,左心室流出道压力阶差 > 30mmHg。

【适应证和禁忌证】

（一）适应证

（1）经过药物治疗仍有症状或药物治疗有严重不良反应,患者有明显临床症状,且乏力、心绞痛、劳累性气短、晕厥等进行性加重。

（2）外科室间隔心肌切除失败或经皮室间隔心肌化

学消融术（PTSMA）术后复发。

（3）不接受外科手术或外科手术高危患者。

（4）静息左心室流出道压力阶差≥50mmHg和（或）激发左心室流出道压力阶差≥70mmHg，有晕厥且排除其他原因患者，可适当放宽。

（5）超声显示主动脉瓣下肥厚，并伴有与二尖瓣前叶收缩期向前运动有关的压力阶差及室中部的阶差，应排除乳头肌受累和二尖瓣叶过长。

（6）冠状动脉造影有合适的间隔支。

（二）禁忌证

（1）肥厚型非梗阻性心肌病。

（2）合并需同时行外科手术的疾病，如严重二尖瓣病变、冠状动脉多支病变等。

（3）无或仅有轻微临床症状。

（4）不能确定靶间隔支或球囊在间隔支固定部确定。

【术中护理】

（一）仪器耗材准备

行PTSMA前要先做冠状动脉造影，评估靶间隔支，所以术前护士准备好冠状动脉造影所需物品，布类和器械包与冠状动脉造影相同，耗材见表14-25。

（二）药品准备

在冠状动脉造影的基础上增加96%～99%的无水乙醇。

（三）患者准备

查看患者术前检查结果，排除禁忌证。检查手术同意书签署是否完整。做好患者的心理护理。

（四）手术体位

手术采取仰卧位。

（五）麻醉方式

麻醉方式为局部麻醉。

表 14-25　手术器材

股动脉		
名称	规格	数量
股动脉鞘	5F、6F、7F	2
临时起搏电极	5F、6F	1
0.035 "J" 形导丝	150 cm	1
	260 cm	1
连通板	多通	1
压力延长管	91cm	2
环柄注射器	10ml	1
造影导管	5F、6F JL	2
	5F、6F JR	2
	5F、6F AL	2
压力传感器		1
穿刺针	18G	1
尖刀片	11 号	1
止血阀		1
指引导管	6F、7F XB	1
	6F、7F JL	1
0.014 指引导丝	190cm	1
Over-the-wire 球囊	1.5、2.0、2.5	1
压力泵	30 atm/bar	1

【手术步骤及护理配合】

手术步骤及护理配合见表 14-26。

表 14-26　手术步骤及护理配合

手术步骤	护理配合
1～3. 局部麻醉下先行冠状动脉造影，明确血管情况，手术步骤同冠状动脉造影 1～3	同冠状动脉造影 1～3 护理配合
4. 明确冠状动脉无严重病变，且靶间隔支较好情况下，测左心室流出道压力阶差	（1）准确记录压力数据 （2）导管进入左心室可能会出现室性心律失常，应严密监测心电监护，准备好除颤仪
5. 患者条件符合，医生决定行 PTSMA。首先安置临时起搏器	连接临时起搏器，测试起搏参数后，调节起搏频率 50 次 / 分，协助医生固定起搏电极，临时起搏器置于患者左下肢外侧，固定
6. 追加肝素总量至 50～100IU/kg，指引导管到位后，将 0.014 英寸指引导丝送到拟消融间隔支远端，沿导丝将直径合适的 Over-the-wire 球囊送至拟消融间隔支近端，加压球囊阻塞该血管，再通过球囊导管中心腔注射造影剂，观察有无造影剂通过侧支血管进入其他血管 球囊封堵 10～15min，听诊心脏杂音明显减轻或压力阶差减小，心肌声学造影确定拟消融间隔支向室间隔基底段供血	（1）准确传递术中所需耗材，手术台上无水乙醇做好标记 （2）术中严密监测心律及心率的变化，出现房室传导阻滞或严重室性心律失常应立即汇报医生，配合处理 （3）若患者胸痛加重，及时配合处理 （4）记录好肝素时间，后每小时追加 1000IU 肝素
7. 注射无水乙醇前应检查球囊有无移位及临时起搏器工作状态良好。在球囊持续充盈下，通过球囊导管中心腔缓慢匀速注入无水乙醇 1.0～2.0ml 左心室流出道压力阶差下降≥50% 或静息左心室流出道压力阶差 < 30mmHg，认为手术成功	（1）消融时患者会出现胸痛不适，护士要提前告知患者，使其有心理准备 （2）为了减轻患者的胸痛不适，可遵医嘱使用吗啡 （3）同时准确记录出入量

续表

手术步骤	护理配合
8. 拔管止血：消融成功后，拔出动脉鞘管，压迫止血，局部加压包扎。保留临时起搏器	（1）协助医师拔管，妥善包扎固定 （2）完善手术记录 （3）护送患者回监护室观察

【并发症】

（1）院内病死率为 2% ～ 4%。

（2）心律失常、心肌梗死面积较大，影响心脏的传导系统。

（3）冠状动脉损伤与非靶消融部位心肌梗死。

【健康教育】

（1）告知患者胸痛不适加重，或有其他不适应立即告知医生护士。

（2）临时起搏器指导：见临时起搏器安置术护理。

（3）活动指导：绝对卧床，术侧肢体制动。

（4）饮食指导：术后除多饮水，以利于造影剂排出外，单纯 PTSMA 术后饮食无特殊，清单易消化即可。

（5）药物指导：遵医嘱口服 β 受体拮抗药。

（辜　桃　郑明霞）

【心脏介入前沿进展】

左心耳封堵术

左心耳封堵术是预防心房颤动患者体循环栓塞的新方法，是行房间隔穿刺后经导管将左心耳封堵器送至左心耳，释放封堵器封堵左心耳内血栓，从而避免血管栓塞，达到预防缺血性脑卒中和全身性栓塞的产生。对于慢性心房颤动患者，栓塞发生率高，脑卒中发生率可达35%，在35%的卒中患者中90%的血栓来源于左心耳，对于存在抗凝禁忌或对抗凝治疗不能耐受患者的治疗推荐左心耳封堵术。左心耳封堵术的安全性、疗效性需要更多地循证医学证据。左心耳封堵术最可能获益人群，对于卒中高危且口服抗凝药禁忌或不能耐受的患者，经皮左心耳封堵术可能是最适宜的治疗方法之一。尤其对于既往有卒中病史及超过75岁的高龄患者，左心耳封堵术的临床获益可能更为显著。此外，对于规范应用口服抗凝药仍然发生栓塞事件的患者，在排除其他栓塞来源后可考虑左心耳封堵；而既往颅内出血或合并颅内血管畸形的患者，左心耳封堵术也可以作为治疗的补充。

传统实施该手术，可消除左心耳内血栓形成的基础。目前美国率先开展该手术，已完成6000例，国内2013年在全国心脏病介入大会首次演示，随后国内多家大型心脏介入中兴相继开展了该手术（图14-11）。

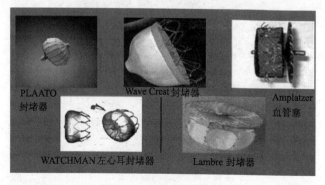

PLAATO
封堵器

Wave Crest 封堵器

Amplatzer
血管塞

WATCHMAN 左心耳封堵器

Lambre 封堵器

图 14-11　各种左心耳封堵器

球囊冷冻消融术

随着我国老龄化不断加剧,患者数量不断增加,发病率可达 4.6%,75 岁以上患者心房颤动发病率可达 7%,目前治疗心房颤动方法有药物治疗、外科手术消融、射频导管消融针,对肺静脉和(或)肺静脉窦的消融策略是大多数心房颤动消融手术的基础。

在这些心房颤动患者中仅 6% 符合指征的心房颤动患者接受了射频导管消融治疗。因导管消融手术复杂、难定位、难稳定、不能产生连续的环形损伤、差异较大的手术成功率及并发症多等临床问题,目前对于该内患者采用一种新射频消融方法,冷冻消融疗法,其基本临床优势冷冻标测功能增加安全性、冷冻吸附功能增加导管稳定性、减少血栓的形成、减少血管狭窄的概率、患者疼痛度降低,逐渐被医生和患者接受,球囊冷冻消融 X 线透视图、消融原理图及球囊冷冻消融仪分别见图 14-12 ~图 14-14。

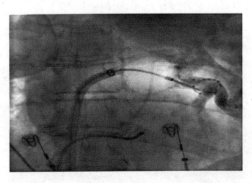

图 14-12　球囊冷冻消融 X 线下透视图

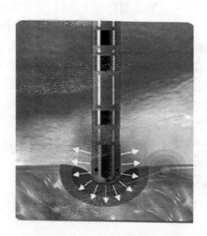

图 14-13　消融原理图

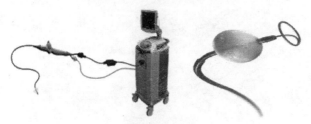

图 14-14　消融仪

肺动脉瓣植入

肺动脉瓣严重伴反流患者，可导致右心室容量负荷大量增加，右心室扩大，随之可出现右心室功能逐渐衰竭及恶性心律失常，甚至可能发生猝死。传统方法需开胸植入人工肺动脉瓣。但该手术手术难度大，且有较高的风险和病死率。2000 年 10 月，Bonhoeffer 的团队报道了首例应用于临床的 PPVI，2005 年，Bonhoeffer 在 TCT 会议期间报告 100 例，目前全球已经实施约 5000 例 PPVI 术，总体来看，PPVI 是安全、可行、有效的。目前比较成熟的 PPVI 器械系统有两种：① Medtronic 公司的 Melody 瓣膜系统；② Edwards 公司的 SAPIEN 瓣膜，均属于球囊扩张介入瓣膜，主要适用于外科人工管道老化后植入瓣膜，绝大多数情况下需要预先在 RVOT 置入一个支架，以加强肺动脉支架牢固性，减少瓣膜支架的冲击力，从而减少瓣膜支架断裂的发生率，两种瓣膜针对跨瓣补片的变化多端的肺动脉不太适合。

Venus-P 瓣膜系统，设计针对跨瓣补片的变化多端的肺动脉，无须先植入支架，目前多国临床试验（图 14-15）。

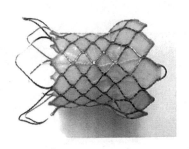

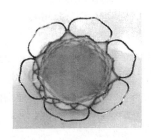

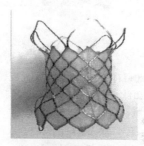

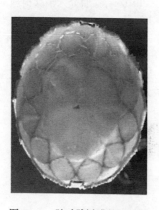

图 14-15 肺动脉瓣膜的不同面

（郑明霞）

参 考 文 献

陈文彬 . 2006. 诊断学 . 第 6 版 . 北京 : 人民卫生出版社

葛军波, 徐永健 . 2013. 内科学 . 第 8 版 . 北京 : 人民卫生出版社

龚仁蓉, 张尔永 . 2011. 临床护理指南丛书 . 胸心血管外科分册 .
北京 : 科学出版社

郭新忠, 王大成 . 2014. 成人房间隔缺损介入治疗的研究进展 .
内蒙古医学杂志, 46(7): 821-823

侯桂华, 华霍勇 . 2010. 心血管介入治疗护理实用技术 . 北京 :
北京大学医学出版社

侯桂华, 辜小芳 . 2012. 心血管介入治疗围手术期安全护理 . 北
京 : 人民军医出版社

黄德嘉 . 2000. 心脏病诊疗手册 . 北京 : 人民卫生出版社

蒋晓莲 . 2012. 成人护理学 . 北京 : 人民卫生出版社

雷印胜, 韩春生, 郑琦, 等 . 2001. 成人房间隔缺损的手术治疗 .
山东医大基础医学院学报, 14(2):101-103

李占全, 金元哲 . 2007. 冠状动脉造影与临床 . 沈阳 : 辽宁科学
技术出版社

林曙光, 杨建安 . 2015. 2015 心脏病学进展 . 北京 : 人民军医出
版社

陆再英 . 2008. 内科学 . 第 7 版 . 北京 : 人民卫生出版社

罗霞 . 2014. 体外膜肺氧和成功治疗 1 例爆发性心肌炎的护理特
点 . 当代护士 (上旬刊), 11:34-35

马长生, 赵学 . 2013. 心脏电生理及射频消融 . 沈阳 : 辽宁科学
技术出版社

皮红英, 祖秀琴 . 2013. 内科疾病护理指南 . 北京 : 人民军医出
版社

乔树宾 . 2014. 心血管介入治疗 . 北京 : 人民卫生出版社

施仲伟 . 2009. 从最新指南看感染性心内膜炎防治策略重大改
变 . 中国处方药, 92(11): 36-39

王鹏, 蒋世良 . 2009. 瓣膜性心脏病介入治疗的现状和展望 . 中

国循环杂志, 24(2): 155-157

魏萍, 胡玲, 祝发梅. 2011. 手术患者压疮风险因素评估表的设计与应用. 中华护理杂志, 46(6): 578-580

杨跃进. 2011. 阜外心血管病医院介入操作规范. 北京: 人民军医出版社

尤黎明, 吴瑛. 2008. 内科护理学. 第 4 版. 北京: 人民卫生出版社

尤黎明. 2012. 内科护理学. 第 5 版. 北京: 人民卫生出版社

游桂英, 方进博. 2011. 心血管内科护理手册. 北京: 科学出版社

游桂英, 冯沅, 熊真真, 等. 2008. 先心病介入治疗严重并发症评估及预见性护理. 华西医学, 23(5): 1153-1154

岳宏, 郭慧丽, 曾晓霞. 2008. 应用国产封堵器介入治疗房间隔缺损术后并发症的护理. 家庭护士, 6(7A): 1719-1720

张培生. 1999. 内科护理学. 北京: 人民卫生出版社

张维君, 姜腾勇. 1997. 心导管学. 北京: 人民卫生出版社

张玉顺, 李寰, 代政学. 2003. 成人房间隔缺损介入治疗进展. 心脏杂志, 15(1): 73-75

赵建峰, 姚玮. 2009. 先心病介入封堵治疗的新进展. 心血管病学进展, 30(2): 233-236

中华医学会心血管病学分会. 2014. 中国心力衰竭诊断和治疗指南 2014. 中华心血管病杂志, 42(2): 98-105